AF454269

DISSERTATIONS

SUR

LES ANTISEPTIQUES,

QUI ont concouru pour le Prix proposé par l'Académie des Sciences, Arts & Belles-Lettres de Dijon en 1767, dont la premiere a remporté le Prix, & dont les deux autres ont partagé l'*Accessit* ;

IMPRIMÉES PAR ORDRE DE L'ACADÉMIE.

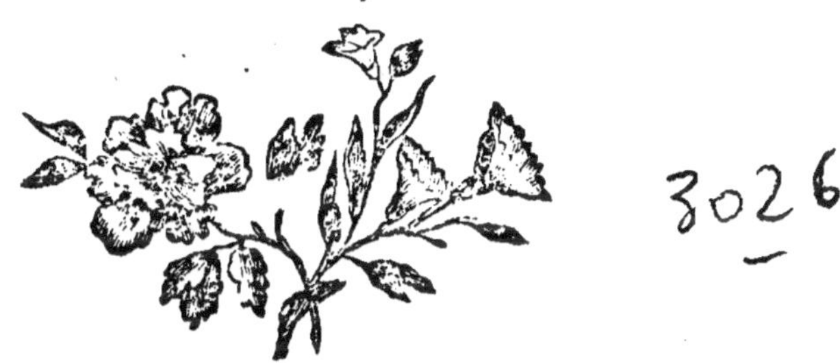

A DIJON,

Chez FRANÇOIS DES VENTES, Libraire de Monseigneur LE PRINCE DE CONDÉ.

A PARIS.

Chez DES VENTES DE LA DOUÉ, Libraire, rue Saint-Jacques, vis-à-vis les Colléges.

M. DCC. LXIX.

Avec Approbation & Privilége du Roi.

DISCOURS

Prononcé dans la Séance publique de l'Académie des Sciences, Arts & Belles-Lettres de Dijon, le 16 Août 1767, pour la proclamation du prix de Médecine.

Par M. Maret, Docteur en Médecine & en Chirurgie de l'Université de Montpellier, Aggrégé au College de Médecine de Dijon, un des Médecins de l'Hôpital & de la Charité de la même Ville, Associé non-résident du College Royal des Médecins de Nancy, de l'Académie de Clermont-Ferrand, & Secrétaire perpétuel de celle de Dijon.

MESSIEURS,

Les Sciences physiques ont langui, tant que les hommes, livrés aux écarts de leur imagination, se sont plus attachés à deviner la nature qu'à l'étudier. Si les fyftêmes qu'enfantoient alors les Philofophes , portoient quelquefois l'empreinte du génie , leur exiftence n'étoit le plus fouvent qu'éphémere , & l'expérience les renverfoit prefqu'auffi - tôt qu'ils étoient formés ; de-là cette multitude de fyftèmes qui fe font fuccédés les uns aux autres ; de-là le difcrédit où ils font tombés , & l'efpéce d'enthoufiafme avec lequel on a préconifé les avantages de l'obfervation & de l'expérience.

Mais la crainte de s'égarer en prenant fon imagination pour guide , & la confiance que l'obfervation mérite , ont infpiré trop de défiance pour les fyftèmes ; il en eft qu'il feroit dangereux de profcrire. Ce n'eft pas affez de voir & d'obferver ; il faut réfléchir fur ce que nos fens nous ont fait appercevoir ; il faut interpréter le langage que la nature parle à nos yeux ainfi qu'à nos oreilles.

Il s'élance , il eft vrai, de chaque obfervation des rayons de lumiere capables de répandre un grand jour fur les objets de nos recherches : mais pour produire un effet avantageux , ces rayons épars doivent être réunis en un feul foyer. Rapprocher les obfervations les unes des autres ; les comparer & en déduire des conféquences qui forment un corps de doctrine , un fyftème d'après lequel on puiffe fe conduire ; voilà ce que doit faire tout homme qui aime la vérité : & c'eft principalement en médecine que la néceffité de donner ainfi de la vie aux obfervations , (qu'il me foit permis de me fervir de cette expreffion) , que cette néceffité , dis-je , eft la plus preffante.

Le raifonnement, fans l'obfervation, feroit des théoriciens dangereux ; l'obfervation, fans le raifonnement, produiroit des empyriques non moins redoutables. L'Obfervateur attentif faifiroit en vain les traits qui caractérifent les maladies ; il en feroit en vain des tableaux de la plus grande vérité ; il chargeroit inutilement fes recueils d'une infinité d'expériences , où le hafard auroit fait connoître l'effet des remedes : la multitude, la diverfité des circonftances, en multipliant les phénomènes des maladies , & conféquemment leurs efpéces; en variant les effets des remedes, borneroient l'utilité de fes tableaux & de fes recueils : la réflexion peut feule prévenir les erreurs auxquelles l'empyrifme le livreroit infailliblement.

C'eft par elle que le Médecin parvient à démêler ce que les maladies ont de commun entr'elles, à faifir les nuances qui les différencient : c'eft elle qui le conduit à la connoiffance des caufes des maladies par l'examen de leurs fymptômes : c'eft elle encore qui, lui rendant raifon de la maniere d'agir des remedes, le guide dans leur ufage : c'eft elle enfin qui, l'éclairant fur le parti qu'il doit prendre, lui trace la route qu'il doit fuivre.

La véritable médecine, celle d'Hypocrate, de Fernel, de Baillou, de Duret, de Sydenham, de Boerrhaave & de Baglivi ; celle que pratiquent encore avec fuccès les Senac, les Van Swieten, les Huxam, & tant d'autres Praticiens célébres, a toujours été fondée fur des conféquences déduites de l'obfervation : & fi la fcience la plus difficile, comme elle eft la plus importante, fi la Médecine eſt un peu éloignée de la perfection dont elle eſt ſuſceptible , c'eſt qu'il eſt encore des oc- caſions où les Médecins ſont livrés à l'empy- riſme ; c'eſt que la réflexion ne les a pas en- core aſſez heureuſement ſervis pour leur révé- ler tous les ſecrets qu'il leur eſt intéreſſant de découvrir ; c'eſt qu'il eſt des maladies dont l'hiſtoire n'eſt encore éclairée que de la lu- miere de l'obſervation.

De ce nombre étoient , il y a quelques an- nées , les maladies occaſionnées par le ſpaſ- me. Un prix propoſé par cette Académie au Savant qui détermineroit la maniere d'agir des Antiſpaſmodiques , a répandu ſur cet ob- jet le jour le plus favorable ; & cette Com- pagnie toujours attentive à répondre aux in- tentions de ſon illuſtre Fondateur , en travail- lant à la perfection de la Médecine , s'applau- dit encore du choix qu'elle a fait des Anti- ſeptiques, pour ſujet du prix qu'elle va avoir la ſatisfaction d'adjuger.

Il eſt peu de maladies plus communes que celles où la putridité regne; il en eſt peu dont les eſpéces ſoient plus multipliées ; mais il en eſt peu dont le traitement ait été juſqu'à préſent plus incertain. Les ſuccès les moins équivoques ont ſouvent démontré que ces ma-ladies n'étoient pas au-deſſus des reſſources de la Médecine: mais la diverſité des eſpéces a ſouvent rendu inutiles les remedes les plus éprouvés; parce que la plûpart de ceux dont l'expérience autoriſe l'uſage, agiſſent d'une maniere qui échappe à la ſagacité des Praticiens éclairés, & qu'en employant les Antiſeptiques, on n'étoit guidé que par l'obſervation, & conſéquemment par un empyriſme dangereux. Il étoit donc bien important de ſecouer cette eſpéce de joug, & de rendre méthodique l'uſage de cette claſſe de remedes : c'eſt pour y réuſſir que l'Académie a propoſé pour ſujet du prix de cette année.

De déterminer ce que ſont les Antiſepti-ques conſidérés dans le ſens le plus étendu :

D'expliquer leur maniere d'agir :

De diſtinguer leurs différentes eſpéces :

De marquer leur uſage dans les maladies.

Lorſque l'Académie propoſa ce problème,

les expériences de M M. Pringle & Gabert étoient les seules qui eussent répandu quelques lumieres sur l'essence des Antiseptiques. Un Sçavant aussi éclairé que modeste, le traducteur des essais de Shaw a depuis ce temslà multiplié les sources où les Auteurs pouvoient puiser, a mis au jour une grande quantité d'expériences ingénieuses ; & M. Macbride, Chirurgien Anglois, a porté sur le même objet les lumieres les plus grandes. Mais si nous exceptons ce dernier, auquel nous devons une découverte précieuse, *celle de rendre aux substances putrides leur consistance naturelle*, aucun de ces Savans ne s'étoit permis des réflexions capables d'aider à former sur cet objet un corps de doctrine suffisant, un système pratique. Toutes leurs expériences, toutes leurs observations étoient à peu près semblables à des diamans encore couverts de leur écorce sablonneuse : il falloit les mettre en œuvre ; & c'est ce que l'Académie attendoit de ceux qui tenteroient de résoudre le problème qu'elle avoit proposé.

Avec quelle joie ne doit-elle donc pas annoncer que des plumes savantes ont secondé fes efforts, & qu'il lui refte feulement le regret de n'avoir pas trois couronnes à décerner.

En effet, parmi le grand nombre de Mémoires qu'elle a reçus, il en eft trois dont les Auteurs ont fu préfenter les Antifeptiques fous un point de vue fi avantageux, que l'ufage de ces remedes va déformais être foumis à une méthode facile & sûre: auffi ces trois Ouvrages ont-ils balancé les fuffrages : & fi le plus grand nombre s'eft réuni en faveur du Mémoire qui a pour devife *Quantò magis homo putredo* ; fi le prix a été adjugé à M. DE BOISSIEU, Docteur aggrégé & Profeffeur au Collége de Médecine de Lyon, qui en eft l'Auteur, tandis que l'honneur de l'*acceffit* fe partage entre M. BORDENAVE, M^e. en Chirurgie de Paris, Profeffeur Royal , Confeiller Commiffaire pour les correfpondances de l'Académie Royale de Chirurgie, & M. GODART, Docteur en Médecine à Verviers, près Liege, qui remporta, il y a trois ans, le prix des Antifpafmodiques; c'eft que, dans l'impoffibilité de couronner chacun de ces Auteurs, & dans la néceffité de faire un choix, il étoit jufte de fe décider en faveur de celui qui avoit le mieux rempli les vues de l'Académie.

La Diſſertation de M. Bordenave a pour épigraphe cette expreſſion d'Horace : *Quod verum curo & rogo* ; & celle de M. Godart cette aſſertion de Galien : *Videtur autem ex materiâ humidâ omnis putredo fieri ; ex causâ verò efficiente, extraneo & præter naturam calore, ſimul autem ab immobilitate.*

Prévenir la putridité , en empêcher les progrès , rétablir les ſubſtances putrides dans leur état naturel ; voilà les effets que doivent produire les remedes connus ſous le nom d'Antiſeptiques, & les différens points de vue ſous leſquels les Auteurs devoient les préſenter dans leur Mémoire. Or , quoique l'Ouvrage de M. Godart ſoit réellement celui d'un homme de génie , quoiqu'il ſoit très-bien fait & très utile , ce Médecin , qui n'a pas conſidéré les Antiſeptiques comme capables de corriger la putridité au point de rendre aux ſubſtances putrides leur conſiſtance naturelle, a cédé l'avantage de la diſpute à ſes concurrens. La découverte de cette propriété des An tiſeptiques eſt , il eſt vrai , très - nouvelle. Il eſt évident que M. Godart n'avoit aucune connoiſſance des eſſais de Macbride , lorſqu'il a écrit le Savant & bon Mémoire qu'il a envoyé au concours ; mais il en réſulte toujours que ſon ouvrage a un degré d'utilité de moins que ceux de ſes rivaux qui ont tiré le plus grand parti de la découverte de Macbride. Si M. Bordenave, qui même en a fait un très-heureux uſage , eſt ſeulement aſſocié à M. Godart pour l'honneur de l'*acceſſit* ; s'il ne partage pas le prix avec M. de Boiſſieu ; c'eſt qu'on auroit deſiré qu'il eût traité la partie médicinale avec autant de ſupériorité que la Chirurgicale. Tels ſont les motifs qui ont décidé l'Académie à donner à M. de Boiſſieu ſeul le prix qu'elle avoit propoſé , mais en regrettant ſincèrement de n'en avoir pas eu trois à adjuger.

Une notice de l'Ouvrage de M. de Boiſſieu va juſtifier le parti que l'Académie a dû prendre. L'impreſſion des trois Mémoires dont je viens de parler , fera bientôt connoître au Public & aux Auteurs qui n'ont pas eu le bonheur de répondre également aux déſirs de cette Compagnie, que l'équité la plus grande feule a préfidé au jugement qu'elle a porté.

Si tous les Mémoires qu'elle a reçus n'ont pas difputé la palme avec autant d'avantage que ceux de MM. Bordenave & Godart; il en eft plufieurs parmi eux qui renferment des détails précieux , & qui annoncent dans leurs Auteurs de grandes connoiffances, & des vues pratiques très-étendues: auffi, pour témoigner, autant qu'il lui eft poffible , fa fatisfaction aux Auteurs de ces Mémoires, l'Académie a-t-elle décidé que l'on en feroit une mention honorable; que l'on diroit du Mémoire , à la tête duquel on lit cette premiere phrafe du troifiéme effai de Macbride , *on n'avoit jamais penfé que la vertu des Antifeptiques fût fi étendue avant que le docteur Pringle l'eût démontré :* qu'il eft celui qui a le plus approché du mérite des Differtations de MM. de Boiffieu, Bordenave & Godart.

Qu'elle avoit encore trouvé de bonnes chofes , bien vues & bien préfentées dans les Differtations qui ont pour épigraphe , l'une, cette fentence de Boerrhaave : *attentio mater eft fçien-*

tiæ; l'autre, cet aphorifme de Celfe, *Naturâ repugnante nihil Medicina proficit.* Il eft à regretter que les Auteurs de ces Ouvrages n'ayent pas affez bien faifi l'efprit du problème, & n'ayent pas connu les effais fur la putréfaction par le Traducteur de Shaw, & par Macbride.

vingt - cinq , à peine de déchéance du préfent Privilége
& qu'avant de l'expofer en vente, le Manufcrit ou Imprimé qui
aura fervi de copie à l'impreffion dudit Ouvrage , fera remis
dans le même état où l'Approbation y aura été donnée, ès mains
de notre cher & féal Chevalier, Chancelier Garde des Sceaux de
France, le Sieur DE MAUPEOU ; & qu'il en fera enfuite remis
deux Exemplaires dans notre Bibliothéque publique, un dans celle
de notre Château du Louvre, & un dans celle dudit Sieur DE
MAUPEOU; le tout à peine de nullité des Préfentes. Du
contenu defquelles vous mandons & enjoignons de faire
jouir ledit Expofant ou fes ayans caufe, pleinement & paifi-
blement , fans fouffrir qu'il leur foit fait aucun trouble ou
empêchement : Voulons qu'à la copie des Préfentes, qui fera
imprimée tout au long au commencement ou à la fin dudit
Ouvrage , foit tenue pour dûement fignifiée, & qu'aux copies col-
lationnées par l'un de nos amés & feaux Confeillers - Secretaires ,
foi foit ajoutée comme à l'Original : Commandons au premier
notre Huiffier ou Sergent fur ce requis, de faire pour l'exécution
d'icelles tous actes requis & néceffaires, fans demander autre
permiffion, & nonobftant clameur de Haro, Chartre Norman-
de, & Lettres à ce contraires : Car tel eft notre plaifir. DONNÉ
à Paris le dix-feptiéme jour du mois de Novembre, l'an de grace
mil fept cent foixante-huit & de notre règne le cinquante quatiéme.
PAR LE ROI EN SON CONSEIL.

LEBEGUE.

*Regiftré fur le Regiftre XVII. de la Chambre Royale & Syndicale
des Lib. & Imp. de Paris, n°. 151 , fol. 553 , conformément au
Réglement de 1723. A Paris ce 23 Nov. 1768.*

BRIASSON, Syndic.

AVIS AUX RELIEURS.

*C E gros Volume pourra fe diftribuer en deux parties ,
& comme il fuit.*

*Depuis le titre, toute la premiere Differtation jufqu'à
la page 138 , inclufivement.*

Le Tableau fe placera entre les pages 52 & 53.

*Placer, après la page 138 , les tables de la premiere
Differtation par M. de Boiffieu, indiquées a.*

*Après une garde blanche , les Differtation de Meffieurs
Bordenave & Godart.*

DISSERTATION

DISSERTATION

QUI A REMPORTÉ LE PRIX

DE L'ACADÉMIE DE DIJON

EN 1767.

Sur la nature, la maniere d'agir, les espéces &
les usages des ANTISEPTIQUES, considérés
dans le sens le plus étendu ;

Par M. DE BOISSIEU, Docteur en Médecine
de la Faculté de Montpellier, Professeur
Agrégé au Collége des Médecins de Lyon.

Quantò magis homo putredo.
Job. Cap. XXV. v. 6.

DISSERTATION

SUR

LA NATURE, LA MANIERE D'AGIR,

LES ESPÉCES ET LES USAGES

DES

ANTISEPTIQUES.

I. **LA** putréfaction, un des plus fréquens & des plus merveilleux phénomenes de l'Univers, est encore ensevelie dans de profondes ténebres. Personne n'ignore combien il seroit utile de la connoître & de pouvoir y remédier: la Physique & la Médecine retireroient des avantages sans nombre d'une pareille découverte. L'Académie, qui s'occupe sans cesse du bien de l'humanité, en a bien senti l'importance: elle ne pouvoit proposer un sujet plus curieux, plus intéressant, & en même tems plus neuf. L'étendue & la difficulté de la matiere m'ont souvent fait tomber la plume des mains: l'espoir de mériter les suffrages de l'Académie, & le desir d'être utile, me l'ont fait reprendre;

A ij

je n'ai pas la témérité de penser avoir atteint le but que je me suis proposé ; mais si j'en suis resté éloigné , j'ai fait du moins tout ce qui dépendoit de moi pour y parvenir. Le travail de Halles , de Pringle , de Gaber , du Traducteur des Leçons de Chymie de Shaw , & sur-tout de Macbride , a applani la route qui peut y conduire : j'ai tâché de marcher comme ces hommes célebres , & sur leurs traces , précédé du flambeau de l'observation & de l'expérience. J'ai senti comme eux combien il étoit nécessaire d'observer les phénomenes que présente une substance animale qui se putréfie , ceux qu'offrent les combinaisons des végétaux & des minéraux avec des substances animales saines ou putréfiées , enfin l'effet de certaines vapeurs sur ces mêmes substances.

Persuadé qu'il est important de raisonner ici d'après des faits , je rassemblerai d'abord dans une espéce d'introduction le peu d'expériences & d'observations que j'ai faites , & j'y en ajouterai que j'ai tirées des ouvrages des Auteurs célebres déja cités. Je passerai ensuite avec plus d'avantage à la solution du problême proposé ; & suivant l'ordre que l'Académie a mis dans son énoncé , je diviserai cette Dissertation en quatre Parties correspondantes aux quatre membres qui la composent. Dans la premiere , j'examinerai ce que c'est que les Antiseptiques considérés dans le sens le plus étendu ; dans la deuxieme , leur maniere d'agir ; dans la troisieme , leurs différentes espéces ; & dans la quatrieme , leur usage dans les maladies. La matiere est aussi vaste & difficile , qu'elle est utile & digne de l'attention de tout homme sensible aux maux qui nous affligent ou nous menacent. Je ferai mes efforts pour être court & pour remplir les vues de l'Académie.

INTRODUCTION.

II. *EXPÉRIENCE I.* J'ai mis cinq onces de viande de bœuf, que j'avois coupée en six morceaux égaux, dans un bocal de cristal, que j'ai bouché très-exactement : il faisoit assez chaud ; c'étoit le 4 Juin : voici les phénomenes que j'observai à travers le cristal ; cette viande pâlit, dès le deuxieme jour, elle parut plus molle, il en sortit une sérosité rougeâtre ; de jour en jour la pâleur, la molleffe de la viande, ont visiblement augmentés ; la sérosité a été en plus grande quantité & un peu plus rouge : les progrès de la putréfaction, qui étoient très-prompts les premiers jours, ont paru très-lents dans la suite ; quelques fibres musculeufes ont un peu blanchi ; la viande s'eft affaiffée, & n'occupoit plus que le tiers du vafe, dont elle rempliffoit plus de la moitié ; la sérofité a diminué, & eft devenue d'un rouge jaunâtre : tous ces changemens fe font faits dans l'efpace de deux mois. Pendant les deux autres qui ont fuivi, tout a paru refter dans le même état, quoique j'aie eu foin d'agiter le vafe de tems en tems. Au bout de ces quatre mois je débouchai le bocal, le bouchon fortit avec beaucoup de bruit ; la viande fut auffi-tôt foulevée, & occupa toute la capacité du vafe ; la sérofité parut fe diffiper dans l'inftant, & je ne vis que quelques petites bulles répandues çà & là. Au moment de l'ouverture du bocal, il fe répandit dans toute la chambre, dont les fenêtres étoient ouvertes, une odeur putride, mêlée avec une odeur d'alkali volatil très-marquée ; mais cette derniere s'eft bientôt évanouie, & n'a laiffé que la premiere, qui étoit fi affreufe, qu'elle m'excita le vomiffement de ce que j'avois mangé : je continuai à en être difgracieufement affecté pendant plufieurs jours, mal-gré les efforts que je fis pour détruire l'impreffion que cette odeur avoit faite fur moi.

Après avoir laiffé le bocal ouvert environ demi-heure je le rebouchai exactement. Quinze jours après la putré-faction paroiffoit avoir fait beaucoup de progrès ; la viande étoit d'un brun livide, verdâtre, fans férofité ; le tiffu étoit fort changé : lorfque je débouchai le bocal, une odeur d'alcali volatil, qui fe diffipa bientôt, fe fit fentir, & il refta une odeur putride infupportable. Je laiffai le flacon ouvert pendant un quart-d'heure, & je le refermai. Au bout de quinze jours, lorfque je l'ouvris, je n'apperçus point d'odeur d'alcali volatil marquée comme précédem-ment ; l'odeur putride, quoique très-défagréable, me parut bien plus fupportable que les autres fois ; les progrès de la putréfaction détrui oient de plus en plus le tiffu de la viande ; la couleur étoit d'un brun beaucoup plus foncé, d'un brun terreux : je laiffai alors le bocal débouché. Quinze jours après je trouvai l'odeur putride plus foible, la couleur de la viande la même, cependant un peu plus obfcure, le tiffu plus changé ; à peine pouvoit-on diftin-guer la direction des fibres mufculaires.

Pendant les trois femaines qui fuivirent, les chofes pa-rurent refter dans le même état ; le froid avoit retardé les progrès de la putréfaction : je mis alors le bocal dans les cendres chaudes ; je l'y laiffai pendant quinze heures ; la viande avoit diminué environ des deux tiers de fon vo-lume, & le quart du vafe étoit rempli d'une férofité claire, chargée de petits flocons blanchâtres ; l'odeur putride étoit beaucoup plus forte, cependant pas autant que dans les premiers jours. Je mis dans un vase un peu de cette sérosité, sur laquelle je versai de l'esprit de nitre très-foible ; l'effervescence ne fut pas sensible, la liqueur se troubla un peu, & les flocons blanchâtres parurent se multiplier : j'ajoutai un peu de sirop violat à une autre petite partie de cette sérosité ; il ne se fit aucun changement bien sensible dans la couleur : je remis le flacon en dehors sur la fenêtre ; il faisoit très-froid, la sérosité gela, l'odeur fétide diminua beaucoup, à peine s'en appercevoit-on. Je laissai écouler plus d'un mois ; le tems étoit alors plus doux ; la sérosité avoit dégelé ; la putréfaction avoit fait peu de progrès ; la fétidité étoit légere ; je vuidai toute la sérosité ; j'y versai dessus de l'esprit de nitre foible, elle se troubla sans effervescence sensible. Comme les progrès étoient trop lents, je voulus les hâter : je mis le flacon dans des cendres chaudes pendant quelques heures ; il parut de nouvelle sérosité blanchâtre, muqueuse, qui tenoit les morceaux de viande collés ensemble ; je les séparai, & je remis de nouveau le bocal dans les cendres chaudes : après l'y avoir laissé quelques heures, je trouvai que l'odeur étoit foible, que la mucosité avoit acquis la consistance de gelée, & & que les morceaux de viande étoient desséchés, racornis & noirâtres.

La chaleur des cendres avoit été trop forte, je remis le bocal dans des cendres moins chaudes ; la gelée acquit plus de consistance : je continuai toujours à mettre le flacon dans les cendres chaudes ; mais lorsque je l'en tirois pour examiner ce qui se passoit, je trouvois toujours les choses dans le même état : je le mis alors en dehors sur ma fenêtre, & je le laissai pendant trois semaines. A cette époque je brisai le bocal ; les morceaux de viande avoient peu d'odeur, & parurent changés en une matiere graffe, terreufe, qui n'éprouva aucun autre changement lorfque j'y verfai de l'efprit de nitre. Enfin neuf mois après, ces morceaux avoient encore une légere odeur de relent ; ils étoient defféchés ; & broyés entre les doigts, ils fe réduifoient en poudre grof-fiere comme de la terre. Telles font les altérations que cette viande éprouva dans l'efpace d'environ dix-huit mois.

III. *EXPER. II.* J'ai laiffé pourrir dans plufieurs vafes exactement fermés des morceaux de viande de bœuf pendant trois femaines ; le thermometre de Réaumur étoit au dix-feptieme degré. Lorfque je les débouchai, je fus frappé d'une odeur d'alkali volatil très-marquée, mêlée avec l'odeur putride : j'en fentis quelquefois une qui approchoit de celle de la moutarde ; le fond du vafe étoit couvert d'une féro-fité putride, qui fur le champ verdit le papier bleu & le firop violat, & qui fit effervefcence avec l'efprit de nitre & le vinaigre. Après cette effervefcence, l'odeur parut diminuée ; j'eus lieu de remarquer ici que le principe alkali eft très-volatil (1), qu'il fe diffipe & fe décompofe à mefure

---

(1) Les expériénces de Gaber prouvent qu'il faut un certain tems & un certain degré de chaleur pour que les liqueurs animales qui fe putréfient, faffent effervefcence avec les acides ; que fi la chaleur eft au vingt-cinquieme ou vingt-huitieme degré du thermometre de Réaumur ou au-delà, l'alkali s'évapore & la liqueur en donne peu ou point de marques ; que dans quelques liqueurs il fe manifefte plutôt ; que dans d'autres il fe manifefte plus long-tems, & que dans toutes, au bout d'un tems plus ou moins long, il fe diffipe totalement, & il n'en paroît aucun indice, quoique la liqueur de-meure très-fétide. *Mémoires de l'Académie Royale de Turin, tome premier.*

qu'il fe développe, fi on expofe la fubftance putride à l'air libre ; auffi, après y avoir laiffé quelques inftans les morceaux de viande pourris, l'odeur d'alcali difparut, & il refta une odeur putride infupportable. Il ne faut donc pas s'étonner fi les fubftances putréfiées à l'air libre, ou dans des vafes qui ne ferment pas exactement, ne donnent point, ou du moins peu de marques d'alcali volatil. C'eft apparemment dans de pareilles circonftances que plufieurs célebres Auteurs ont fait leurs obfervations, ce qui les a engagés à foutenir que les fubftances putrides ne donnent point d'indices d'alkali volatil. L'odeur putride eft beaucoup corrigée par celle d'alkali volatil ; car tant que celleci fe fait fentir, on apperçoit bien moins la premiere, qui n'eft pas tout-à-fait infoutenable, mais qui le devient bientôt, lorfque la derniere commence à fe diffiper.

IV. *EXPER. III.* J'ai mis en même tems des morceaux de viande dans des vafes parfaitement clos, dans des vafes qui ne fermoient pas exactement & à l'air libre. Au bout de quelques jours j'ai obfervé conftamment que les premiers paroiffoient fort corrompus ; les feconds un peu moins, tandis que les derniers fubiffoient à peine le premier degré de putréfaction.

V. *EXPER. IV.* J'ai expofé des morceaux de viande à la putréfaction dans des tems fecs & dans des tems humides, lorfque regnoit le vent du Nord, ou lorfque celui du Midi fouffloit, tantôt en ville & tantôt en campagne. Il m'a toujours paru, toutes chofes égales d'ailleurs, que la putréfaction étoit moins prompte en campagne, & lorfqu'il faifoit un tems fec, ou que le vent du Nord regnoit.

VI. *EXPER. V.* J'ai laiffé pourrir des morceaux de

viande dans des tems chauds & dans des tems froids, &
j'ai toujours vu que la putréfaction a été plus ou moins
accélérée ou retardée, selon que la chaleur ou la froidure
de l'air de l'atmosphere ont été plus ou moins considérables.

VII. *EXPER. VI.* Macbride prit trois morceaux de
bœuf frais : il en mit un qui pesoit 458 grains sous un petit récipient d'une machine pneumatique, dont il pompa
l'air autant qu'il lui fut possible ; le second, qui pesoit 431
grains, fut mis sous un verre de la même capacité du récipient, renversé sur un morceau de cuir mouillé. Le troifieme fut suspendu & exposé à l'air libre au Nord ; le thermometre de Farenheit étoit au soixante & dixiéme degré.
Après vingt-quatre heures le premier morceau perdit 7 à 8
grains de son poids, & avoit une odeur putride ; le second
avoit perdu deux grains & demi de son poids, & étoit
parfaitement doux ; le troisiéme étoit sec & parfaitement
doux.

VIII. *EXPER. VII.* Pringle a mis un morceau de
viande réduit en pâte dans de l'eau, & il a observé qu'il
surnageoit avant de donner une odeur fétide.

IX. *EXPER. VIII.* J'ai mis un morceau de bœuf frais
dans de la biere récente qui fermentoit beaucoup, il m'a
paru que la putréfaction avoit été accélérée.

X. *EXPER. IX.* Les observations de Pringle & de
Macbride prouvent que les terres absorbantes & les testa-
cées appliquées sur des morceaux de viande fraîche, hâtent
la putréfaction.

XI. *EXPER. X.* Pringle & l'Auteur des Essais sur la
putréfaction ont éprouvé que plusieurs sels neutres, comme

le fel marin, le fel gemme, les fels d'epfom, de glauber, de feignette, le fel végétal, le tartre vitriolé, la félénite & autres fels à bafe terreufe, accéléroient la putréfaction.

XII. *EXPER. XI.* Plufieurs autres fubftances ont paru au Traducteur des Leçons de Chymie de Shaw, hâter la putréfaction ; tels font le quinquina épuifé, la décoction de gayac filtrée, la diffolution des gommes arabiques, adragan, &c.

Toutes ces expériences préfentent les phénomenes obfervés dans la putréfaction, & font voir qu'il eft des circonftances & des matieres capables de la hâter ; mais comme il eft queftion de déterminer la maniere d'agir des remedes qui s'oppofent ou remédient à la putréfaction, il eft néceffaire d'ajouter ici quelques autres expériences qui prouvent qu'on peut réellement la retarder ou la corriger, & qui indiquent les moyens auxquels on doit avoir recours pour opérer ces efpéces de prodiges.

XIII. *EXPER. XII.* Macbride a mis un morceau de mouton frais dans le creux des deux hémifpheres du globe de Magdebourg, dont il a enfuite pompé exactement l'air : Il a mis en même tems un femblable morceau fous un verre renverfé ; le premier, après deux fois vingt-quatre heures, s'eft trouvé doux & le fecond putride.

XIV. *EXPER. XIII.* Le même Auteur a mis dans une taffe un morceau de bœuf frais, environné & couvert de fuif fondu ; le thermometre étoit au foixante & dixiéme degré. Après trois jours entiers & une nuit, il l'a trouvé en bon état ; mais après qu'il fut découvert, il devint très-putride dans l'efpace de huit ou dix heures.

XV. *EXPER. XIV.* Le Traducteur des Leçons de Chymie de Shaw a faupoudré des morceaux de bœuf frais avec les gommes arabiques , adragan , la farcocolle en poudre , & ils ont été confervés fans corruption.

XVI. *EXPER. XV.* J'ai plongé un morceau de viande fraîche dans une forte diffolution de nitre dans l'eau ; la putréfaction a été fort retardée : il en a été de même lorfque j'ai appliqué le nitre en fubftance.

XVII. *EXPER. XVI.* L'Auteur des Effais fur la putréfaction a éprouvé que plufieurs fels métalliques ont rendu inaltérables les œufs, le poiffon & la viande. Les fels qu'il a employés font les criftaux de lune , le turbith minéral , le fublimé corrofif , le nitre mercuriel , le fel de faturne, la diffolution de fer par les acides minéraux , &c.

XVIII. *EXPER. XVII.* Le même Auteur a obfervé que les mêmes fubftances ont été rendues inaltérables par le baume du Pérou , le camphre , la gomme ammoniaque , employés à fec, la poix de Bourgogne & le ftorax calamite broyés avec un peu d'efprit de vin.

XIX. *EXPER. XVIII.* Les vins d'Efpagne, d'Arbois, de Bourdeaux , ont de même confervé ces fubftances ; ceux de Frontignan , de Bourgogne, de Rota, le vin de cérife, l'hydromel vineux , ont montré une vertu antifeptique très-puiffante. (Même Auteur.)

XX. *EXPER. XIX.* Les mêmes fubftances animales ont été pareillement confervées fans corruption par le moyen de la noix de galle , du quinquina à fec , de fon extrat & du gayac épuifé : les deux derniers ont de plus rétabli des morceaux de viande putride. (Même Auteur.)

XXI. *EXPER. XX.* Macbride a éprouvé différens acides, foit minéraux , foit végétaux , fur des morceaux de viande faine ou putréfiée, afin de connoître la vertu qu'ils ont de conferver ou de corriger ces fubftances. Il a trouvé:

1°. qu'ils réfiftoient tous plus ou moins à la putréfaction ;

2°. qu'ils en étoient des correctifs plus ou moins puiffans;

3°. que les morceaux de viande putride qui avoient été corrigés & adoucis par ces acides, fe diffolvoient & fondoient comme de la colle lorfqu'on les faifoit bouillir dans l'eau.

XXII. *EXPER. XXI.* Les Expériences du Traducteur des Leçons de Chymie de Shaw prouvent que les alkalis, foit fixes, foit volatils, réfiftent puiffamment à la putréfaction, au point que quelques-uns d'eux ont rendu les fubftances animales inaltérables. Celles de Macbride prouvent de plus que ces fels font de bons correctifs des fubftances putrides, & que la viande putride, qu'ils ont corrigée, conferve fa confiftance dans l'ébullition.

XXIII. *EXPER. XXII.* J'ai mis plufieurs fois des morceaux de viande putride au troifiéme degré (37) dans une grande quantité de chaux vive pulvérifée : ils fe font defféchés, & ils ont pris une odeur d'alkali volatil piquant, qui a approché quelquefois de celle de la forte moutarde. J'ai remis cette même viande dans de la nouvelle chaux ; le defféchement a augmenté ; l'odeur a diminué, & enfin s'eft diffipée. Lorfqu'au contraire j'ai employé la chaux en petite quantité, & feulement pour couvrir la fuperficie de la fubftance putride, la putréfaction a paru faire des progrès. Le Traducteur des Leçons de Chymie de Shaw a éprouvé que la chaux vive a rendu inaltérable le blanc d'œuf & un morceau de viande de bœuf frais.

XXIV. *EXPER. XXIII.* J'ai fufpendu un morceau

de viande pourrie au troifiéme degré (37) à environ huit pouces de diftance d'un réchaux, où il y avoit quelques charbons allumés. Au bout de demi-heure la férofité putride étoit diffipée, l'odeur avoit diminué, fans avoir cependant éprouvé un degré de coction fenfible.

XXV. *EXPER. XXIV.* Macbride a fufpendu des matieres animales putrides fur la levure en fermentation, fur le moult de biere, fur un mêlange de pain, de mouton & de jus de citron, fur un autre de pain, de mouton & d'épinards. Au bout de quelques heures il a trouvé que ces matieres avoient perdu l'odeur putride, & qu'elles étoient douceâtres.

XXVI. *EXPER. XXV.* Macbride a ajouté deux gros de quinquina en poudre & demi-once de falive à un mêlange putride de fiel de bœuf & d'eau : la fétidité lui parut d'abord augmentée ; mais au bout de vingt-quatre heures il la trouva diminuée, & il apperçut une fermentation commencée. Il fufpendit alors un petit morceau de viande pourrie dans le col de la phiole, qu'il plaça à un degré modéré de chaleur. Vingt-quatre heures après le mouvement étoit toujours très-vif. A la fétidité avoit fuccédé une odeur douce, agréable ; le morceau de viande étoit adouci ; la vapeur de ce même mêlange rendit enfuite effervefcent un gros d'alkali volatil qui n'avoit pas cette propriété.

XXVII. *EXPER. XXVI.* Le même Auteur mit un morceau de bœuf pourri dans une taffe avec de la leffive de tartre, & on verfa deffus, par degré, fuffifante quantité d'efprit de vitriol. Quand la faturation fut complette, l'odeur putride difparut prefque entierement ; il ne refta qu'une odeur de moisi, qui cessa après quelques lotions dans l'eau, & la putridité fut peu sensible.

XXVIII. *EXPER. XXVII.* Un autre morceau de bœuf pourri fut mis par le même Auteur dans une tasse avec du sel de corne de cerf, & on versa dessus du vinaigre à saturation ; l'effervescence fut plus violente que dans la précédente Expérience : aussi le morceau de viande fut-il plus adouci ; la fétidité disparut entierement ; l'odeur de corne brûlée, qui s'étoit manifestée, céda aux lotions, & l'on ne s'apperçut plus de la putridité ; la vapeur de ce mélange rendit effervescente la liqueur putride qui y fut exposée.

XXIX. *EXPER. XXVIII.* Macbride a éprouvé que quelques liqueurs qui avoient parcouru le premier degré de fermentation, comme le vin rouge, le vin blanc de Lisbonne, le cidre d'Angleterre, la levure de mélasse nouvellement fermentée, avoient adouci la viande pourrie.

XXX. *EXPER. XXIX.* J'ai exposé des morceaux de viande pourrie à la vapeur qui s'élevoit du nitre que je faisois détonner sur des charbons ardens à plusieurs reprises différentes. Afin de réunir cette vapeur, je suspendois la substance putride dans un grand cône ou un grand cylindre, auxquels je ne laissois qu'une petite ouverture à la partie supérieure ; on soulevoit le tout pour changer les charbons qui s'éteignoient, ou pour jetter de nouveau nitre. J'ai répété plusieurs fois cette expérience, & j'ai toujours observé que les substances qui n'avoient subi que le premier ou deuxiéme degré de putréfaction, (35. 36.) paroissoient parfaitement rétablies ; que la putridité de celles qui avoient éprouvé le troisiéme degré (37) étoit beaucoup diminuée ; que l'odeur qu'elles avoient répandue dans la chambre étoit totalement diffipée. Ce fuccès me fit naître l'idée de tenter & d'examiner les effets que produiroient la détonnation du nitre dans les lieux infectés d'une odeur putride. J'ai fait fouvent enflammer du nitre dans des chambres peu airées de malades affectés de différentes maladies putrides, dans lefquelles on fentoit une puanteur infupportable : le réfultat a toujours été que l'odeur, que je n'avois pu détruire par bien d'autres moyens, étoit totalement diffipée par celui-ci ; que cette vapeur n'avoit jamais été nuifible, & qu'elle paroiffoit agir très-efficacement pour détruire le principe putride qui altere l'air.

Je ne rapporterai pas un plus grand nombre d'obfervations & d'expériences ; elles fuffifent pour répandre quelque jour avantageux dans la route ténébreufe qui conduit à la connoiffance des phénomenes de la putréfaction, & à la découverte de quelques moyens de la retarder ou de la corriger.

XXXI. En réfumant les principaux faits que préfentent les Expériences que je viens de citer, on verra que l'air fe dégage en grande quantité des fubftances animales qui fe putréfient.

Que l'action de l'air extérieur eft néceffaire pour opérer la putréfaction.

Que s'il n'a pas un libre accès auprès de la fubftance qui fe putréfie, la putréfaction, après avoir fait quelques progrès rapides, demeure comme fufpendue.

Que les fubftances animales qui fe putréfient dans un vafe exactement fermé, donnent des marques non douteufes d'alkali volatil.

Que cet alkali fe diffipe bientôt à l'air libre ou à un degré

de

de chaleur trop fort, mais qu'il ne se manifeste que lorsque la putréfaction est à un certain degré, c'est-à-dire, ni
au commencement ni à la fin.

Que l'odeur putride se fait sentir dans tous les tems;
qu'elle est cependant plus foible dans les commencemens
ou à la fin, & qu'elle est corrigée par celle de l'alcali
volatil.

Que les substances qui se putréfient perdent de leur
volume & de leur poids.

Que la chaleur accélere la putréfaction; que la froidure
la retarde; que l'humidité la favorise, & que l'affoiblissement du ressort de l'air extérieur la facilite.

Que des corps en fermentation, que ceux qui contiennent peu d'air ou qui en sont avides, la hâtent.

Que si on défend une substance des impressions de l'air
extérieur, on la conserve saine; qu'il en est de même si
on empêche le développement & la perte de l'air élémentaire ou fixé.

Que les corps putrides sont avides d'air, & que leur putridité est corrigée par l'absorption de celui que leur fournissent certaines substances, & qui s'échappe dans les tems
d'une fermentation ou d'une effervescence, ou de la détonnation du nitre.

Je tâcherai dans le cours de cette Dissertation de déduire
de tous ces faits des conséquences justes, & d'en tirer l'explication des phénomenes de la putréfaction & de l'action
des Antiseptiques.

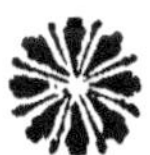

PREMIERE PARTIE.

Déterminer ce que c'est que les Antiseptiques considérés dans le sens le plus étendu.

XXXII. On peut donner le nom d'Antiseptiques, en considérant le mot dans le sens le plus étendu, à tous les moyens capables de prévenir la putréfaction ou d'y remédier : dès-lors on sent combien il est essentiel, afin de mieux déterminer ce que sont les remedes qui ont cette propriété, de s'attacher à connoître ce que c'est que la putréfaction, quelle est son essence & quelles en sont les causes.

XXXIII. La pourriture, la putréfaction ou la fermentation putride, est un mouvement intestin, qui s'excite de lui-même entre les parties insensibles d'un corps organisé, forme des principes fétides du caractere des alkalis volatils, les dissipe & détruit peu à peu ce corps en le réduisant à ses élémens.

XXXIV. En suivant cette définition, je distinguerai quatre degrés de fermentation putride : j'appellerai le premier tendance à la putréfaction ; le deuxieme putréfaction commençante ; le troisieme putréfaction avancée, & le quatrieme putréfaction parfaite ou achevée.

XXXV. Les substances animales (ce n'est que d'elles seules dont il sera question) qui tendent à la putréfaction, présentent les phénomenes suivans : elles commencent à donner une odeur de relent très-légere ; elles fournissent un peu d'air ; si elles se corrompent dans un vaisseau fermé, le tiffu de leurs parties devient plus mollaffe ; fi c'eft à l'air libre, leur furface commence à fe deffécher ; mais dans tous les cas elles ne font pas évidemment changées.

XXXVI. Dans la putréfaction commençante, les fubftances animales donnent quelquefois des marques d'acidité qui font ordinairement très-paffageres : elles perdent de leur poids ; elles prennent une odeur fétide défagréable, & elles commencent à changer, foit pour la couleur, foit pour le volume, foit pour la confiftance. Dans un vaiffeau fermé, elles pâliffent, s'amoliffent, & laiffent échaper une férofité rougeâtre qui, expofée à l'air extérieur, devient bientôt jaunâtre : elles paroiffent quelquefois augmenter de volume, mais ce n'eft pas pour longtems. A l'air libre, ces fubftances fe deffechent de plus en plus, elles prennent une couleur d'un rouge foncé, brun, noirâtre, jaunâtre.

XXXVII. Dans la putréfaction avancée, les fubftances donnent des marques d'alkali volatil ; elles exhalent une odeur fétide & infupportable, qui excite des nau/ées ; elles tombent en diffolution ; elles prennent une couleur brune, noirâtre, verdâtre, *leur* volume & leur poids diminuent beaucoup.

XXXVIII. Enfin, dans la putréfaction achevée, les marques d'alkali ne fe font plus appercevoir ; l'odeur fétide diminue ; ces fubftances perdent de plus en plus de leur volume & de leur poids ; elles fourniffent une mucofité gélatineufe ; elles fe deffechent ; enfin elles font changées en une matiere friable, terreufe.

XXXIX. Toutes les fubftances animales livrées à elles-mêmes fe tournent à la putréfaction : il s'excite entre les

parties infenfibles qui les compofent un mouvement inteftin , qui tend à les défunir & à produire des principes volatils qui n'y exiftoient pas auparavant. Le premier principe qui fe développe, eft un acide léger : (il ne fe manifefte cependant pas dans toutes les fubftances animales.)
Cet acide , ou plutôt les marques d'acidité qui paroiffent
alors , ne doivent pas être regardées comme l'effet d'une
véritable fermentation acide , mais comme la fuite d'une
fimple décompofition, qui forme, développe & dégage un
principe acide , qui fe diffipe bientôt : l'odeur putride fe
manifefte enfuite, elle paroît avant que la fubftance qui fe
putréfie donne des marques d'alkali, & elle continue jufques à l'entiere deftruction du corps, long-tems après que
les marques d'alkali ont difparu. Ne feroit-il pas naturel de
penfer que l'odeur putride eft caufée par des exhalaifons
qui contiennent des principes de la nature de l'alkali volatil qui n'eft pas encore formé , ou qui eft déjà en partie décompofé.

XL.   Il eft certain que la putréfaction décompofe, vola-
tilife les principes des corps & les réduit à leurs élémens :
mais comment eft-ce que cela peut s'opérer ? C'eft ce
qu'on ignore ; on ne peut même donner à ce fujet que des
conjectures. Toute fubftance faline , en général, vient
d'une partie d'eau intimement unie avec une partie de
terre (1) ; les alkalis font une fubftance où la terre eft en
plus grande proportion que dans les acides ; ils font compofés d'une certaine quantité d'acide combiné avec une

---

(1) La matiere du feu pur & l'air fixé , ne laiffent pas d'entrer
dans la compofition de quelques fels particuliers.

certaine quantité de terre & de principe inflammable. L'alkali volatil differe de l'alkali fixe en ce qu'il contient une moindre quantité de terre, mais plus atténuée & combinée dans une proportion plus considérable avec le phlogistique de la substance dont on le tire. Il n'est pas étonnant que le premier principe qui se développe dans la putréfaction soit un acide léger; il n'est composé que d'une partie d'eau unie avec une terre légère. Mais le mouvement intestin continuant, la terre s'attenue de plus en plus & contracte une union plus intime & plus abondante avec le feu élémentaire ou le phlogistique; cette union la rend volatile; enfin il ne reste qu'une terre grossière qui ne tient nullement de la nature du corps avec lequel elle étoit auparavant combinée.

C'est ainsi que le mouvement intestin de putréfaction attaque, volatilise, dissipe les principes du corps putrescible & opère successivement sa destruction. Mais quelle est la cause de ce mouvement intestin qui fait la putréfaction? C'est une question à laquelle je ne répondrai qu'après avoir posé quelques principes sur lesquels sera appuyée toute la théorie de ce Mémoire.

XLI. Depuis long-temps on a regardé l'air comme un des élémens des corps; mais il étoit réservé au célèbre Hales de le démontrer aussi évidemment. Ses expériences prouvent que tous les corps contiennent une plus ou moins grande quantité d'air; que les parties les plus dures des animaux en contiennent plus que celles qui le sont moins; que les fluides en contiennent moins que les solides: par exemple, que le calcul de la vessie en fournit plus de la moitié de son poids, & six cens quarante-cinq fois son volume; les cornes & les os deux cens trente-quatre fois, le sang trente-trois fois; que cet air ne se dégage des substances dans lesquelles il étoit incorporé que lorsqu'elles sont décomposées, soit par le feu soit par la fermentation.

XLII. L'air élémentaire ou fixé est suivant Hales & Macbride, le principe actif duquel dépend la conservation, la solidité & l'état sain des corps; il est le ciment, le lien de leurs autres parties constituantes; car dès qu'il se dégage les corps sont dissous, corrompus; l'air fixé n'a point l'élasticité que l'on remarque dans celui de l'athmosphère, mais il tend continuellement à l'acquérir, & il l'acquiert lorsque rien ne s'y oppose & qu'il se dégage des substances où il étoit retenu. Il est probable qu'il peut devenir air de l'athmosphère, comme celui-ci peut devenir air fixé lorsqu'il est absorbé par les corps. Il en est peut-être à-peu-près de même des autres élémens; & c'est dans cette circulation que consistent peut-être l'ordre & l'harmonie de l'univers; la destruction & le dépérissement de tous les corps, leur production, leur vie & leur accroissement (1).

XLIII. On me demandera peut-être d'où vient cette tendance de l'air fixé à acquérir l'élasticité? J'avoue que je ne puis répondre à cette question que par des conjectures que l'obscurité de la matière peut seule faire tolérer. Les molécules de l'air fixé s'attirent puissamment entr'elles, & tendent à se réunir, lorsque rien ne s'y oppose; dès qu'elles sont réunies elles forment un air élastique; & d'une réu-

---

(1) Hales Statiq. des végétaux.

nion plus ou moins confidérable dépend une plus ou moins grande élafticité.

Ces trois propofitions ne font peut-être pas fans vraifemblance , & par leur moyen on explique bientôt pourquoi les vapeurs humides & putrides, les fumées épaiffes & fulphureufes diminuent ou détruifent l'élafticité de l'air. Ces vapeurs , en effet, défuniffent, enveloppent les molécules de l'air, & s'oppofent à leur réunion; c'eft peut-être là une des raifons que l'on peut donner pourquoi le même air refpiré perd fitôt fon élafticité (1) , car perfonne n'ignore combien les vapeurs des poumons font confidérables. Enfin voilà peut-être auffi pourquoi jamais l'air n'eft plus élaftique que lorfqu'il eft moins chargé de vapeurs comme dans les lieux vaftes & peu remplis , & lorfque le vent du Nord fouffle & qu'il fait un tems fec.

XLIV. Le premier élément qui s'échappe d'une fubftance qui doit fe putréfier , eft l'air fixé. Il commence à fe dégager avant qu'on s'apperçoive de la moindre putréfaction , comme l'Expérience 17 femble le prouver. Les molécules d'air, dans une fubftance animale privée de vie, tendent à fe réunir , & fe réuniffent en effet , parce qu'alors rien ne s'y oppofe , & que le mouvement vital qui fait fes efforts pour les défunir & les tenir dans cet état de fixité , n'exifte plus. Tout étant en repos, une molécule d'air fixé , foit par fa gravité fpécifique , foit par fa vertu attractive, ou par quelque autre caufe, fe réunit avec une deuxieme, enfuite avec une troifieme; peu à peu par cette

____

(1) Hales Exper. 108.

réunion elles acquierent la puissance élastique , elles deviennent capables de distendre les petites parties auxquelles ces molécules étoient incorporées ; elles rompent les liens qui fortifioient cette union , se dégagent & s'échappent. L'air fixé ne peut produire ces effets , sans communiquer du mouvement à toutes les parties insensibles de la substance. Ce mouvement met en action le feu élémentaire, cette matiere d'une mobilité extrême qui raréfie tout, l'eau, la terre , les sels , les huiles , &c. Alors toutes ces parties exercent leurs forces attractives & répulsives particulieres, se combinent différemment , produisent de nouveaux mixtes, se volatilisent & se dissipent. C'est à peu près de la même maniere qu'on peut expliquer la putréfaction des parties animales vivantes.

XLV. Mais quoi qu'il en soit de toutes ces conjectue res , il paroît certain que tout ce qui augmentera la tendance de l'air fixé à l'élasticité , que tout ce qui facilitera son développement & son expansion , que tout ce qui affoiblira les obstacles qui s'y opposent, enfin que tout ce qui contribuera à la désunion des principes des corps, hâtera la putréfaction : aussi doit-on les regarder comme agens de la putréfaction ,

La chaleur , parce qu'elle raréfie les particules intégrantes des corps , diminue l'intensité de leur contact, affoiblit la résistance qu'elles opposent à l'expansion de l'air renfermé , & en augmente la puissance élastique. L'humidité, parce qu'elle relâche , dissout , & diminue la cohésion de toutes les parties. L'affoiblissement du ressort de l'air extérieur, parce qu'étant moins pesant , moins élastique , moins électrique, il s'oppose moins au développr ment de l'air fixé, & c'est ce qu'on est en droit de conclure des Expériences 3ᵉ, 4ᵉ, 6ᵉ.

Certaines matieres qui fermentent actuellement, ou du moins qui entrent aifément en fermentation, telles que la biere récente, la décoction de gayac filtrée, la diffolution des gommes arabiques, adragan, &c. (Expériences 8ᵉ, 11ᵉ.) font encore des agents de la putréfaction, parce qu'elles communiquent le mouvement inteftin dont elles font agitées à la fubftance animale, qui n'eft fufceptible que de fermentation putride.

Les fubftances abforbantes, avides d'air, produifent le même effet, comme il paroît par les Expériences 9ᵉ, 10ᵉ, 11ᵉ, parce qu'elles attirent, pompent, pour ainfi dire, l'air fixé, & en privent la fubftance fur laquelle elles font appliquées.

L'action de l'air extérieur n'eft pas moins effentiel à la putréfaction ; fans lui nulle fermentation ne peut s'opérer, & par conféquent point de putréfaction. Cet air, foit celui qui eft contenu dans les pores de la fubftance, & qui y jouit de tout fon reffort, foit celui de l'athmofphere, dilate les pores, s'infinue, pénetre dans l'intérieur par les mêmes voies par où l'air fixé s'échappe ou tâche de s'échapper, & comme dit le célebre Hales, l'air fixé fe joint alors à l'air élaftique extérieur pour agir de concert dans la diffolution & la corruption des corps, & ces deux airs n'en faifant plus qu'un, operent bien plus puiffamment.

XLVI. Les Expériences que j'ai raffemblées dans l'introduction depuis le XIII jufqu'au XXX incluſivement, & dont je rendrai raifon dans la deuxieme Partie, LI &

ſuivans juſqu'au LV, prouvent au contraire que tout ce qui défendra une ſubſtance ſaine des impreſſions de l'air extérieur, tout ce qui empêchera le développement & la perte de l'air fixé qu'elle contient, enfin tout ce qui pourra redonner à une ſubſtance putride l'air fixé qu'elle aura perdu, tetardera ou corrigera la putréfaction.

XLVII. Fondé ſur ces principes, appuyé de l'expérience, je crois pouvoir établir la cauſe du mouvement inteſtin de putréfaction dans l'action ſimultanée de l'air intérieur ou élémentaire & de celui de l'athmoſphere : cette action conſiſte dans les efforts que fait le premier pour ſe dégager de la ſubſtance putreſcible, & ceux que fait le ſecond pour y pénétrer.

XLVIII. D'où il ſuit que les Antiſeptiques ſont des remedes capables de défendre des impreſſions de l'air extérieur, de conſerver l'air fixé dans les corps ou de le leur rendre quand ils l'ont perdu; ce qu'il falloit déterminer. Mais comment peuvent-ils produire ces différens effets ? C'eſt une queſtion à laquelle je vais tâcher maintenant de répondre.

SECONDE PARTIE.

Expliquer la maniere d'agir des Antiseptiques.

XLIX. LES termes de la premiere proposition du problême exigent que je fasse ici une exposition de toutes les maniéres par lesquelles les Antiseptiques peuvent s'opposer à la putridité, en arrêter les progrès, ou la corriger. Le meilleur moyen de résoudre cette partie du problême, est d'examiner d'abord leur effet sur des substances animales privées de vie ; cet examen me conduira à saisir mieux la maniére dont ces remédes agissent sur un animal vivant : je les nommerai dans le premier cas Antiseptiques simples & dans le second Antiseptiques médicamenteux.

PREMIERE SECTION.

De la maniere d'agir des Antiseptiques simples.

L. LES Antiseptiques simples agissent ou en défendant une substance saine des impressions de l'air extérieur & en retenant l'air fixé ; ou en redonnant à une substance putride l'air fixé qu'elle a perdu : j'appellerai les premiers Antiseptiques *conservateurs*, parce qu'ils préviennent & retardent la putréfaction ; & les seconds Antiseptiques *correctifs*, parce qu'ils arrêtent les progrès de la putréfaction & la corrigent.

LI. Les Antiſeptiques conſervateurs peuvent être di-
viſés en pluſieurs eſpéces, ſelon leurs qualités eſſentielles
& la maniére d'agir qui en dépend. Les uns paroiſſent ne
faire que boucher les pores de la ſubſtance animale &
l'envelopper de leurs parties onctueuſes, huileuſes ou
mucilagineuſes, de maniére que l'air fixé ne peut pas s'en
dégager ou s'en dégage difficilement & que l'air extérieur
n'y a aucun accès; je les appellerai Antiſeptiques onctueux. D'autres paroiſſent agir ſur les fibres, les reſſerrer,
les deſſécher & diminuer ainſi ou fermer les pores qui
ſont dans leurs interſtices; je les nommerai *Antiſeptiques
aſtringens.* Enfin quelques-uns ſemblent tenir & participer
des propriétés des Antiſeptiques onctueux & des aſtringens, je leur donnerai le nom d'*Antiſeptiques mixtes.*

LII. Parmi les Antiſeptiques onctueux je compterai
les matiéres graiſſeuſes (XIV. Expér. 13ᵉ.); les huiles
graſſes dont on couvre avec ſuccès la ſuperficie des vins
délicats & aiſés à s'altérer, afin de les conſerver, & les
gommes employées à ſec (XV. Expér. 14ᵉ.). Pour peu
qu'on faſſe attention aux qualités de ces ſubſtances, on
verra bientôt qu'elles ne peuvent produire ces effets antiputrides qu'en enduiſant le morceau de viande, en
bouchant ſes pores, & en défendant de cette maniére la
diſſipation de l'air fixé & la communication avec l'air
extérieur. C'eſt de la même façon que la moiſiſſure
agit (1) lorſqu'elle couvre en entier la ſuperficie de la
liqueur dans laquelle la viande eſt plongée, ou qu'elle
environne exactement cette viande lorſqu'elle eſt à ſec :

---

(1) Eſſais pour ſervir à l'hiſtoire de la putréfaction.

alors elle eſt un préſervatif contre la putridité & elle conſerve la viande ſaine qui ne ſe corrompt que dans les endroits qui ne ſont pas couverts de cette eſpéce d'enduit.

LIII. Je mettrai au nombre des Antiſeptiques aſtringens toutes les ſubſtances contenues dans les Expériences 15ᵉ, 16ᵉ, 20ᵉ, 21ᵉ, 22ᵉ. Il ſemble que tous les ſels devroient être Antiſeptiques, parce qu'ils paroiſſent agir à peu-près de la même maniére pour conſerver la viande en la deſſéchant, en reſerrant les fibres, en empêchant par ce moyen la perte de l'air fixé & l'action de l'air extérieur. Il s'en faut bien cependant que les ſels neutres le ſoient (XI. Expér. 10ᵉ.) Loin de diminuer la tendance naturelle des ſubſtances animales à la putréfaction, ils paroiſſent l'augmenter. Ces ſels ne ſont néanmoins ſeptiques que lorſqu'on les emploie à petite doſe; leur partie terreuſe agit alors plus que leur partie acide, & conſéquemment elle abſorbe l'air fixé de la viande & accélere ainſi la putréfaction; mais ſi la doſe eſt conſidérable, ces ſels ſont réellement antiputrides; leur partie acide agit plus promptement, plus efficacement & contrebalance la qualité putride de la terre non ſtiptique à laquelle elle eſt unie. La chaux vive a montré une puiſſance Antiſeptique très-conſidérable. D'où lui vient cette vertu? Quel eſt le principe qui change la chaux éteinte ou la terre calcaire qui eſt ſi ſeptique en chaux vive? Meyer (1) penſe que ce principe eſt un mélange indeſtructible compoſé d'un

---

(1) Eſſais de Chymie ſur la chaux vive, la matiere élaſtique, traduits par M. Dreux, &c, Paris, 1766.

acide , uni le plus intimement à la matiére de la lumiere.
Il l'appelle *acidum pingue.* Je ne rapporterai ni les expériences ni les raisonnemens fur lefquels Meyer a appuyé
fon fyftême ; je dirai feulement que c'eft cet *acidum
pingue* qui donne à la chaux le pouvoir antiputride en
pénétrant, defféchant, refferrant toutes les parties de la
fubftance animale ; que peut-être cet *acidum pingue* n'eft
autre chofe que l'air fixé, uni le plus intimement avec la
matiére de la lumiere ; que cette union le rend plus pénétrant, lui donne l'activité de la matiére électrique & les
autres qualités attribuées à l'*acidum pingue.* Je ne chercherai pas à appuyer ces conjectures , cela me conduiroit
trop loin. Je me contenterai d'obferver que fi la terre
calcaire & la chaux éteinte, de feptique qu'elles étoient,
deviennent Antifeptiques , quand elles ont été expofées
à l'action du feu ou à la vapeur du mêlange effervefcent
d'un acide avec un alkali-cauftique , c'eft qu'elles fe
font imprégnées de ce principe que l'une ne poffédoit
pas auparavant & que l'autre avoit perdu dans la diffolution dans l'eau. Ne feroit-ce point cet *acidum pingue*
ou l'air fixé uni avec la plus pure matiére du feu, qui contribue à rendre bien des fubftances Antifeptiques, comme
les alcalis , les fels métalliques, &c ? Je n'entreprendrai
point de le décider , mais cela me paroît bien vrai-
femblable.

LIV. Les Antifeptiques à qui j'ai donné le nom de
mixtes, parce qu'ils femblent tenir du caractère des Antifeptiques onctueux & des aftringens, c'eft-à-dire agir en
formant un enduit autour de la fubftance animale, en
bouchant fes pores , & en même tems en la pénétrant

& refferrant les fibres ; ces Antifeptiques, dis-je, me paroiffent être en très-grand nombre ; telles font les
fubftances contenues dans les Expériences 17e, 18e,
19e. Toutes ces fubftances font végétales, mais pour
acquérir le pouvoir Antifeptique, elles ont befoin d'être
dépouillées, les unes de leurs parties extractives qui font
trop fermentefcibles, les autres de leurs parties groffieres
& terreufes ; parce que dans les premieres, les parties extractives fubiffent fort promptement un mouvement inteftin de fermentation qu'elles communiquent à la
fubftance animale, qui, comme on fçait, n'eft fufceptible
que de fermentation putride ; parce que dans les fecondes,
les parties groffieres & terreufes abforbent l'air fixé de la
fubftance & hâtent la putréfaction : c'eft ainfi que le
gayac épuifé par des décoctions répétées, devient par-là,
non-feulement un puiffant Antifeptique confervateur,
mais encore acquiert une puiffance corrective ou rétablif-
fante (1) ; tandis que le quinquina, qui épuifé par l'eau,
devient feptique, poffède à un degré confidérable, étant
réduit en extrait, non-feulement un pouvoir antiputride
confervateur, mais même acquiert celui de corriger ou de
rétablir les fubftances putrides ; le fucre eft de même un bon
Antifeptique, pourvu qu'il foit au point de criftallifation
& dépouillé de fes parties groffieres, terreufes & furabon-
dantes.

---

(1) Effais pour fervir à l'hiftoire de la putréfaction. Je ne citerai
pas l'Auteur de cet ouvrage toutes les fois que je rapporterai les
réfultats de fes expériences, afin de ne pas trop multiplier les
Notes.

Toutes les liqueurs fermentées ne font pas Antifeptiques au même degré : quelques-unes même, comme le cidre & fur-tout la biere (IX. Expér. 8ᵉ.), paroiffent hâter ou peu retarder la putréfaction. Cela n'eft pas étonnant. Ces liqueurs ont fubi un mouvement un peu trop rapide de fermentation fpiritueufe, qui continue encore prefque jufqu'à la deftruction de la liqueur : ce mouvement continuel de fermentation doit néceffairement produire un développement de l'air fixé, un mouvement inteftin putride dans la fubftance animale qui y eft plongée. La biere tend plus vîte à la putréfaction que le cidre, parce qu'elle eft compofée d'un corps muqueux, dont les parties font plus atténuées & plus proches de leur décompofition ; parce que l'eau qui en fait la bafe eft chargée de parties plus putréfiables & d'impuretés dont le fuc de pommes eft exempt. Le vin proprement dit, acquiert un état de perfection, dont ces liqueurs ne font pas fufceptibles ; il eft auffi bien plus Antifeptique qu'elles. Tous les vins ne poffédent cependant pas au même degré la puiffance confervatrice. Les vins blancs font en général moins antiputrides que les vins rouges, peut-être eft-ce parce qu'ils font plus tartareux. Le fel de tartre eft néanmoins un puiffant Antifeptique, mais cette vertu lui a peut-être été communiquée par le feu, dont il eft l'ouvrage ; n'eft-ce point la grande quantité de tartre que contient le vin du Rhin qui le rend fi peu antiputride, quoiqu'il fe conferve lui-même fi long-temps ? N'eft-ce point aux parties acides ou fpiritueufes que les vins contiennent, qu'eft due leur puiffance confervatrice ? N'eft-ce point parce que les vins d'Arbois, de Bourdeaux, d'Efpagne, (19ᵉ.) contiennent

davantage

davantage de ces parties, qu'ils font plus antiputrides que les autres ?

LV. Les Antifeptiques *correctifs* arrêtent les progrès de la putréfaction & la corrigent. Ils arrêtent les progrès de la putréfaction en empêchant que l'air fixé de la fubftance qui fe putréfie, ne fe dégage davantage ; & l'air fixé retenu arrête le développement & la diffipation ultérieure des principes formés par la fermentation putride. Ils produifent ces effets en refferrant les pores & rapprochant les parties de la fubftance putride ; c'eft ainfi que les aftringens, les acides, fur-tout les minéraux & les fels alcalis, paroiffent agir.

Ils corrigent la putréfaction parfaitement ou imparfaitement. Ils la corrigent imparfaitement, lorfque leur action fe borne à pénétrer la fubftance, à faturer, neutralifer ou faire changer de nature aux principes putrides ; c'eft ainfi, dit Macbride, que les acides & les alcalis paroiffent agir ; mais les acides, en faturant & fixant l'alcali putride, attaquent en même temps & diffolvent la terre élémentaire de la fubftance. (XXI. Exp. 10ᵉ. 3°) L'alcali volatil n'agit point de même ; il ne détruit point la texture de la fubftance ; (XXII. Exp. 11ᵉ.) il ne fait que chaffer l'alcali putride (1). Les Antifeptiques corrigent parfaitement la putréfaction en redonnant l'air fixé qu'elle a fait perdre à la fubftance putride ; cet air fait ceffer le mouvement inteftin, donne de la douceur à cette même fubftance, corrige fon état de diffolution, rend aux folides

---

(1) *Voyez* Macbride, fur les vertus refpectives des Antifeptiques.

& aux fluides qui la compofent leur fermeté, leur con-fiſtance & leur cohéſion naturelle. Pour produire ces ef-fets, il faut que l'air fixé pénètre l'intérieur de la ſubſtance; mais pour y pénétrer & pour que le corps pourri puiſſe s'en ſaiſir, il faut qu'il s'échappe de quelques matières qui éprouvent un mouvement inteſtin, qu'il ſoit dans l'état de fixité, d'élément ou de gas, & qu'il n'ait point encore repris ſon élaſticité. Voilà la raiſon qu'on peut donner du ſuccès qu'à eu Macbride en ſuſpendant des morceaux de viande pourrie dans différentes matieres en fermentation, ou en effervefcence, ou ſeulement à la vapeur qui s'en éleve (XXV. Exper. 24 à 28ᵉ, Exper. 27ᵉ). Ce judicieux Obſervateur prouve que le gas, ou la ma-tiere qui s'échappe des ſubſtances en fermentation ou en effervefcence, n'eſt autre choſe que l'air fixé. Les ſubſtan-ces putrides, qui ſont privées d'air, en ſont par cette raiſon ſi avides-, qu'elles abſorbent même celui que con-tiennent certaines liqueurs qui ont parcouru le premier degré de fermentation, pendant lequel elles en ont perdu beaucoup; & ce peu d'air abſorbé ſuffit pour corriger la putridité de ces ſubſtances. (XXIX. Exper. 28ᵉ.) Les matieres putrides ſont un puiſſant ferment; lorſque l'on mêle avec elles quelque ſubſtance qui contient beaucoup d'air fixé, elles excitent bientôt une fermentation qui cor-rige leur putridité, en développant l'air élémentaire, & le rendant propre à être abſorbé. (XX. Exper. 19ᵉ. XXVI. Exper. 25ᵉ.) C'eſt au princpe dont nous avons parlé (53) que la chaux vive doit la vertu indiquée. (XXIII. Exper. 22ᵉ.) Cette conjecture paroît forte-ment appuyée par l'expérience vingt - troiſiéme. Mais comment le nitre peut-il produire les effets dont nous avons fait mention (XXX. Exper. 29ᵉ.) ?

Avant de répondre à cette queſtion, voyons ce qui arrive dans le tems de la détonnation. Lorſque le nitre touche à une ſubſtance enflammée, il s'enflamme lui-mê-me, ſe décompoſe avec bruit ; alors 1°. l'acide s'unit au phlogiſtique, avec lequel il a une grande affinité, ſe diſſipe avec lui, & laiſſe l'alcali fixe qui lui ſervoit de baſe ; 2°. l'air élémentaire que le nitre contient, & qui, ſuivant les expériences de Hales, fait une huitiéme partie de ſon poids, ou cent quatre-vingt fois ſon volume, ſe dégage & ſe diſſipe. Dès-lors on voit que pendant la détonnation l'air élémentaire qui ſe dégage du nitre, & l'acide uni au phlogiſtique (1), ſont abſorbés par la ſubſtance qui eſt ex-poſée à la vapeur qui s'éleve, & remédient à ſon état putride. Ces mêmes principes neutraliſent & corrigent les exhalaiſons putréfactives qui infectent l'air.

LVI. On objectera peut-être que la plûpart des ſubſ-tances, dont nous venons de parler, ne ſont antiſeptiques que parce qu'elles deſſéchent les corps ſur leſquels elles ſont appliquées ; que l'humidité étant néceſſaire pour la putréfaction, comme pour toutes les autres fermentations, (*corpora non agunt niſi diſſoluta*) il n'eſt pas étonnant que cette humidité étant enlevée, ces corps perdent leur ten-dance à la fermentation putride. Je réponds à cette objec-tion, 1°. qu'une ſubſtance peut être antiſeptique, ſans ab-ſorber l'humidité du corps putréfié, & que pluſieurs

____

(1) Ne pourroit-on pas regarder cet acide uni au phlogiſtique comme l'*acidum pingue* de Meyer ?

fubftances abforbantes, telles que la craie, les teftacées, &c. font très-feptiques, quoiqu'elles aient la propriété d'épuifer cette humidité; 2°. qu'il eft démontré, par l'Auteur des Effais fur la Putréfaction, qu'il eft des corps qui font reftés plufieurs mois fans fe corrompre, quoiqu'ils euffent leur humidité naturelle, ou qu'ils fuffent placés dans différentes liqueurs, & que quelques-uns ont confervé le degré de molleffe, la couleur & prefque le même volume qu'ils avoient reçus de la nature.

SECONDE SECTION.

De la maniere d'agir des Antifeptiques médicamenteux.

LVII. LES Antifeptiques *médicamenteux* agiffent bien différemment de ceux dont nous venons de parler (*à* 50 *nd* 56). Ceux-ci exercent leur pouvoir antiputride fur des fubftances privées de vie, dans lefquelles les folides & les fluides font dans un état d'inertie : ceux-là au contraire agiffent fur un animal vivant, dont les folides ont du reffort & une force active, les fluides un mouvement progreffif & une réaction.

En examinant la maniere d'agir de ces médicamens, on doit avoir égard aux effets que produit, dans toutes les parties qui nous compofent, l'harmonie de l'économie animale; aux caufes qui peuvent y faire naître la putréfaction; aux moyens que la nature emploie pour la prévenir, ou y remédier.

Toutes les parties des animaux tendent continuellement à la putréfaction (vérité inconteftable). L'animalifation, ou la fanguification, ne peut s'opérer que par un commencement de mouvement inteſtin putréfactif : l'analogie qu'il y a entre les végétaux frais & le chyle ou le lait , entre les végétaux pourris & le ſang , ſemble le prouver.

Les premiers dans l'analyſe chymique, donnent beaucoup d'acide , & leurs cendres des alcalis fixes ; les ſeconds au contraire ne fourniſſent ni acide ni alcali fixe , mais beaucoup d'alcali volatil.

Le mouvement inteſtin , qui tend à la deſtruction de l'animal , a beſoin d'être contenu dans de juſtes bornes ; s'il eſt pouſſé trop loin , il portera le trouble dans l'économie animale. La nature, qui veille ſans ceſſe à notre conſervation, lui oppoſe, pour arrêter ſes progrès, le mouvement progreſſif des liqueurs (1) , les différentes excrétions & le chyle. Le mouvement progreſſif ou vital prévient le mouvement inteſtin, empêche le développement de l'air élémentaire , & le retient dans l'état de fixité. Par le moyen de différentes excrétions, les humeurs, qui , par le ſéjour dans un lieu chaud & humide , & par le mouvement inteſtin d'animaliſation, ont acquis une qualité trop putreſcente qui les rendroit nuiſibles à l'intégrité de la machine , ſont expulſées. Le chyle fourni par les alimens remplace ce que la maſſe humorale a perdu , & par ſa qualité antiſeptique eſt capable d'arrêter ou de diminuer la tendance à la putréfaction dans toutes nos parties.

LVIII. Pour ſe rendre raiſon de l'effet antiſeptique de tous ces moyens , il ſuffit de ſe rappeller ce qui a été dit de

---

(1) N'eſt-ce point parce que ce mouvement eſt plus vîte dans les jeunes animaux , qu'ils ſont moins enclins à la putréfaction. Brouſſonet, *Med. Chym. quæſt. 9.*

la caufe prochaine de la putréfaction ; & l'on voit que fi l'air fixé, qui eft le ciment, le lien de toutes nos parties, qui donne de la force à nos folides, de la confiftance à nos fluides, tend continuellement à s'échapper, & fe diffipe par les différentes excrétions (1), la nature, qui pourvoit à tout, répare la perte que nous en faifons, 1°. par celui qui entre dans la compofition du chyle, & qui paffe avec lui dans le fang ; 2°. par celui qui fe développe des alimens & des antifeptiques proprement dits, dans le tems de la digeftion & de l'efpéce de fermentation qu'ils éprouvent dans les premieres voies, & qui eft abforbé par les orifices des vaiffeaux inhalans de l'eftomac & des inteftins ; 3°. par celui qui eft peut-être pompé par les pores de la peau, furtout lorfque l'on fait de l'exercice dans un air pur ; 4°. par celui qui eft abforbé par les poumons dans la refpiration, comme l'expérience CVIII. de Hales femble le prouver.

Tout le monde fçait que le fang eft travaillé dans le poumon, & y éprouve des changemens remarquables ; tout le monde fçait qu'il reprend dans ce vifcere les qualités qu'il avoit perdues, & qu'il y redevient propre à remplir les fonctions auxquelles il eft deftiné. Perfonne n'ignore combien le fang du ventricule gauche du cœur eft différent de celui du ventricule droit. Je crois même qu'il eft très-probable que le premier examiné fcrupuleufement, outre les qualités fenfibles prifes de la couleur & de la confif-

---

(1) Dans les végétaux l'air fixé eft réparé 1°. par celui qui leur eft porté par les racines avec la nourriture ; 2°. par celui qui eft abforbé par leurs trachées, par l'écorce & par les feuilles. Hales, *Stat. des Végétaux.*

tance, donne quelqu'autre différence physique, & sur-tout qu'il contient plus d'air fixé que le second (1).

LIX. L'air fixé, qui se dissipe, est donc réparé tout de suite par celui que fournissent l'air de l'athmosphere & les alimens; mais si, par quelque cause que ce puisse être, sa perte excéde la réparation qui doit s'en faire, les fluides seront dissous, les solides affoiblis; il s'excitera un mouvement intestin, tendant à la putréfaction : de-là une infinité de maladies putrides; de-là une obligation indispensable de recourir à des médicamens capables d'empêcher ou de réparer la perte de cet élément.

Ces médicamens peuvent être appliqués extérieurement ou pris intérieurement; & je leur donnerai le nom d'*internes* ou d'*externes :* distinction absolument nécessaire, parce que leur maniere d'agir est bien différente.

LX. Les médicamens antiseptiques externes, considérés dans le sens le plus étendu, sont les topiques que l'on applique sur une partie dans laquelle on craint la putridité, ou dans laquelle elle s'est déjà manifestée, afin de la prévenir ou d'y remédier. En suivant cette définition, les antiseptiques externes sont en très-grand nombre. Les causes multipliées qui pourront donner lieu à la putréfaction dans une partie, les phénomenes que l'on y observera, doivent nécessairement varier le caractere & l'action de ces médicamens; &, pour mettre un peu d'ordre dans une matiere aussi vaste, je les diviserai en antiseptiques externes *impro-*

---

(1) *Voyez*, dans le premier volume des Mémoires de l'Académie de Turin, l'Ouvrage de Cigna, *de colore sanguinis experimenta non nulla.*

prement dits, & en antiſeptiques externes *proprement dits*. Les premiers ſont les médicamens qui, appliqués ſur une partie, empêchent que la putridité s'y manifeſte, ou facilitent la chute & la ſéparation de ce qui eſt putride. Les ſeconds arrêtent les progrès de la putréfaction, ou rétabliſſent dans un état ſain la partie où elle s'étoit déjà manifeſtée.

En faiſant attention aux cauſes de la putridité, dont je ferai mention (IVe Partie), on verra que, pour prévenir la pourriture, il faut entretenir le libre cours des fluides, défendre de l'impreſſion de l'air extérieur les liqueurs, les fibres & les vaiſſeaux délicats, empêcher le développement & la perte de l'air fixé, & s'oppoſer aux effets de la contagion putride.

Les émolliens, les anodins, les réſolutifs, les répercuſſifs ſont des antiſeptiques improprement dits, parce qu'ils empêchent qu'un mouvement inteſtin de putréfaction ne s'établiſſe dans des liqueurs, dont la circulation eſt trop impétueuſe, trop rallentie, ou ſupprimée; parce qu'ils tempérent la chaleur, délayent les fluides épaiſſis, corrigent leur acrimonie, diminuent leur trop grande impétuoſité, ou leur donnent le mouvement néceſſaire; enfin parce qu'ils relâchent ou raniment le ton des ſolides. Les digeſtifs, les balſamiques ſont auſſi des antiſeptiques improprement dits, parce qu'en raffermiſſant le ton des fibres, en les induiſant, ils s'oppoſent à l'évaſion de l'air fixé, à l'action de l'air extérieur, & par ces moyens empêchent que la putridité ne ſe manifeſte dans les plaies & les ulceres.

LXI. Il eſt un troiſiéme genre d'antiſeptiques externes improprement dits, & dont la maniere d'agir eſt abſolument différente de celle des autres : ce ſont les eſcarroti-

ques actuels ou potentiels, & différentes opérations chirurgicales.

L'espéce de commerce, établi entre toutes les parties
du corps par les vaiffeaux & le tiffu cellulaire, devient
dangereux, quand la putridité d'une partie eft portée à un
degré fi fort, qu'il refte peu d'efpérance de pouvoir la corriger, & même que la putréfaction eft complette. Dans
ces occafions, la nature, qui veut empêcher la putridité
de fe communiquer aux parties faines, excite autour de
ce qui eft putréfié une inflammation ordinairement fuivie
d'une fuppuration qui fépare & fait tomber la partie morte.
Mais fes efforts font quelquefois trop foibles; & c'eft alors
que l'art a recours à des médicamens rongeans, aux cauteres potentiels & actuels, à des fcarifications plus ou
moins profondes, & même à des amputations : remedes
qui, en interrompant la communication entre les parties
putrides & les parties faines, élevent, pour ainfi dire, entr'elles un mur de féparation, & s'oppofent aux progrès
de la putridité.

LXII. C'eft en maintenant ou redonnant aux folides
leur ton, leur force, leur cohéfion; c'eft en corrigeant,
en changeant l'état putride des liqueurs, qu'agiffent les
antifeptiques externes proprement dits. La nature conferve
enfuite ou rétablit le mouvement & l'action des uns & des
autres.

Ces remedes produifent ces différens effets à peu près
de la même maniere qu'ils opérent ceux dont j'ai parlé
(55). Ils défendent les folides & les fluides des impreffions
de l'air extérieur; ils empêchent le développement & l'ultérieure diffipation de l'air fixé ; ils pénétrent le tiffu des

parties, y portent du nouvel air élémentaire ; & cet air raffermit les solides, rétablit les fluides, fait disparoître l'odeur fétide, & cesser le mouvement intestin.

Les plus puissans antiseptiques de ce genre sont tirés des résineux ou gommo-résineux. On voit, par les expériences de Macbride, que ces médicamens, mêlés avec des substances animales putrides, fermentent long-tems; & que pendant cette fermentation il se dégage beaucoup d'air que la substance putride doit saisir, parce qu'elle en est fort avide. C'est probablement ce qui arrive dans l'application de ces médicamens sur une partie où la pourriture s'est manifestée. Mais, si tout consiste à présenter à la partie grangrenée, ou qui tend à la gangrene, un air en état de fixité, ne pourroit-on pas, en pareil cas, exposer les parties malades à la vapeur qui s'éleve de différentes matieres en fermentation ou en effervescence, à celle du nitre qui détonne sur des charbons ardens (55), & de quelques parfums enflammés ?

Je n'ai pas encore eu l'occasion d'apprécier cette idée par l'expérience ; mais je ne crois pas que ces vapeurs puissent être nuisibles : je pense au contraire qu'elles seroient très avantageuses, & que l'on peut sans crainte y avoir recours dans l'occasion.

LXIII. La putridité, sur-tout l'interne, est, ainsi que je l'ai fait voir (57), un effet nécessaire de l'activité de la nature & du mouvement, tant de nos fluides que de nos solides. Mon intention n'est pas d'entrer ici dans de grands détails sur les différentes espéces de putridité. Je les réserve pour la quatriéme partie de cette Dissertation. Je ferai seulement observer, pour rendre raison de la maniere d'agir

des remedes qu'on doit lui oppofer , je ferai, dis-je, obferver que cette putridité réfide ou dans les premieres
voies, ou dans la maffe du fang; que la nature, pour la
prévenir & même la corriger, expulfe au dehors, par différentes évacuations, les molécules humorales devenues
putrides; détourne, par des répugnances infurmontables,
de l'ufage des chofes capables d'augmenter la putridité;
engage, par des goûts de préférence, à employer ce qui
peut la corriger; enfin ouvre mille iffues aux humeurs viciées pour en épurer la maffe , & à l'air fixé pour les régé-
nérer : qu'ainfi les antifeptiques internes doivent agir , ou
en évacuant les matieres putrides qui peuvent être évacuées , ou en rendant la confiftance naturelle à celles dans
lefquelles la putridité fe développe , ou eft déjà parvenue
à un degré confidérable.

J'appellerai les premiers antifeptiques internes improprement dits ; & je défignerai les autres fous le nom d'antifeptiques internes proprement dits.

LXIV. Ceux-ci font prophilactiques ou curatifs. Si les
uns remédient à la putréfaction , en attaquant la caufe
immédiate de cet état des humeurs ; les autres , en modérant l'activité des caufes prédifpofantes , fufpendent les
progrès de la putréfaction, donnent le tems à la nature
d'employer fes reffources , aux Médecins de la feconder ,
& celui d'agir aux antifeptiques curatifs. Le Médecin, qui
prefcrit les prophilactiques, dit Macbride, imite le Chirurgien qui, avant de faire une opération dans laquelle il
doit couper de gros vaiffeaux, fe rend maître du fang par
des ligatures.

Mais , comme un relâchement exceffif des folides, une

chaleur trop vive, quelle que soit la cause qui la produise, une inertie des vaisseaux, & un rallentissement prodigieux de la circulation favorisent & accélerent la putréfaction, on doit mettre au rang des antiseptiques prophilactiques tous les remedes capables de rendre aux solides le ton qu'ils auront perdu, de modérer la chaleur que le corps aura acquis, & de ranimer la circulation, en relevant les forces. Or les astringens, les raffraîchissans, & les échauffans ou cordiaux, peuvent remplir ces indications, & donneront trois genres d'antiseptiques prophilactiques.

LXV. Les antiseptiques *astringens* ou *stiptiques* agissent en resserrant le tissu des solides; en rapprochant, pour ainsi dire, les fibres les unes des autres; en augmentant les points de contact. Ils raniment le ressort du système vasculaire, empêchent l'extravasion & l'écoulement des fluides dissous, préviennent les maux que l'un & l'autre pourroient occasionner, remédient ainsi aux effets, & arrêtent les progrès de la putréfaction. Les cas, où l'on doit employer les antiseptiques astringens, sont ordinairement très-pressans. Les taches, les hémorragies dénotent une désunion, un relâchement des solides, une dissolution des fluides, enfin une putréfaction bien avancée. C'est pourquoi il faut choisir ceux qui sont les plus puissans : tels sont entr'autres la bistorte, le sang de dragon, l'alun, les acides minéraux, (car les végétaux seroient insuffisans) & sur-tout l'acide vitriolique.

LXVI. C'est en tempérant la chaleur que les antiseptiques froids remédient à cette cause de putréfaction : d'ailleurs les acides, qui font partie de ces remedes, neutralisent les matieres putrides contenues dans les premieres voies, & corrigent leur qualité deſtructive, en diminuant ainſi (1) le paſſage de ces matieres dans le ſang. Ils préviennent les maux qu'elles pourroient y cauſer par leur acrimonie & leur ferment putréfactif; & le ſang ne recevant point de nouvelles matieres nuiſibles, la nature tâche d'évacuer celles qu'il contient. Ainſi l'effervefcence des humeurs eſt calmée, & l'énergie des cauſes de leur diſſolution & de leur putridité eſt diminuée.

Quelques Auteurs ont regardé les acides comme les antiſeptiques les plus puiſſans, & même les ſeuls antiſeptiques; mais les expériences de Macbride démontrent le contraire : elles prouvent 1°. que les acides ſont neutraliſés dans les premieres voies pendant la fermentation alimentaire, & qu'ils ne ſçauroient pénétrer, ſous cette forme, dans les voies de la circulation ; 2°. que, quand même ils y parviendroient ſous la forme acide, il y auroit à craindre qu'ils y agiſſent comme diſſolvans des ſolides (21. 55.), & ſur-tout s'ils y pénétroient en grande quantité. Macbride appuie ſon ſentiment d'un paſſage de Haller (2) qui rapporte que, dans les maladies où les os ſont devenus

---

(1) La trop grande quantité d'acides, qu'on employeroit dans cette vue, pourroit cependant être nuiſible. Les acides ſont tous plus ou moins ſtiptiques ou aſtringens; ils peuvent donc cauſer un reſſerrement aux vaiſſeaux excrétoires du canal inteſtinal, & diminuer les excrétions qui ſe font par cette voie : excrétions qui ſont néanmoins très-avantageuſes dans les maladies putrides, parce que la nature tâche ordinairement d'évacuer la matiere morbifique par les couloirs qui lui ſont propres. N'eſt-ce point de cet effet des acides, dont quelques Praticiens célébres ont voulu parler, en diſant que les acides fixent la matiere morbifique, c'eſt-à-dire, en ſuſpendent ou arrêtent l'évacuation ?

(2) Elém. Phyſiol. tom. II, pag. 94.

mols, on a découvert une acidité manifeste dans les fluides. On ne peut cependant pas nier que les acides ne soient très-utiles dans les maladies putrides, mais peut-être pas autant que quelques Auteurs, qui en abusent, l'ont avancé. Ce qu'il y a de certain, c'est qu'ils produisent de bons effets dans les premieres voies; qu'indépendamment des changemens qu'ils y éprouvent, ils pénétrent dans le sang, & y agissent comme astringens & comme tempérans ou raffraîchissans. Ce qui est encore hors de doute, c'est que leur usage prématuré ou trop long-tems continué peut être très-nuisible.

LXVII. Les médicamens *chauds* ou *stimulans* sont antiseptiques, parce qu'ils augmentent la chaleur, l'oscillation des solides, le mouvement des fluides; parce qu'ils réveillent ou soutiennent les forces vitales. Ils produisent ces effets, en irritant le genre nerveux & tout le systême vasculaire, Voilà à quoi se borne l'action des antiseptiques *chauds*; ils ne peuvent remédier à la putridité des solides & des fluides, parce qu'on ne peut obtenir ces effets qu'en rendant l'air fixé, & que la plûpart d'entr'eux, comme les spiritueux, en contiennent peu, tandis que d'autres, tels que les alcalis volatils, sont âcres, dissolvans, & augmentent l'acrimonie & la dissolution des fluides (1). L'effet de ces sels sur des substances privées de vie ne doit pas en imposer; car, quoiqu'alors ils soient

______

(1) Les alcalis volatils sont cependant quelquefois utiles, mais seulement pour prévenir le trop grand épaississement des humeurs, qui est souvent une cause éloignée de la putridité. N'est-ce point par cette raison qu'ils sont spécifiques d'abord après la morsure de la vipere?

très-antiputrides, ils excitent & accélerent la putréfaction dans un animal vivant : c'est ce que prouvent les observations de Huxam.

LXVIII. On a vu (55) que les antiseptiques simples, de l'espéce que j'ai désignée sous le nom de Correctifs, ne corrigent la putridité des substances privées de vie, ne rendent aux fluides leur douceur & leur consistance, aux solides leur cohésion & leur force, qu'en rendant à ces substances l'air fixé qu'elles avoient perdu. Il en est de même des antiseptiques médicamenteux que j'ai nommés curatifs, & qui sont capables de corriger la putridité des fluides & des solides d'un corps vivant. Pour être réellement antiseptiques, les médicamens, employés dans ces circonstances, doivent contenir une grande quantité d'air élémentaire, & qui puisse facilement se dégager de leur substance, afin de pénétrer, dans l'état de fixité ou d'élément, l'intérieur de nos parties. Or les végétaux seuls réunissent ces deux qualités absolument essentielles ; ils contiennent plus d'air fixé que les corps des autres régnes, & fermentent très-aisément, mêlés avec des liqueurs animales. Pendant cette fermentation, qu'ils subissent dans les premieres voies, ils laissent échapper l'air fixé qu'ils contiennent. Cet esprit, d'une activité étonnante, ce gas, cette vapeur qui est mortelle sur les bronches, & qui ne l'est pas sur les intestins, est absorbée par leurs vaisseaux inhalans, &, pénétrant dans le sang, arrête sa tendance à la putréfaction, suspend les progrès de la putridité, ou la corrige.

Tous les végétaux ne possedent pas le pouvoir antiputride au même degré. Il y en a qui contiennent une plus grande quantité d'air fixé que les autres. Il en eſt qui fermentent plus aiſément ou plus long-tems ; quelques-uns ont beſoin d'une préparation ; quelques-autres , à raiſon de leurs qualités particulieres, ne peuvent pas être employés comme antiſeptiques.

LXIX. On peut faire uſage des végétaux en qualité d'alimens ou de médicamens. Je les nomme , dans le premier cas , Antiſeptiques *diététiques* , (ſous ce titre on peut comprendre le bon uſage des ſix choſes non naturelles) & dans le ſecond Antiſeptiques *pharmaceutiques*.

L'état des organes influe beaucoup ſur la maniere d'agir des antiſeptiques diététiques. Les mêmes ſubſtances , employées dans des maladies aiguës ou chroniques , produiſent des effets abſolument différens. Les végétaux frais , quoiqu'eſſentiellemeut plus antiſeptiques que les ſecs , ceſſent en quelque façon de l'être dans les maladies aiguës , parce que l'air , qui s'en développe en grande quantité , ne pouvant être facilement abſorbé , reprend ſon élaſticité , & cauſe des vents, des diſtenſions, aes météoriſmes capables d'augmenter les déſordres & même la putridité. On eſt ſouvent , par les mêmes raiſons & dans les mêmes circonſtances , obligé de n'employer ces remedes qu'en décoction ou infuſion , & de leur aſſocier des décoctions de viande de jeunes animaux , ou le petit-lait qui tient beaucoup de la qualité végétale.

LXX. Dans les maladies putrides chroniques , les organes digeſtifs , & les fonctions qui en dépendent , jouiſſent à peu pèrs de leur vigueur naturelle : alors les végétaux frais en ſubſtance , les liqueurs qui fermentent actuellement , ou qui n'ont pas tout-à-fait ſubi le premier degré

de

de fermentation; par exemple, les sucs des fruits & des plantes fraîches, la biere récente, le moût de biere, le moût de vin cuit, les boiffons faites avec la mélaffe, le miel, le fucre, font des antifeptiques très-efficaces.

L'expérience paroîtra peut - être ici en contradiction avec elle-même, puifque nous avons vu (45) que ces différentes liqueurs, employées fur des fubftances animales fraîches, hâtent la putréfaction; tandis que leur action, fur ces mêmes fubftances pourries, la corrigent (55); & que, prifes intérieurement par un animal vivant, elles la préviennent & la corrigent; mais cette contradiction n'eft qu'apparente. En effet, dans le premier cas, fi leur application hâte la putréfaction, c'eft à raifon du mouvement qu'elles communiquent aux parties intégrantes de la fubftance faine qui eft immergée; tandis que, fur les putrides, elles agiffent par l'air fixé qui s'en échappe & les pénétre, & que, dans les premieres voies, elles produifent une grande quantité de cet air qui eft abforbé & mêlé avec nos liqueurs.

LXXI. Le régne végétal fournit encore exclufivement les antifeptiques *pharmaceutiques* Je confidérerai, fous trois points de vue relatifs à leurs qualités particulieres, les végétaux qui ont cette propriété, & qui font compris fous les dénominations *d'antifcorbutiques, de fébrifuges & d'effervefcens.*

Les plantes de la famille des Cruciferes donnent les antifeptiques de la premiere efpéce. L'air fixé, dont ces plantes abondent, eft fi foiblement uni aux autres principes, dont elles font compofées, qu'il s'échappe facilement, &

qu'elles le donnent très-promptement & en grande quantité; peut-être même que le principe volatil, qui les caractérise, en facilite le développement (1); mais, quoi qu'il en foit, ces plantes fourniffent en très - peu de tems une grande quantité d'air fixé, &, par cette propriété, font un antifeptique très-puiffant & très-efficace, lorfque le trop prompt développement de cet air n'eft pas nuifible.

Les fébrifuges au contraire, parmi lefquels je place les *balfamiques*, *les alexipharmaques & les amers*, qui contiennent un principe aromatique, réfineux ou gommoréfineux, & beaucoup d'air fixé, ne s'en dépouillent que par la fermentation qu'ils éprouvent dans un lieu chaud, quand ils font mêlés avec des fubftances animales; & comme cette fermentation eft lente & dure long-tems, ces antifeptiques ne donnent que peu - à - peu l'air qu'ils contiennent. C'eft ce que prouve l'expérience (XXV. §. 26.). De-là vient que ces remedes font très - avantageux dans les maladies aiguës putrides. Ces fubftances, en fermentant lentement, ne fourniffent de l'air fixé qu'à proportion

---

(1) Quelques Auteurs ont regardé ce principe comme un alcali volatil tout formé : Cartheufer croit qu'il eft au contraire acide : enfin Beaumé penfe qu'il eft phlogiftique ou fulfureux. Quoi qu'il en foit, feroit-il hors de vraifemblance de conjecturer que ces plantes contiennent une grande quantité d'air fixé qui fe dégage fort aifément, ainfi que le principe volatil, & vient frapper les narines ? Ne pourroit-on pas comparer cet effet de la moutarde, par exemple, avec celui de la biere récente, du vin de Champagne, & autres liqueurs qui fermentent, ou dont la fermentation, s'il eft permis de parler ainfi, a été étouffée, & que l'on a mis dans des vafes exactement fermés pendant le tems de la fermentation, afin de ne pas laiffer diffiper l'air fixé, & de les faire mouffer?

qu'il peut être abforbé. Dès-lors elles corrigent la putridité , fans fatiguer les organes de la digeftion.

Quant aux effervefcens qui font compofés du mêlange
d'un acide végétal & d'un fel alcali fixe , ils font antifeptiques , à raifon de l'air fixé qui s'en échappe pendant l'effervefcence ; mais il faut les avaler dans le moment même de
l'effervefcence , & ne les donner qu'à petites dofes fouvent répétées , fi l'on veut qu'ils produifent l'effet qu'on
en attend.

Macbride, fondé fur l'expérience & l'analogie, penfe qu'on
pourroit les employer dans les fiévres putrides. Riviere
s'en fervoit dans les vomiffemens. Plufieurs grands Praticiens en ont recommandé l'ufage , quoique grand nombre
d'autres l'ayent défapprouvé , peut-être fans beaucoup de
fondement. Quant à moi, il m'a paru , lorfque que je les
ai employés , que leur ufage avoit été avantageux.

LXXII. De tout ce que je viens de dire , je me crois
en droit de conclure que les antifeptiques agiffent, tantôt
en raffermiffant des folides trop foibles ou trop relâchés ,
tantôt en affoupliffant ceux qui font trop diftendus , tantôt
en calmant une chaleur immodérée, tantôt en donnant de
l'activité à des humeurs trop engourdies , tantôt enfin en
interrompant la communication , & prévenant la contagion, & par ces moyens s'oppofant à la diffipation de
l'air fixé , à la naiffance & aux progrès de la putréfaction.

Que ces mêmes remedes , fermentant avec les matieres
animales , préfentent aux vaiffeaux inhalans , intérieurs
ou extérieurs , un air élémentaire qui pénétre la maffe

humorale & les solides, &, par sa réunion aux parties qui
en étoient privées, rend aux unes leur densité, leur force
de résistance & leur contractibilité, aux autres leur douceur & leur consistance ; en un mot, fait disparoître la putridité.

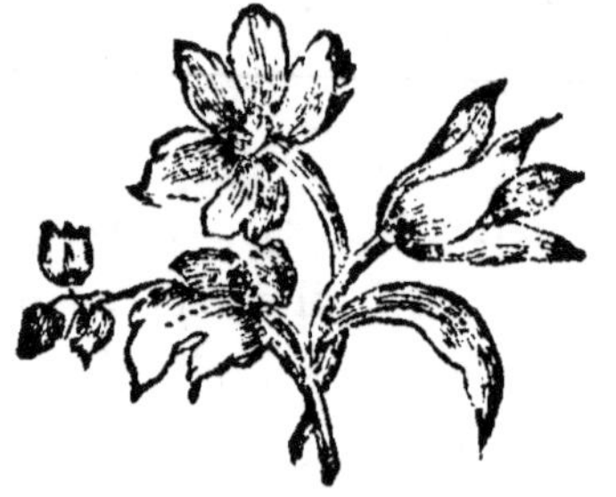

mercuriel, le fel de Saturne, la diffolution du fer par les acides

amandes, les piftaches, le fucre, les gommes arabique, adragan ;
décoctions, leurs infufions, les firops, les robs, les fucs, &c, le miel,

, les moûts de vin, de biere, la biere, le cidre récent, la mélaffe, &c.

ellé en ouvrant les portes & fenêtres, en fe fervant des machines de
de Hales; corrigé par le moyen des parfums, de la détonnation du

oportionné à l'état des forces ;

lantes tirées de la famille des cruciferes ; fçavoir, la moutarde, le

écorces de citron & d'orange, la mufcade, le macis, le gérofle, la

s baumes naturels de la Mecque, du Pérou, de Copahu, &c, la

lique, l'impératoire, le contrayerva, la ferpentaire de Virginie,
s, l'amome, la zédoaire, l'ail, la fcorfonnère, le nard, le fou-
ong, &c.

akina, la petite centaurée, la cafcarille, l'abfinthe, la camomille,
mandrée, l'enula-campana, la gentiane, la chicorée fauvage, le
ça, &c ; le cachou, la myrrhe, le camphre, la gomme am-
.c.

jus de citron avec le fel d'abfinthe.

TABLEAU DES ANTISEPTIQUES.

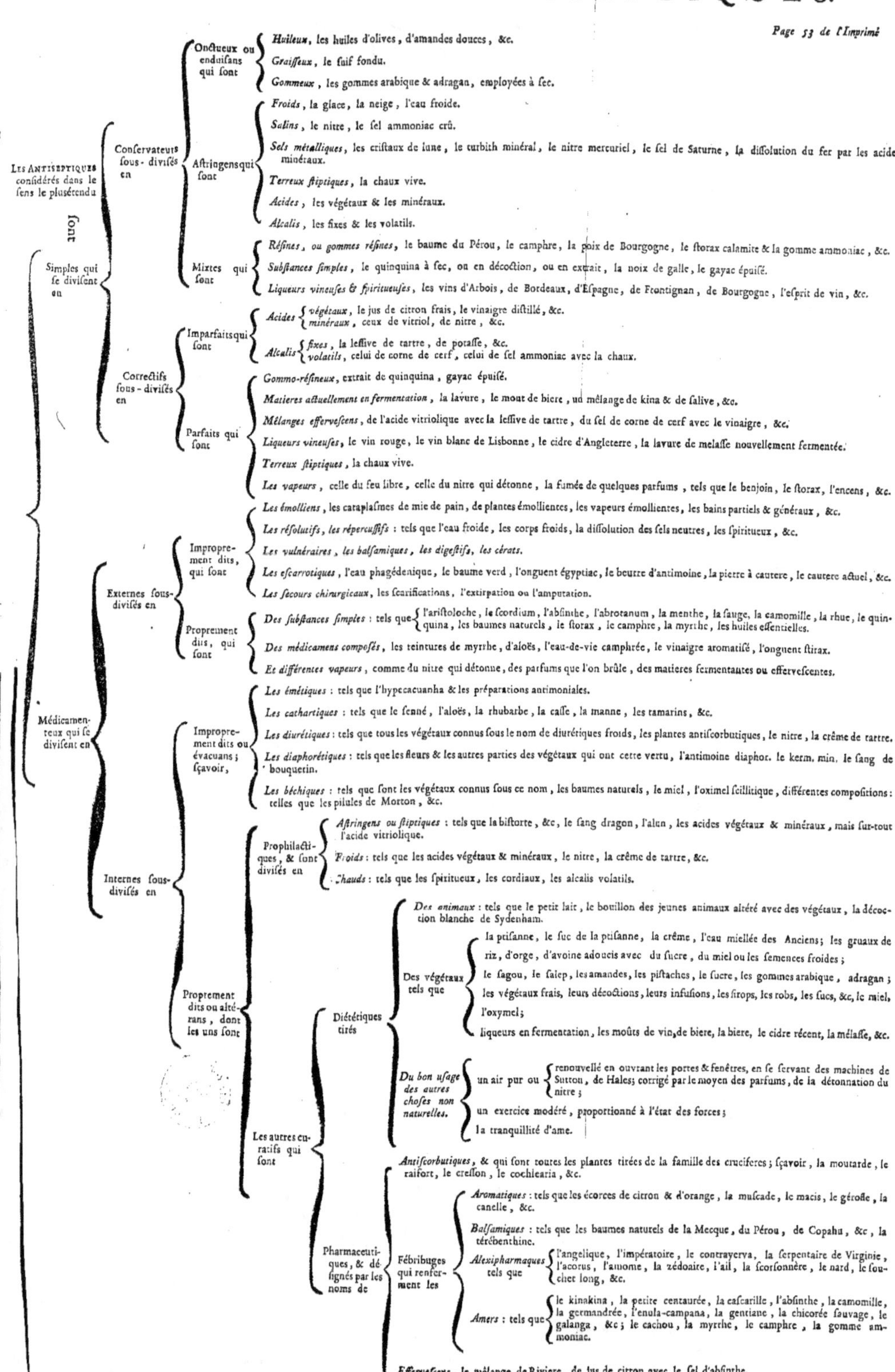

LES ANTISEPTIQUES considérés dans le sens le plus étendu **font**

- **Simples qui se divisent en**
  - **Conservateurs sous-divisés en**
    - **Onctueux ou enduisans qui font**
      - *Huileux*, les huiles d'olives, d'amandes douces, &c.
      - *Graiffeux*, le fuif fondu.
      - *Gommeux*, les gommes arabique & adragan, employées à fec.
    - **Aftringens qui font**
      - *Froids*, la glace, la neige, l'eau froide.
      - *Salins*, le nitre, le fel ammoniac crû.
      - *Sels métalliques*, les criftaux de lune, le turbith minéral, le nitre mercuriel, le fel de Saturne, la diffolution du fer par les acides minéraux.
      - *Terreux ftiptiques*, la chaux vive.
      - *Acides*, les végétaux & les minéraux.
      - *Alcalis*, les fixes & les volatils.
    - **Mixtes qui font**
      - *Réfines*, ou gommes réfines, le baume du Pérou, le camphre, la poix de Bourgogne, le ftorax calamite & la gomme ammoniac, &c.
      - *Subftances fimples*, le quinquina à fec, ou en décoction, ou en extrait, la noix de galle, le gayac épuifé.
      - *Liqueurs vineufes & fpiritueufes*, les vins d'Arbois, de Bordeaux, d'Efpagne, de Frontignan, de Bourgogne, l'efprit de vin, &c.
  - **Correctifs sous-divisés en**
    - **Imparfaits qui font**
      - *Acides* { végétaux, le jus de citron frais, le vinaigre diftillé, &c. / minéraux, ceux de vitriol, de nitre, &c.
      - *Alcalis* { fixes, la leffive de tartre, de potaffe, &c. / volatils, celui de corne de cerf, celui de fel ammoniac avec la chaux.
    - **Parfaits qui font**
      - *Gommo-réfineux*, extrait de quinquina, gayac épuifé.
      - *Matieres actuellement en fermentation*, la lavure, le mout de biere, un mélange de kina & de falive, &c.
      - *Mélanges efferveſcens*, de l'acide vitriolique avec la leffive de tartre, du fel de corne de cerf avec le vinaigre, &c.
      - *Liqueurs vineufes*, le vin rouge, le vin blanc de Lisbonne, le cidre d'Angleterre, la lavure de melaffe nouvellement fermentée.
      - *Terreux ftiptiques*, la chaux vive.

- **Médicamenteux qui se divisent en**
  - **Externes sous-divisés en**
    - **Improprement dits, qui font**
      - *Les vapeurs*, celle du feu libre, celle du nitre qui détonne, la fumée de quelques parfums, tels que le benjoin, le ftorax, l'encens, &c.
      - *Les émolliens*, les cataplafmes de mie de pain, de plantes émollientes, les vapeurs émollientes, les bains partiels & généraux, &c.
      - *Les réfolutifs, les répercuffifs* : tels que l'eau froide, les corps froids, la diffolution des fels neutres, les fpiritueux, &c.
      - *Les vulnéraires, les balfamiques, les digeftifs, les cérats.*
      - *Les efcarrotiques*, l'eau phagédenique, le baume verd, l'onguent égyptiac, le beurre d'antimoine, la pierre à cautere, le cautere actuel, &c.
      - *Les fecours chirurgicaux*, les fcarifications, l'extirpation ou l'amputation.
    - **Proprement dits, qui font**
      - *Des fubftances fimples* : tels que { l'ariftoloche, le fcordium, l'abfinthe, l'abrotanum, la menthe, la fauge, la camomille, la rhue, le quinquina, les baumes naturels, le ftorax, le camphre, la myrrhe, les huiles effentielles.
      - *Des médicamens compofés*, les teintures de myrrhe, d'aloës, l'eau-de-vie camphrée, le vinaigre aromatifé, l'onguent ftirax.
      - *Et différentes vapeurs*, comme du nitre qui détonne, des parfums que l'on brûle, des matieres fermentantes ou efferveſcentes.
  - **Internes sous-divisés en**
    - **Improprement dits ou évacuans ; fçavoir,**
      - *Les émétiques* : tels que l'hypecacuanha & les préparations antimoniales.
      - *Les cathartiques* : tels que le fenné, l'aloës, la rhubarbe, la caffe, la manne, les tamarins, &c.
      - *Les diurétiques* : tels que tous les végétaux connus fous le nom de diurétiques froids, les plantes antifcorbutiques, le nitre, la crème de tartre.
      - *Les diaphorétiques* : tels que les fleurs & les autres parties des végétaux qui ont cette vertu, l'antimoine diaphor. le kerm. min. le fang de bouquetin.
      - *Les béchiques* : tels que font les végétaux connus fous ce nom, les baumes naturels, le miel, l'oximel fcillitique, différentes compofitions : telles que les pilules de Morton, &c.
    - **Proprement dits ou altérans, dont les uns font**
      - **Prophilactiques, & font divifés en**
        - *Aftringens ou ftiptiques* : tels que la biftorte, &c, le fang dragon, l'alun, les acides végétaux & minéraux, mais fur-tout l'acide vitriolique.
        - *Froids* : tels que les acides végétaux & minéraux, le nitre, la crème de tartre, &c.
        - *Chauds* : tels que les fpiritueux, les cordiaux, les alcalis volatils.
      - **Les autres curatifs qui font**
        - **Diététiques tirés**
          - *Des animaux* : tels que le petit lait, le bouillon des jeunes animaux altéré avec des végétaux, la décoction blanche de Sydenham.
          - *Des végétaux tels que*
            - la ptifanne, le fuc de la ptifanne, la crême, l'eau miellée des Anciens ; les gruaux de riz, d'orge, d'avoine adoucis avec du fucre, du miel ou les femences froides ;
            - le fagou, le falep, les amandes, les piftaches, le fucre, les gommes arabique, adragan ;
            - les végétaux frais, leurs décoctions, leurs infufions, les firops, les robs, les fucs, &c, le miel, l'oxymel ;
            - liqueurs en fermentation, les moûts de vin, de biere, la biere, le cidre récent, la mélaffe, &c.
          - *Du bon ufage des autres chofes non naturelles.*
            - un air pur ou { renouvellé en ouvrant les portes & fenêtres, en fe fervant des machines de Sutton, de Hales ; corrigé par le moyen des parfums, de la détonnation du nitre ;
            - un exercice modéré, proportionné à l'état des forces ;
            - la tranquillité d'ame.
        - **Pharmaceutiques, & défignés par les noms de**
          - *Antifcorbutiques*, & qui font toutes les plantes tirées de la famille des cruciferes ; fçavoir, la moutarde, le raifort, le creffon, le cochlearia, &c.
          - **Fébrifuges qui renferment les**
            - *Aromatiques* : tels que les écorces de citron & d'orange, la mufcade, le macis, le gérofle, la canelle, &c.
            - *Balfamiques* : tels que les baumes naturels de la Mecque, du Pérou, de Copahu, &c, la térébenthine.
            - *Alexipharmaques tels que* { l'angelique, l'impératoire, le contrayerva, la ferpentaire de Virginie, l'acorus, l'amome, la zédoaire, l'ail, la fcorfonnère, le nard, le fouchet long, &c.
            - *Amers* : tels que { le kinakina, la petite centaurée, la cafcarille, l'abfinthe, la camomille, la germandrée, l'enula-campana, la gentiane, la chicorée fauvage, le galanga, &c ; le cachou, la myrrhe, le camphre, la gomme ammoniac.
          - *Efferveſcens*, le mélange de Riviere, de jus de citron avec le fel d'abfinthe.

TROISIÉME PARTIE.

Diſtinguer les différentes eſpéces des Antiſeptiques.

LES détails, dans leſquels je ſuis entré pour expliquer la maniere d'agir des antiſeptiques conſidérés dans le ſens le plus étendu, prouvent que, ſous cette dénomination, on doit comprendre preſque tous les remedes connus. Il ſeroit donc difficile d'en déſigner ici les eſpéces, ſans donner à ce Mémoire une étendue trop conſidérable, & ſans tomber dans des redites faſtidieuſes. J'ai penſé qu'une Table, dreſſée d'après les diviſions que j'ai établies dans la partie précédente, me feroit éviter l'un & l'autre inconvénient, & préſenteroit les antiſeptiques ſous un point de vue favorable à la diſtinction des eſpéces. Je les ai conſéquemment raſſemblés ſur la Table ci-jointe. Ils y ſont diſtribués par claſſe & par ſections relatives à la faculté qu'ils ont de prévenir, retarder ou corriger la putridité; à la maniere dont ils ſont employés; enfin à leur qualité particuliere.

L'impoſſibilité de placer toutes les eſpéces ſur cette Table, m'a déterminé à ne déſigner que celles dont l'efficacité eſt la plus reconnue. La propriété, qu'ont pluſieurs de ces eſpéces de remplir pluſieurs indications, m'a décidé à les ranger ſous différentes ſections. Et, quand l'expérience n'a pas encore prononcé ſur les diverſes qualités de quelques-unes d'entr'elles, je me ſuis contenté de les mettre dans la place où ſa propriété la plus avouée ſembloit l'appeller. Tel est le nitre que j'ai placé parmi les *prophi-lactiques froids*, quoique la prodigieuse quantité d'air fixé, qu'il contient, paroisse devoir engager à le ranger parmi *les curatifs*.

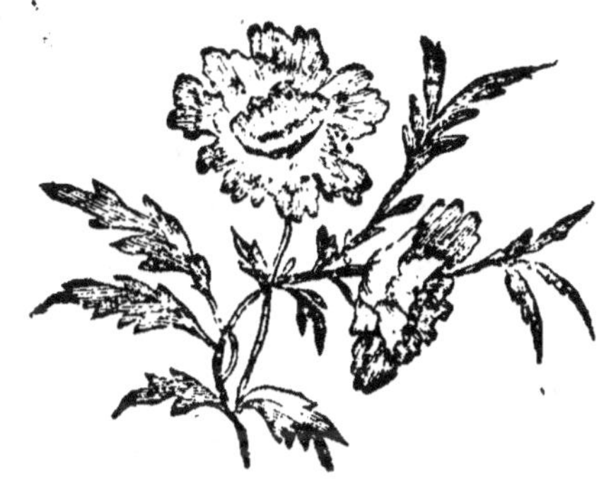

QUATRIEME PARTIE.

Marquer l'ufage des Antifeptiques dans les maladies.

LXXIV. **I**L n'eft que trop certain que nos fluides & nos folides font fufceptibles de putréfaction ; qu'ils y tendent continuellement , & que nous ne pourrions exifter fans les efforts que fait la nature pour la prévenir, la retarder ou la détruire. Il n'eft auffi que trop certain que nous ne fecondons pas les vues de la nature dans les moyens qu'elle prend pour éloigner ou corriger la putridité qui nous menace, & que fort fouvent nous favorifons l'action des caufes capables de produire les maladies putrides.

LXXV. Ces caufes en général font 1°. *les alimens tirés des animaux* , fur-tout des carnivores pris en grande quantité ; ils contiennent peu d'air fixé ; ils fe putréfient promptement ; &, loin de retarder , ils ne peuvent qu'accélérer la tendance de nos humeurs à la putréfaction.

2°. La *difette d'alimens, leurs mauvaifes qualités* , les végétaux gâtés , le bled cornu ou ergoté , &c. c'eft ce qui a produit dans les tems de famine, dans les voyages de mer de long cours , dans les longs fiéges , & quelquefois dans certaines Provinces de France, beaucoup de maladies putrides & des gangrenes féches. Le défaut de chyle , fa mauvaife qualité ou fa putridité doivent néceffairement caufer ou hâter celle du fang.

3°. *L'abus des liqueurs fpiritueufes.* Les expériences de Macbride prouvent que les fpiritueux contiennent peu d'air, qu'ils retardent la fermentation alimentaire, & qu'ils empêchent que l'air fixé ne se dégage assez promptement des alimens.

4°. *Une trop grande quantité de bile.* Elle est le fluide du corps humain le plus enclin à la putridité ; elle contient peu d'air ; elle est un des principaux agens de la fermentation alimentaire, par la faculté qu'elle a d'exciter le mouvement intestin, qui commence à animaliser le chime. Si elle est en trop grande quantité, ou si elle a dégénéré, elle peut, en accélérant le mouvement intestin d'animalisation, trop disposer le chime à la putréfaction.

5°. *Le mouvement trop rallenti de nos liqueurs, ou leur stagnation.* Alors les excrétions languissent : ce qui est putride, n'étant pas évacué, corrompt ce qui est sain, & hâte la putréfaction de ce qui dégénere. Le mouvement progressif ne s'oppose plus, ou que foiblement, au développement de l'air fixé, & nos humeurs abandonnées presqu'à elles-mêmes, dans un lieu chaud & humide, subissent le mouvement intestin dont elles sont susceptibles, celui de putréfaction. C'est ainsi que l'oisiveté, le défaut d'exercice produit le scorbut & d'autres maladies putrides ; que les violentes inflammations, les contusions, les extravasions des liqueurs causent la gangrene.

6°. *Le mouvement trop accéléré de nos fluides.* La désunion des parties qui les composent, la dissipation de leur air fixé, & une chaleur vive sont une suite de leur trop violente agitation, & hâtent la putréfaction. Ainsi, suivant Hales (1), la chaleur de la fiévre pourrit souvent le

____

(1) Stat. des Anim. Exper. XIII. 38. pag. 89.

fang. Un exercice trop violent peut de même produire des maladies putrides; & les maladies inflammatoires dégénerent prefque toujours en putrides.

7°. *Un air humide.* Il diminue la tranfpiration; il eft peu propre à abforber la matiere de cette excrétion. Les vapeurs aqueufes de l'athmofphere pénetrent, rempliffent les pores de la peau, affoibliffent le reffort & l'action des folides qui pouffent au dehors cette matiere, la partie la plus volatile, & peut-être la plus proche de la putréfaction (1). Dès-lors il n'eft pas étonnant qu'elle corrompe le fang, fi elle y eft retenue. D'ailleurs, fuivant Macbride, l'humidité de l'athmofphere, qui ne permet pas aux parties aqueufes de s'exhaler, laiffe le paffage libre à la partie aërienne de nos humeurs; autre caufe de putridité.

8°. *Un air chaud.* Les expériences de Hales (2) démontrent que la chaleur au 146ᵉ degré caufe très-promptement la putréfaction & la mort dans un animal vivant. Elle ne laiffe pas que de l'accélérer à un degré moins confidérable; elle concourt beaucoup à produire le mouvement inteftin putréfactif; elle augmente la tranfpiration & la perte de l'air fixé par cette excrétion.

9°. *Un air chaud & humide.* Lorfque la chaleur & l'humidité concourent enfemble, elles doivent à plus forte raifon occafionner ou accélérer la putréfaction. Une femblable conftitution de l'air, lorfqu'elle a duré long-tems, a fouvent produit des maladies putrides, épidémiques, peftilentielles.

____

(1) Pringle, maladie des armées.
(2) Stat. des Anim. pag. 85.

10°. *Un air chargé d'exhalaisons putrides*, ou qui n'est point assez renouvellé. L'expérience (III. §. 4.) fait voir qu'un morceau de viande se corrompt plus promptement, & prend un degré de putréfaction plus considérable, dans un vase fermé, que s'il est à l'air libre. L'observation journaliere ne démontre que trop les pernicieux effets de ce mauvais air, dans les cantons bas, humides, marécageux, qui ne font pas exposés aux vents, où il y a beaucoup de plantes qui se putréfient ; dans les hôpitaux, dans les prisons, dans l'entre-deux des ponts des vaisseaux, & dans tous les lieux où il n'est point assez renouvellé, fur-tout s'ils font fort remplis, peu vastes & mal propres. Les molécules putrides, répandues dans l'athmosphere, affoibliffent l'élasticité & l'électricité de l'air, font absorbées par les pores de la peau & des poumons, avalées avec la salive & les alimens, pénetrent par ces différentes voies, & font mêlées avec nos liqueurs qu'elles corrompent, en y agiffant comme ferment, & leur communiquant le mouvement intestin dont elles font agitées.

LXXVI. Les personnes les plus sujettes à contracter les maladies putrides, font les tempéramens bilieux, les pléthoriques, ceux qui font beaucoup d'exercice, ou qui n'en font pas affez, qui mangent beaucoup, ou qui souffrent la faim, qui boivent beaucoup de liqueurs spiritueuses, qui usent de mauvais alimens, d'alimens corrompus, qui tirent leur nourriture des animaux, & point ou très-peu des végétaux (1), qui habitent les villes, les pays chauds, les lieux humides, marécageux, enfin ceux qui respirent un air putride, &c.

____

(1) Hoffman, Pringle, Macbride obfervent que la peste est plus rare en Europe, depuis que l'on fait plus d'usage de végétaux frais

LXXVII. Toutes ces caufes de la putridité (75) peuvent, dans une perfonne difpofée à la contracter (76), agir féparément ou plufieurs enfemble; elles peuvent produire la pourriture dans toute notre machine, ou dans une partie feulement. Cette pourriture fe bornera aux fluides, ou elle s'étendra jufqu'aux folides. Les effets, qui en naîtront, fe manifefteront dans une partie externe, ou dans les premieres voies, ou dans la maffe du fang. Pour marquer l'ufage des antifeptiques dans ces différentes circonftances, je m'attacherai donc à faire connoître quel eft celui qu'on doit en faire :

1°. Dans les maladies produites par la putréfaction qui affecte une partie externe.

2°. Dans celles qui font occafionnées par la putridité qui a fon fiége dans les premieres voies.

3°. Dans celles où la maffe du fang eft elle-même dans un état putride, ou qui en approche.

Je tâcherai, en traitant fucceffivement chacun de ces objets, de remplir l'intention de l'Académie, *de faire connoître les différentes efpéces & les différens degrés de putridité, dont nos humeurs & nos folides font fufceptibles ; d'indiquer les antifeptiques qu'on peut leur oppofer, & les fignes auxquels on pourra reconnoître le moment où il faudra employer ces remedes.* Le champ eft vafte, fcabreux : une feule route y eft pratiquée ; c'eft celle que tient la nature. Mais, comme elle eft fort obfcure, & qu'il eft fort aifé de s'en écarter, je n'y marcherai qu'à la lumiere du flambeau de l'obfervation.

& de fucre. Ceci prouve fenfiblement l'influence du regne animal fur la putridité.

De l'ufage des Antifeptiques dans les maladies produites par la putréfaction qui affecte une partie externe.

LXXVIII. J'AI fait obferver quatre degrés dans la putréfaction des fubftances animales, privées de vie (34). J'en diftinguerai pareillement quatre dans celle qui attaque une partie externe d'un animal vivant. Je nommerai le premier degré, difpofition à la pourriture ; le fecond, pourriture commençante ou état putride ; le troifiéme, pourriture avancée ou gangrene ; & le quatriéme, pourriture parfaite au fphacele.

LXXIX. On connoît le premier degré, ou, ce qui eft la même chofe, on doit craindre la putridité dans une partie, lorfqu'une inflammation ou une contufion violente paroît ne fe terminer ni par réfolution, ni par fuppuration ; lorfque le pus d'un ulcere dégénere ; que les chairs deviennent molles, & que la fuppuration diminue, ou eft plus abondante; lorfque le malade eft fcorbutique & que fon fang eft âcre, putride ; lorfqu'il a vécu dans la mifere ; qu'il eft mal propre ; qu'il s'eft nourri de mauvais alimens ; qu'il eft ufé par les débauches; enfin lorfqu'il refpire un air putride.

LXXX. Le fecond degré ou l'état putride fe manifefte, lorfque la douleur, la chaleur, la tenfion, qui accompagnent l'inflammation, diminuent ; que fa couleur change, devient plus foncée, plus brune ; qu'il s'éleve, fur la furface de la partie enflammée, de petites empoules

pleines d'une férofité roufleâtre ; lorfque la fuppuration
d'un ulcere devient fétide ; que le pus eft diffout ; que la
furface des chairs prend une couleur noirâtre , & que les
bords s'enflamment.

LXXXI. Dans le troifiéme degré ou la gangrene ,
les fymptomes défignés ci - deffus fe montrent avec plus
de force. Le froid, la molleffe, l'infenfibilité de la partie
augmentent. La couleur devient livide , noirâtre. L'odeur
fétide fe manifefte. La peau eft couverte de phlictenes , de
cloches remplies d'une férofité rouffe , livide ; ou bien
elle fe durcit , fe raccornit comme dans la gangrene féche:
L'ulcere, qui eft très-fétide , s'étend profondément. Les
bords enflammés fe gangrenent.

LXXXII. Enfin on reconnoît le fphacele, qui eft le
dernier degré de putréfaction, dans un animal vivant , ou
plutôt la mort de la partie : on le reconnoît, dis-je, par
la perte totale de la chaleur, du reffort & du fentiment.
La couleur de la partie eft noire, la fétidité cadavereufe &
infupportable. Dans cet état la putréfaction a ordinairement pénétré jufqu'aux os. La partie elle-même fe détache
& tombe par lambeaux, ou bien elle fe durcit.

LXXXIII. La pourriture peut naître dans une partie
d'un animal vivant, ou parce que des fucs viciés y abor-
dent, ou parce qu'ils s'y corrompent , ou parce que l'un
& l'autre y concourent. Dans le premier cas, la caufe
fera générale ; dans le fecond , elle fera particuliere ou locale ; & dans le troifiéme, elle fera mixte.

Dans la caufe générale , toutes les humeurs font putrides ou infectées par une matiere âcre, particuliere, qui les

corrompt. Il n'eſt pas étonnant que dans les maladies qui en ſont la ſuite, comme le ſcorbut, les fiévres putrides, malignes & peſtilentielles, les fiévres purulentes ou ſanieuſes, occaſionnées par la réſorption du pus des petites véroles confluentes, des ſuppurations internes, des ulceres externes, dans les maladies cancereuſes, vénériennes, ſcrophuleuſes, après l'uſage des poiſons, &c. il n'eſt pas étonnant, dis-je, que dans toutes ces maladies on voie quelquefois ſubitement paroître des pourritures, des gangrenes, ou des dépôts qui en ſont bientôt ſuivis.

Les fluides corrompus & putrides, en abordant dans une partie, y produiſent plutôt la gangrene que dans une autre, ſi elle eſt plus éloignée du centre de la circulation, ſi elle eſt comprimée, engorgée, ulcérée, enfin ſi la circulation y eſt gênée. C'eſt pourquoi les gangrenes ſéches ſe manifeſtent principalement aux orteils du pied ; c'eſt pourquoi l'on voit ſi ſouvent des pourritures à la région de l'os ſacrum ; c'eſt encore pourquoi les tumeurs deviennent quelquefois tout-à-coup gangreneuſes, les ulceres putrides, &c.

Dans la cauſe particuliere, la maſſe totale des fluides n'eſt pas corrompue, & la putridité de la partie dépend uniquement de ce que les liqueurs y circulent difficilement, ou y croupiſſent. Enfin le vice peut être général & local en même tems ; & cette cauſe, que j'ai appellée mixte, peut, à bien plus forte raiſon, produire tous les maux dont j'ai fait mention.

Toutes ces cauſes ne font cependant que diſpoſer à la putridité. La cauſe immédiate du mouvement inteſtin de putréfaction, dans une partie d'un animal vi-

vant, eſt toujours la perte de l'air fixé , favoriſée par l'action de l'air extérieur. Tant que la circulation ſubſiſte dans
l'ordre naturel , que les ſolides ont leur reſſort, leur action,
les fluides leurs qualités convenables , & que la peau n'eſt
point altérée , la nature les défend des impreſſions de l'air
extérieur, & s'oppoſe au trop grand développement , &
conſéquemment à la perte de l'air fixé que pourroient faire
les ſubſtances animales.

Mais, ſi des fluides ſéjournent long-tems hors des voies
de la circulation, & qu'ils ne puiſſent pas y rentrer, comme dans les contuſions conſidérables , dans quelques
œdemes, dans les abcès qu'on tarde trop à ouvrir, il s'excite à la longue un mouvement inteſtin de putréfaction,
la peau s'altere , l'air fixé ſe diſſipe; & , ſi le tiſſu de la
peau vient alors à être totalement détruit , ſi les matieres ,
qui ont ſéjourné long-tems , ſe font jour d'elles-mêmes ,
ou que l'art en procure l'expulſion , la pourriture ſe manifeſte bien plus vîte, & fait des progrès rapides, l'air extérieur exerce tout ſon pouvoir, & l'air fixé ſe diſſipe en
très-grande quantité.

La même choſe arrive, ſi les ſolides ſont trop & trop
long-tems diſtendus à cauſe des obſtacles qui s'oppoſent à
la liberté de la circulation, & des efforts que fait la nature
pour les enlever. C'eſt ce qui s'obſerve dans les inflammations violentes , qui ſont occaſionnées par quelques irrita-
tions, par quelque obſtruction, par quelque compreſſion
conſtante, par une fracture ou une luxation, &c. Alors
ces ſolides perdent leur reſſort. Leur adhérence mutuelle
eſt diminuée. Le ſéjour, la chaleur de l'inflammation ex-

cite dans les fluides un mouvement inteſtin, qui, contenu dans de juſtes bornes, auroit produit la ſuppuration, mais qui, pouſſé trop loin, cauſe la putréfaction.

La perte du reſſort des ſolides occaſionne encore la putridité, lorſqu'une ſéroſité trop âcre, trop abondante, pénétre leur tiſſu, & diminue les points de contact des fibrilles & de leurs élémens, lorſque des ſucs nourriciers ne reparent point leurs pertes, ou que la foibleſſe de la circulation favoriſe leur inertie.

Dans tous ces cas, les liqueurs ſéjournent & ſe corrompent. C'eſt ainſi que la pourriture & la gangrene ſe manifeſtent quelquefois dans l'hydropiſie, dans l'anaſarque, dans les œdemes des vieillards & chez les gens épuiſés, exténués par les longues maladies, par les débauches, ou par la diſette ou la mauvaiſe qualité des alimens, enfin dans les anciennes paralyſies.

L'application des huileux ſur la peau, ſur-tout s'il y a inflammation; celle des âcres emplaſtiques qui ſuppriment la tranſpiration, celle des aſtringens & des répercuſſifs violens ſur une partie enflammée, produiſent encore la putridité, en augmentant la chaleur & l'inflammation.

Si une partie a été expoſée à un froid exceſſif, la putridité ne tarde pas à ſe manifeſter, ſur-tout ſi on la préſente bruſquement à un feu vif. Le froid avoit coagulé les humeurs, rallenti & même arrêté la circulation. L'air fixé s'étoit développé. Les ſolides étoient diſtendus. La chaleur y a excité un mouvement inteſtin qui a décidé la putridité. Le ſeul moyen de parer à un ſemblable accident, eſt de frotter la partie gelée avec de la glace ou de la neige, de

ne

ne la faire paffer qu'infenfiblement à un air plus doux. Par cette précaution, l'air fixé eft de nouveau abforbé par les humeurs, les principes ne font point défunis, & les vaiffeaux reprennent leur action.

Enfin, fi la peau a été divifée, enlevée, détruite, comme dans une plaie, une brûlure, un ulcere : les vaiffeaux délicats altérés, les liqueurs extravafées étant à découvert, l'air extérieur agira fur ces fubftances ; l'air fixé s'en dégagera, & fa diffipation produira dans cette partie la pourriture, fur-tout fi cet air extérieur eft putride (1). Alors, en effet, fon peu d'élafticité s'oppofera moins au développement & à la diffipation de l'air fixé. Les molécules putrides, dont il eft chargé, infecteront & corrompront les liqueurs.

LXXXIV. Les différens fymptomes, qu'on obferve dans les quatre degrés de putridité, (79. 80. 81. 82.) doivent néceffairement faire varier les indications & les remedes ; bien plus, dans le même degré, les fecours ne doivent pas quelquefois être les mêmes : ainfi, dans la difpofition à la putridité, on mettra fouvent en ufage des moyens bien différens les uns des autres, afin de la prévenir. Si la partie eft enflammée, on fe fervira des aqueux, des émolliens, &c. Si du fang ou quelques autres liqueurs fe trouvent extravafées, & qu'elles ne puiffent pas rentrer dans les voies de la circulation, on en procurera l'iffue, le plutôt qu'il fera poffible. Si la férofité eft épanchée dans le tiffu cellu-

______

(1) Perfonne n'ignore combien de bleffés périffent des fuites funeftes des pourritures que l'air putride des Hôpitaux occafionne : pourritures qui fe bornent prefqu'auffi-tôt que le malade refpire un air plus pur.

E

laire, fi le reffort des folides eft affoibli, fi la circulation languit, on employera les ftimulans, les toniques. On fera ufage des répercuffifs, fi la partie eft contufe. On recourera aux vulnéraires, aux balfamiques, aux digeftifs, fi elle eft bleffée ou ulcérée.

Dans tous ces cas, il eft quelquefois utile & néceffaire d'employer les faignées, les purgatifs, les diaphorétiques, les diurétiques, les cordiaux & même les antifeptiques fébrifuges. Il n'eft pas moins néceffaire de donner au malade de bons alimens que l'on tirera principalement des antifeptiques diététiques, de le tenir proprement, & de le faire changer fouvent de linge; & il eft de la plus grande importance de mettre en ufage tous les moyens poffibles de purifier l'air, foit en diminuant, foit en chaffant, foit en corrigeant les exhalaifons putrides.

Pour diminuer la quantité des exhalaifons, il faut remplir peu les chambres & les falles des hôpitaux; en éloigner, avec le plus grand foin, tout ce qui peut infecter, & veiller à la plus grande propreté. C'eft en renouvellant l'air, qu'on chaffera les exhalaifons pernicieufes. Pour y réuffir, on s'attachera à procurer une iffue à l'air intérieur, & à donner entrée à l'extérieur. Les dômes, l'ouverture des plafonds jufqu'à l'étage fupérieur, le feu dans les cheminées, & non dans les poëles, la machine de Sutton, les ventilateurs de Halles, &c. rempliront le premier objet : &, pour le fecond, on ouvrira les portes & les fenêtres; &, fi celles-ci font trop élevées, comme dans la plûpart des hôpitaux, on pratiquera de petits tuyaux au bas des falles, qui perceront le mur, & qui viendront aboutir entre chaque lit, ou au-deffous. On ouvrira ou bouchera ces espéces de ventoufes, felon l'exigence des cas ; enfin on corrigera les exhalaifons putrides, en faifant plufieurs fois par jour bouillir du vinaigre, brûler des aromates, & fur-tout enflammer du nitre fur des charbons ardens (30. 55.)

LXXXV. Dans le fecond degré (80.), l'air fixé a commencé à fe diffiper ; il s'eft déjà excité un mouvement inteftin de putréfaction dans les fluides ; ceux-ci, étant corrompus, ont affoibli le tiffu, le reffort des folides, & altéré leur cohéfion. Pour y remédier, il faut rendre l'air fixé, &, pour produire cet effet, recourir aux antifeptiques externes proprement dits. Ces remedes font tous tirés des fubftances réfineufes ou gommo-réfineufes, qui, comme je l'ai déjà dit, contiennent beaucoup d'air fixé, fermentent très-long-tems, lorfqu'elles font mêlées avec des fubftances animales putrides, & par cette raifon conviennent dans tous les cas où l'on obferve un état putride dans une partie externe, quelle qu'en foit la caufe. Auffi l'obfervation journaliere apprend-elle que dans ces circonftances on fe fert avec fuccès des décoctions ou infufions d'ariftoloche, d'Iris de Florence, de zédoaire, d'alliaire, de fcordium, d'abrotanum, d'abfynthe, de menthe, de camomille, &c. avec lefquelles on fomente la partie malade ; que l'efprit de vin camphré, les teintures de myrrhe & d'aloës, &c. mêlées avec les infufions & les décoctions appropriées, font encore très-efficaces, employées en fomentations ; mais que rien n'égale la vertu antifeptique de la décoction de quinquina. De fimples fomentations feroient cependant infuffifantes, dans les ulceres putrides ; il faut les couvrir de plumaceaux chargés d'onguent de ftirax, & trempés

dans quelques-unes des liqueurs ou des décoctions défi-
gnées ci - deffus , & fur - tout dans la décoction de quinquina. On retireroit encore probablement beaucoup d'a-
vantages de l'expofition de la partie malade à la fumée de
quelques parfums , à la vapeur qui s'éleve d'une liqueur en
fermentation , d'un mêlange effervefcent , ou d'un nitre
qui détonne ; mais il convient toujours d'employer en
même tems les antifeptiques internes proprement dits ,
fur-tout fi l'état putride vient de caufe interne. Il eft auffi
fouvent utile, dans les putridités externes, de fe fervir des
vomitifs & des purgatifs , lorfque des fignes en indiquent
le befoin , lorfque les malades refpirent un mauvais air ,
& principalement s'ils y mangent beaucoup. Alors , en
effet , ils avalent une grande quantité de miafmes putrides
qui corrompent les fucs & les matieres contenues dans les
premieres voies. Ces matieres & ces fucs corrompus , en
paffant dans le fang , contribuent à produire ou du moins à
entretenir les pourritures. Auffi l'obfervation a-t-elle appris
qu'elles fe bornent quelquefois , & fe détachent bientôt ,
après l'ufage de ces feuls remedes. Enfin , quand la putridité a pour caufe éloignée quelque âcre particulier , il faut
attaquer le vice interne des humeurs par les remedes appropriés & fpécifiques. (83.)

LXXXVI. Les antifeptiques ne font pas toujours
affez puiffans pour rétablir, dans un état fain , une partie
abfolument putride. Ils corrigent la putridité; ils en arrêtent
les progrès ; & , rendant peu-à-peu aux vaiffeaux leur
force & leur mouvement ofcillatoire, aux humeurs leur
confiftance , ils font naître , autour de la partie putride ,
une inflammation fuivie d'une fuppuration , à l'aide de la-

quelle tout ce qui ne peut pas être rétabli dans un état sain, est séparé & détruit. C'est ce qu'on observe journellement dans les états gangreneux.

LXXXVII. Une attention bien importante à avoir dans l'usage des antiseptiques, c'est de ne les employer qu'alors que les signes (80) ont annoncé que les fluides deviennent putrides, & que les solides perdent leur ressort. Si l'on se servoit plutôt des antiseptiques, on causeroit ce que l'on voudroit prévenir ; on produiroit une plus grande roideur dans des fibres déjà trop tendues, un épaississement & une glutinosité plus considérable dans les humeurs ; on augmenteroit l'inflammation ; on la rendroit irrésoluble & même incapable de se terminer par suppuration. Les antiseptiques, dit Macbride, donnent beaucoup d'air & point d'eau ; ils sont presque tous astringens, surtout le quinquina ; ils ne peuvent donc qu'être très - nuisibles dans les dispositions inflammatoires & les inflammations locales, lorsqu'elles ne tendent point à la gangrene. Ce que je viens de dire des inflammations doit aussi s'appliquer aux plaies & aux ulceres. Employer les antiseptiques, lorsqu'ils sont en bon état, ce seroit y attirer l'inflammation, & peut-être y produire la pourriture. On ne doit s'en servir que lorsque la chaleur, la mollesse des chairs, la dissolution, la mauvaise qualité & la fétidité du pus indiquent un état putride dans les liqueurs, un défaut d'action dans les fibres.

LXXXVIII. Dans le troisiéme degré (81), dans la gangrene, soit séche, soit humide, les solides ont perdu leur force, leur cohésion, leur mouvement ; les fluides sont diffous, desséchés, extravasés, corrompus ; enfin l'organiſation eſt totalement détruite. Il eſt impoſſible de rappeller à la vie une partie altérée à ce point. L'unique moyen, qui reſte à la nature, eſt d'empêcher que l'altération & la putridité ne ſe communiquent aux parties ſaines, & exciter une inflammation autour de la partie morte, pour ſéparer & faire tomber ce qui eſt mort par le moyen de la ſuppuration. L'art, pour ſeconder les vues de la nature, & décider une inflammation ſalutaire, doit mettre en uſage des médicamens fort irritans, comme le ſel armoniaque, l'eau phagédenique, les cendres clavelées, l'onguent ægyptiac, la pierre à cautere & les autres eſcarrotiques. On joint à l'uſage de ces remedes celui de quelques liqueurs convenables, par exemple, des décoctions des antiſeptiques proprement dits, dont on fomente la partie. M. Camutti, célebre Médecin de Parme, m'a rapporté qu'il avoit vu un Chirurgien appprocher avec ſuccès le cautere actuel de la partie malade, & même la toucher légerement (1). Mais, ſi la gangrene pénétre profondément, on fait des ſcarifications juſqu'au vif. Les ſcarifications ont deux avantages ; elles procurent une iſſue aux fluides putrides ; & elles donnent lieu aux médicamens de pénétrer & de ſe faire ſentir. On emploie les mêmes moyens dans l'ulcere gangreneux, lorſque la pourriture s'étend toujours, ſoit en profondeur, ſoit en ſurface, &

---

(1) Les anciens employoient très-ſouvent le cautere actuel dans les différentes eſpéces de gangrene, ſur-tout lorſqu'elle avoit ſon ſiége dans des parties humides & graiſſeuſes. Ce moyen eſt rarement mis en uſage aujourd'hui, quoiqu'il préſente, dans bien des cas de cette nature, un ſecours très-efficace. *Voyez* Queſnai, Traité de la Gangrene.

que les bords enflammés se gangrenent. Il convient encore de donner en même tems les antiseptiques internes ; les cordiaux, &c.

LXXXIX. Dans le sphacele, les antiseptiques, les escarrotiques, le cautere actuel, les scarifications sont le plus souvent des secours insuffisans. On est forcé d'avoir recours à l'extirpation de ce qui est sphacelé, ou à l'amputation du membre ; & il semble que ce soit le vœu de la nature réduite à cette cruelle & déplorable extrêmité.

SECONDE SECTION.

De l'usage des Antiseptiques dans les maladies produites par la pourriture qui a son siége dans les premieres voies.

LXXXX. LORSQUE des matieres putrides sont contenues dans les premieres voies, elles s'y font bientôt connoître, & les différens degrés de putridité, dont elles sont susceptibles, se manifestent par différens signes qui indiquent ou une disposition à la pourriture, ou une pourriture commençante, ou une pourriture plus avancée, ou une putréfaction parfaite.

LXXXXI. Le premier degré, ou la disposition à la putridité, s'annonce par un léger dégoût, sur-tout pour la viande : l'appétit diminue ; la langue devient blanche ; la bouche est pâteuse, & principalement le matin. On trouve le vin mauvais ; on desire des boissons froides, aqueuses, acides. Les rapports, qui viennent à la bouche, sont quelquefois un peu aigres, le plus souvent nidoreux ou infipides. On fe fent quelques naufées & des maux d'eftomac.

LXXXXII. Le fecond degré, ou la pourriture commençante, fe manifefte par un dégoût plus confidérable, pat la perte totale de l'appétit. La langue eft jaunâtre, la bouche mauvaife & amere. On a une horreur pour le bouillon, pour la viande, & pour tout ce qui n'eft pas aqueux ou acide. On eft altéré, on defire de boire froid. Les rapports font amers, nidoreux. On a des naufées, des vomiffemens de matiere putride, bilieufe, des douleurs de colique, & des diarrhées bilieufes, putrides.

LXXXXIII. Dans le troifiéme degré, ou la pourriture avancée, tous les fymptomes du deuxiéme augmentent : le malade eft altéré, fe plaint de chaleur d'entrailles ; il defire les boiffons aqueufes, acidules. La feule odeur du bouillon lui répugne. La langue, les dents & les autres parties de la bouche font couvertes d'une croûte féche, jaunâtre, noirâtre. Le bas-ventre fe fouleve, fe météorife, s'enflamme. Les évacuations par les felles font jaunes, noirâtres, féreufes, peu copieufes, très-fétides.

LXXXXIV. Enfin, dans le quatriéme & dernier degré, le malade eft accablé, affaiffé ; il n'eft pas à lui-même ; il ne defire rien. La langue eft féche, noire, quelquefois d'un rouge, brun, livide. Le ventre eft foulevé, tendu, mais fans douleur, fans inflammation. Les matieres, que le malade rend par les felles, fans s'en appercevoir, font d'une fétidité cadavereufe.

LXXXXV. Pour rendre raifon des phénomenes qu'offrent ces différens degrés de putridité, il n'eft pas hors de propos de confidérer un moment ce qui fe paffe lors de la digeftion. Cette fonction ne peut s'opérer que par un procédé fermentatif, c'eft-à-dire, par un mouvement inteftin qui s'excite entre les parties infenfibles des alimens mêlés avec les fucs digeftifs : mouvement duquel il réfulte une liqueur douce, homogene, blanche, que l'on appelle chyle. La chaleur du lieu, les reftes du dernier repas, les liqueurs digeftives, le mouvement périftaltique, celui du diaphragme & des mufcles du bas-ventre, & les battemens des gros vaiffeaux voifins favorifent le mouvement inteftin ; mais il doit être contenu dans de juftes bornes : car, s'il eft continué trop long-tems, il paffera à une fermentarion acide, & de-là, fi rien ne s'y oppofe, à une fermentation putride. Les caufes, capables de produire ces effets, font 1°. le trop long féjour que font les matieres alimentaires dans les premieres voies, comme dans les valétudinaires, dans ceux qui ont un tempérament délicat ou ufé par les débauches ; dans ceux qui font dans l'habitude de troubler la digeftion par le travail, la contention d'efprit ; dans ceux qui menent une vie fédentaire, & dans ceux qui mangent trop, &c. 2°. la mauvaife qualité des alimens qui contiennent peu d'air fixé, & qui par conféquent n'en fourniffent pas affez pour arrêter les progrès de la fermentation : tels font les alimens tirés des végétaux gâtés, des animaux, fur-tout des carnivores, &c. 3°. la dépravation putride des fucs digeftifs, qui deviennent alors un puiffant ferment putréfactif, dépravation qui peut être occafionnée ou par un air putride (1), ou par

---

(1) L'air putride, fe mêlant avec la falive dans la bouche, la

le défaut d'alimens, ou par leurs mauvaifes qualités, ou par la corruption de la maffe du fang, d'où il ne peut fe féparer que des humeurs corrompues.

LXXXXVI. Tout ce qui eft putride ou proche de la putridité eft incompatible avec l'état fain des parties d'un animal vivant. Il n'eft donc pas étonnant que, dans les occafions où de mauvaifes digeftions on tamaffé des matieres putrides dans l'eftomac, la nature faffe tous fes efforts pour les corriger, les détruire & les chaffer ; qu'elle excite des naufées, des vomiffemens, des diarrhées ; qu'elle donne du dégoût pour les alimens tirés des animaux, & un appétit pour les végétaux, pour les boiffons froides, acides, & quelquefois ameres. C'eft ainfi que les différens degrés de putridité forment, s'il eft permis de fe fervir de cette expreffion, le langage de la nature : langage qui ne peut être inintelligible pour un Médecin accoutumé à fe rendre attentif à la voix de cet Agent bienfaifant, & qui indique la route que l'on doit tenir, les vues que l'on doit avoir, & les moyens que l'on doit employer. Aidé des lumieres que

---

corrompt, &, étant avalé avec elle, corrompt enfuite les fucs gaftriques. Il eft donc très-important de ne pas avaler fa falive, ou le moins qu'il eft poffible, lorfque l'on eft dans des lieux fétides, putrides. La nature elle-même nous y invite ; & par un mouvement involontaire, on crache, lorfqu'on fent quelques mauvaifes odeurs. Il n'eft pas moins néceffaire d'y peu manger, afin de moins avaler de matieres infectées. L'obfervation journaliere apprend que les malades, qui dans les hôpitaux mangent peu, font plutôt guéris, & ne font pas fujets aux accidens qu'éprouvent ceux qui mangent beaucoup. Nonobftant toutes les précautions que l'on peut prendre, on eft obligé dans ces maifons de faire vomir & purger plus fouvent les malades, que l'on ne le feroit ailleurs, lorfqu'ils y ont féjourné quelque tems, & même fans autre maladie qu'une plaie fimple ; ils ont fréquemment des naufées, fur-tout s'ils ont trop mangé.

fournit l'obfervation , je crois pouvoir réduire aux trois fuivantes les indications que l'on a à remplir dans ces cir_conftances : 1°. empêcher que la quantité des matieres putrides n'augmente dans les premieres voies, ou que leur putridité ne faffe des progrès ; 2°. évacuer ces matie_res ; 3°. réparer le mal qu'elles ont caufé, & rétablir les parties & les fonctions dans l'état fain. On fatisfera à la premiere indication , par la diéte ou une prudente adminiftration des antifeptiques diététiques ; à la feconde, par les évacuans ; & à la troifiéme , par les antifeptiques pharmaceutiques. Chacune de ces indications a fon tems que l'on ne doit ni devancer, ni retarder, & fes limites que l'on ne doit point franchir. L'un & l'autre ont été prefcrits par la nature. C'eft en fuivant ces préceptes , que l'on pourra remédier aux quatre degrés de putridité qui ont leur fiége dans les premieres voies.

LXXXXVII. Dans le premier degré (91) *l'appétit diminue.* On doit donc diminuer la quantité des alimens. Sans cette précaution, quel défordre ne produiroit-on pas ! puifque l'eftomac eft rempli de matieres putrefcentes qu'ils augmenteroient néceffairement.

On a du dégoût pour la viande & les alimens tirés des animaux : on doit donc s'en abftenir, & ufer de végétaux frais qui contiennent beaucoup plus d'air fixé , & font moins enclins à la putréfaction. Il fuffira, pour prévenir les flatuofités qu'ils produifent dans les tempéramens foibles ou affoiblis, & pour en aider la digeftion , de les affocier à des aromates , & de prefcrire un exercice convenable.

On defire des boiffons froides , aqueufes. Le froid arrête les progrès de la putréfaction ; il fortifie les folides , tandis que les boiffons chaudes, les bouillons produifent un effet contraire. On doit donc profcrire l'ufage des boiffons chaudes, & confeiller au malade de boire de l'eau pure, froide , fucrée, une limonade légere, &c.

Le dégoût que l'on a du vin doit engager à le défendre , ainfi que toutes les liqueurs fpiritueufes. Elles font peu propres à corriger ou à fufpendre la tendance à la putréfaction ; d'ailleurs elles peuvent arrêter les évacuations que la nature produit, & qui font très-avantageufes.

Si l'on a des renvois, c'eft que l'air fe dégage des fubftances qui fe putréfient ; & il n'eft pas étonnant que, lorfque l'eftomac eft rempli de femblables matieres , l'air, qui s'en dégage, reprenne fon élafticité , & fe faffe jour par la bouche qui eft la voie la plus courte. Il emporte avec lui quelques particules de ces matieres qui, par leur goût, indiquent leurs qualités & ce qu'on doit leur oppofer. Ainfi on donnera des abforbans unis aux aromatiques, des acides, des amers , fuivant que ces renvois feront aigres, nidoreux ou infipides.

Si l'on reffent des maux d'eftomac , & fi l'on a des envies de vomir, c'eft que , l'odeur putride feule faifant foulever l'eftomac, les matieres putrefcentes doivent, à bien plus forte raifon, le fatiguer & exciter des naufées. La nature d'ailleurs fait tous fes efforts pour chaffer ce qui eft nuifible , & qui le deviendroit encore davantage par fon féjour ; & il convient de l'aider. Des boiffons copieufes fuffifent fouvent, dans le commencement de cet état , pour faciliter le vomiffement & débarraffer l'eftomac. On fe fert ordinairement de l'eau tiéde. Je ne fçais fi l'eau froide ne conviendroit pas mieux. Je m'en suis quelquefois servi avec succès.

LXXXXVIII.   Les secours, dont nous venons de parler, sont ordinairement suffisans pour remédier à la disposition à la putridité, sur-tout si l'on y joint le bon usage des autres six choses non naturelles. En général un exercice modéré, un air pur, quelques vomissemens procurés par l'eau, sont tout ce que l'art doit prescrire dans ces circonstances; & la sage nature rétablit ensuite peu à peu l'ordre naturel.

LXXXXIX.   La pourriture, qui ne faisoit que menacer dans le premier, commence à se manifester dans le second (92). Les matieres putrescentes ne se bornent pas à l'estomac; elles occupent tout le canal intestinal. La nature, pour les évacuer, excite des nausées, des vomissemens, des diarrhées. Il est rare que dans cet état elle se suffise à elle même; elle a besoin des secours de l'art, mais ces secours doivent toujours être dirigés par elle. C'est ici qu'il faut avoir recours, non-seulement à des antiseptiques internes improprement dits, mais encore à ceux que j'appelle proprement dits.

Le dégoût est considérable, & l'estomac hors d'état de digérer des alimens solides : on ne doit donc en prescrire que sous forme fluide.

L'horreur que l'on a pour le bouillon, pour la viande, & pour tout ce qui n'est pas aqueux ou acide, devroit déterminer le choix des alimens que l'on donne aux malades, & faire pencher en faveur des antiseptiques diététiques. Tels étoient ceux que les anciens Médecins prescrivoient dans les maladies aiguës putrides (1); leur attention à écouter la voix de la nature leur en avoit fait une loi. Pouvons-nous interpréter différemment son langage, & nourrir nos malades avec des bouillons? Le préjugé, qui nous y force malgré nous, subsistera-t-il toujours ? Les nausées, les vomissemens de matieres putrides & bilieuses annoncent que la bile est corrompue. Dès-lors les boissons copieuses d'eau ne suffisent pas pour procurer l'évacuation de cette matiere. Les boissons abondantes seroient même nuisibles ; elles fatigueroient inutilement, affoibliroient l'estomac. Il faut avoir recours aux émétiques. On choisit ordinairement ceux dont l'effet est prompt & sûr : tels sont les antimoniaux. Mais il est des circonstances où l'on doit donner la préférence à l'ipécacuana, à raison de sa qualité gommo-résineuse qui le rend un puissant antiseptique. C'est peut-être à raison de cette qualité qu'il est si spécifique dans la dysenterie, où les évacuations sont très-septiques. Cependant la vertu astringente de cette précieuse racine doit rendre très-circonspect sur son usage ; elle deviendroit très-nuisible dans les fiévres putrides, lorsque les matieres sont abondantes, lorsque les évacuations par le bas sont peu copieuses, lorsque les solides sont irrités, & que les pre-

---

(1) Ils prenoient de l'orge entier qu'ils faisoient bouillir & sécher; ils en séparoient l'écorce, & le résidu étoit appelé la farine d'orge : on en faisoit bouillir une partie sur quinze à seize d'eau pour la ptisane qui constituoit la diéte légere. Dans la diéte exacte ils couloient cette décoction, & cela formoit la crême ou le suc de la ptisane. Enfin, dans la diéte très-exacte, ils ne donnoient que l'eau miellée, préparée avec une partie de miel sur huit d'eau : lorsque la chaleur & les signes de pourriture étoient considérables, on ajou-toit à cette eau miellée un peu de vinaigre.

mieres voies font dans une difpofition inflammatoire. En refferrant les vaiffeaux excrétoires, l'ipécacuana pourroit fufpendre, fupprimer des évacuations falutaires; il pourroit, en irritant, augmenter la difpofition à l'inflammation, tandis que, fi les folides font relâchés, fi les matieres ont acquis un degré de putridité confidérable, fi les évacutions font fort abondantes, il devient de la plus grande efficacité, parce qu'il fortifie les folides, parce qu'il corrige les matieres putrides en même tems qu'il les évacue, & parce qu'il modére les évacuations.

Les borborigmes, les diarrhées bilieufes, putrides, font une fuite de la putridité des matieres contenues dans les premieres voies, & annoncent les efforts que fait la nature pour évacuer ces matieres. Ainfi, quand on les obferve, l'art, pour fuivre les vues de la nature, doit recourir aux purgatifs; mais il doit n'en employer que de doux, afin de ne pas produire d'irritation; il doit donner la préférence aux végétaux, fur-tout à ceux qui font les plus antifeptiques, foit par leur qualité gommo-réfineufe, comme la rhubarbe, les follicules, les feuilles de féné, &c. foit par la qualité fermentefcible de leur corps muqueux ou fucré : tels font la caffe, la manne, les tamarins, quelques firops, &c. Ceux-ci, affociés avec les précédens, diminuent & empêchent l'irritation qu'ils pourroient occafionner. On joint avec fuccès à ces médicamens des fels neutres, & fur-tout le nitre & la crême de tartre, lorfqu'il y a beaucoup de chaleur. Il eft aifé de voir que les purgatifs bien adminiftrés peuvent non-feulement évacuer les matieres putrides, mais encore les corriger.

C. Lorsque les matieres putrides ont été suffisamment évacuées, & que les fonctions digestives ne se rétablissent point, on doit employer les antiseptiques pharmaceutiques fébrifuges. On connoît que les matieres putrides ont été suffisamment évacuées, 1°. lorsque la maladie a duré un certain tems proportionné à la gravité des accidens. La nature ne guérit les maladies que lorsque la coction de la matiere morbifique est faite ; & il faut pour cette coction un tems quelquefois assez long ; 2°. lorsque les évacuations ont répondu, par leur quantité & leurs qualités, à la multitude & à la violence des symptomes : *Nil paucum criticum* ; 3°. enfin, lorsque les signes de la pourriture, dans les premieres voies, ont diminué ou cessé, pour la plus grande partie.

On connoît que les fonctions digestives ne se rétablissent point, lorsque, malgré la disparition d'un grand nombre de symptomes, ou malgré leur diminution notable, le dégoût subsiste, l'appétit ne revient point ; qu'on a de la répugnance pour certains alimens, sur-tout pour ceux qui sont tirés des animaux, & qu'on trouve le vin mauvais. Il est alors évident que les fonctions digestives ne se rétablissent point, L'imperfection de ces fonctions est encore démontrée par les pesanteurs, les maux d'estomac & les renvois que l'on éprouve ; par les flatuosités, les coliques, les diarrhées séreuses auxquelles les malades sont sujets. Les antiseptiques fébrifuges dans tous ces cas font des prodiges ; il donnent aux solides leur ton, & aux sucs digestifs leur qualité naturelle : ceux qu'on emploie le plus fréquemment, sous ce point de vue, font la menthe, la petite centaurée, la camomille, l'absynthe, les coings, les écorces de citrons & d'oranges d'oranges, l'aunée, l'angélique, les baies de genievre, la myrrhe, le cachou, la cafcarille, le quinquina, &c.

Quoique ces médicamens, & fur-tout le kina, en fortifiant les organes des premieres voies, produifent affez fouvent des évacuations, il eft bon de les affocier avec quelques purgatifs, comme la rhubarbe, l'aloës, &c. Par le moyen de ces évacuations, tout ce qui eft refté de putride dans les premieres voies, ou ce qui peut y être nouvellement dépofé, ainfi que le réfidu des premieres digeftions qui font toujours mauvaifes, font expulfés, & l'on prévient les rechutes.

CI. Si l'on employoit les antifeptiques fébrifuges dans le commencement d'une maladie, avant d'avoir procuré l'évacuation des matieres putrides, on prendroit une autre route que celle que la nature indique, on s'égareroit bientôt, & l'on cauferoit des maux qu'il feroit très-difficile de réparer. Il eût certainement bien mieux valu abandonner la nature à elle-même, puifqu'elle auroit alors à combattre & les remedes & les maladies. En réfléchiffant un peu fur l'action & l'effet de ces médicamens, on fentira aifément la vérité de ce que j'avance. En effet, ces remedes ne rétabliffent pas parfaitement, c'eft-à-dire, ne ramenent pas à un état fain les matieres putrides contenues dans un animal vivant, où tant de caufes de putréfaction exiftent continuellement, & qui doivent être néceffairement évacuées; mais ils empêchent qu'elles fe régénerent. Ils corrigent la putridité qu'elles ont communiquée à nos liqueurs, réparent les défordres qu'elles ont produits dans nos folides; & jamais leur effet n'eft plus certain & plus falutaire que lorfque par eux-mêmes, ou par leur union avec des

purgatifs, ils produifent quelques évacuations qui entraî-
nent ce qui ne peut pas être corrigé.

Mais, pour que les antifeptiques puiffent occafionner
quelques évacuations, il faut que le fyftême des folides foit
relâché ; que les matieres à évacuer aient acquis une fluidité convenable. Or ce relâchement, cette fluidité n'exiftent que fur la fin des maladies. Ces médicamens étant
aftringens, ils ne peuvent que donner du ton à des folides
déjà trop tendus, & refferrer les orifices des vaiffeaux excrétoires. De plus, ne donnant point d'eau (87), ils ne
peuvent point délayer les matieres, & les difpofer à être
évacuées. Les antifeptiques, placés dans le commencement
des maladies, ne pourroient donc que fupprimer les évacuations que la nature produit, loin de les fa orifer ; ils ne
pourroient qu'occafionner des obftructions, des inflammations dans le bas-ventre, & tous les maux qui en font la
fuite. L'obfervation n'a démontré que trop fouvent ces
pernicieux effets des antifeptiques employés trop tôt.

CII. Dans le troifiéme degré (93) ou la putridité
avancée, les effets fe manifeftent avec plus de force & de
malignité ; l'acrimonie des matieres putrides irrite les folides ; le mouvement inteftin de putréfaction les attaque ; les
orifices des vaiffeaux excrétoires font refferrés, defféchés ;
nos liqueurs font très-corrompues ; il ne fe fait point d'é-
vacuation ; ou, s'il s'en fait, les différens organes excréteurs ne fourniffent que des matieres crûes, des férofités
jaunâtres ou noirâtres. L'air fixé, qui fe dégage des matieres putrides, reprend fon élafticité, diftend le canal inteftinal qui a beaucoup perdu de fon refort & de fon action.
Le bas - ventre fe fouleve. La nature, troublée du dan-

ger qui la menace, fait fouvent d'inutiles & pernicieux efforts; elle dirige toutes fes forces du côté où eft l'ennemi ,
vers les vifceres de l'abdomen ; elle y produit ou augmente
les embarras , les engorgemens des vaiffeaux : de-là naif-
fent les difpofitions inflammatoires qui , contenues dans de
juftes bornes , font falutaires , parce qu'elles contribuent à
détacher ou féparer l'efpéce de croûte qui s'étend fur la'
furface interne de l'eftomac & des inteftins (93) , à expulfer tout ce qui eft putride ou altéré par la putréfaction (1).
Cette opération de la nature eft peut-être à peu près la
même que celle qui fépare une efcarre gangreneufe dans
une partie externe. Il eft vrai qu'il n'y a pas , comme dans
ce dernier cas , une fuppuration évidente , mais il y a toujours une coction qui n'en eft peut-être pas bien éloignée.
Si la difpofition inflammatoire ou l'inflammation eft pouffée
trop loin , elle augmente la putréfaction , & elle peut fe
terminer par la gangrene & la mort. Mais il eft poffible de
prévenir quelquefois ces malheurs.

C I I I.   En réfléchiffant fur ce que je viens de dire
(102) , on verra bientôt la route que le Médecin doit tenir ;
on verra qu'i. doit fuivre , pour ainfi dire , pas à pas la nature , & feulement modé er fa marche ; on verra qu'il doit

---

(1) La fuperficie defféchée de la langue & de tout l'intérieur de
la bouche , où la croûte féche de différentes couleurs qu'on y obferve , ne feroit-elle point un effet de la putréfaction ? L'analogie
fembleroit appuyer cette conjecture. Un morceau de viande , qui fe
putréfie à l'air libre , fe defféche dans le commencement , & fa furface prend différentes couleurs , différentes formes , qui approchent
de celle de la croûte qu'on voit dans la bouche , & qui exifte probablement , à peu près de même , dans toute l'étendue des premieres
voies qui , comme on fait , font expofées à l'air libre.

travailler à corriger la putridité, & à adoucir l'acrimonie des matieres putrides, à prévenir ou empêcher les progrès de l'inflammation du bas-ventre, à faciliter la coction & la féparation de ce qui eft altéré par la putridité, à en aider l'évacuation, enfin à rétablir les fonctions dans l'ordre naturel.

Il ne corrigera la putridité qu'en profcrivant l'ufage des bouillons; qu'en fe fervant, pour la nourriture & la boiffon du malade, des antifeptiques diététiques; qu'en ajoutant aux boiffons (1) quelqu'acide léger, & en faifant avaler, pendant l'effervefcence, à petite dofe & fréquemment, le mêlange de Riviere, c'eft-à-dire, du jus de citron avec le fel d'abfynthe.

Pour combattre l'acrimonie des matieres, il aura recours aux femences froides, aux dofes répétées d'huile d'amandes douces, à l'eau de poulet nitrée, & au petit-lait joint avec quelque firop.

Pour prévenir l'inflammation ou la calmer, il fera boire le malade fouvent & en petite quantité chaque fois, de peur de trop relâcher ou trop diftendre l'eftomac; il fera faire des fomentations tiédes fur le bas-ventre avec des décoctions de plantes émollientes, & les fera réitérer fuivant le befoin. Aux fomentations fuccéderont des cataplames, des embrocations avec les huiles d'olives ou d'amandes douces, l'application des flanelles imbibées de ces huiles, & celle de l'épiploon de mouton dont on fe fert im-

---

(1) Les boiffons doivent être tiédes, afin de ne pas augmenter l'inflammation, ou retarder les évacuations : ce que les boiffons froides produiroient peut-être, en refferrant les fibres.

médiatement après l'avoir tiré du corps de l'animal. Une attention très-importante à avoir dans l'usage de ce dernier remede, est de ne pas le laisser long-tems; il se corrompt ordinairement bientôt, & alors il deviendroit nuisible. Des lavemens, plus ou moins répétés, faits avec les décoctions émollientes, auxquelles on ajoute du nitre, du vinaigre, &c. concourent à remplir la même indication. C'est à l'aide des mêmes lavemens, des mêmes topiques, & d'une boisson abondante & fréquemment répétée, que le Médecin pourra faciliter la coction & la séparation de ce qui a été altéré par la putréfaction, mais en ranimant en même tems ou soutenant les forces vitales, s'il est nécessaire, par les cordiaux aromatiques.

Lorsque la nature indiquera que la matiere est cuite & prête à être évacuée; lorsque les petites escarres croûteuses, s'il est permis de se servir de ce terme, se détacheront; que la langue s'humectera; que le ventre deviendra plus souple; qu'il se fera des déjections de matieres un peu plus liées, c'est alors que les purgatifs conviendront, & qu'en secondant les efforts de la nature, ils accéléreront la cure de la maladie. Mais, si on les employoit avant le tems marqué par les signes que je viens de décrire, loin d'obtenir ce que l'on desireroit, on irriteroit, on accéléreroit ou l'on augmenteroit l'inflammation. Il est cependant quelques purgatifs que l'on peut mettre en usage dans tous les tems de la maladie; qui, loin d'irriter, sont adoucissans, & qui peuvent même en quelque maniere être regardés comme antiseptiques : tels sont l'huile d'amandes douces, la manne, la casse, les tamarins, le nitre, la crême de tartre, &c. Ces purgatifs conviennent sur-tout lorsqu'on a perdu les premiers jours de la maladie, sans procurer des évacuations.

Enfin, *pour rétablir les fonctions*, redonner aux solides leur ton, aux fluides leurs qualités, & terminer la cure, il faudra recourir aux antiseptiques fébrifuges amers, & les employer avec les attentions que j'ai indiquées dans les (§. 100 & 101.)

CIV. Enfin, dans le quatrième & dernier degré (94), la putréfaction a tellement altéré les solides, que leur ressort est perdu. Ils sont devenus des instrumens inutiles, dont la nature ne peut presque plus se servir. La machine tend à la destruction. L'odeur des évacuations & de l'haleine du malade annonce que la putréfaction est portée au plus haut point. Dans cette fâcheuse extrêmité, l'art a bien peu de ressources, parce que la nature lui en fournit peu. Il ne faut cependant pas laisser le malade sans secours. Il faut réveiller & soutenir les forces par les stimulans, les véficatoires & les cordiaux les plus puissans, sur-tout par les alexipharmaques & les aromatiques. Il faut tâcher d'arrêter les progrès de la putréfaction, de la corriger & de la détruire par le moyen des boissons froides, de l'application de l'eau froide sur le bas-ventre. (Le froid arrête promptement & puissamment les progrès de la putréfaction.) Je m'en suis servi avec succès. On doit, dans les mêmes vues, employer les fomentations sur le bas-ventre faites avec des décoctions de drogues aromatiques, astringentes, antiseptiques, & sur-tout de kina, faites avec de l'eau ou du vin rouge. Il faut oindre la même partie avec le camphre dissout dans l'huile d'amandes douces ; réunir aux boissons ordinaires les acides les plus puissans, sur-tout l'acide vitriolique, qui, par sa qualité astringente, est propre à suspendre les progrès & les effets de la putridité. Il faut enfin donner les antiseptiques fébrifuges amers, & surtout le quinquina le plus puissant de tous ; &, comme le mal est pressant, il faut le donner à grandes doses & répétées plusieurs fois par jour. Si par ces différens moyens on parvient à diminuer quelqu'un des symptomes qui caractérisent le dernier degré de putri ité, on aura recours alors aux remedes indiqués dans les paragraphes précédens.

CV. Telle est à peu près la route de la nature, & celle que le Médecin doit suivre dans la cure des maladies putrides, qui affectent les premieres voies. On verra dans la section suivante quel usage on doit faire des antiseptiques dans les maladies produites par la putridité du sang.

TROISIEME SECTION.

De l'usage des Antiseptiques dans les maladies produites par la putridité du sang.

CVI. PLUSIEURS Auteurs célebres ont soutenu qu'un animal ne pouvoit pas vivre, si son sang étoit putride. Je suis de leur avis, s'ils entendent parler de cette putridité qui produit des alcalis volatils. On n'a jamais pu la démontrer dans un animal vivant ; & il n'est pas probable qu'il pût vivre, si ses humeurs étoient altérées jusqu'à ce point-là. Ainsi, lorsque je parle de putridité de la masse du sang, je prétends seulement faire mention de celle que l'on peut observer, tant que l'animal vit, & qui, quoiqu'elle ne soit pas portée au degré dans lequel se forme l'alcali volatil, ne laisse pas d'être très considérable & d'en approcher de fort près.

L'observation prouve démonstrativement la possibilité de cette dégénérescence. Fernel assure que le sang, que l'on tiroit dans quelques fiévres putrides, étoit non - seulement d'une odeur fétide, mais putride, & diffous. Morton a observé que le sang tiré à une femme, qui avoit une fiévre maligne, avoit été si puant, que le Chirurgien, & ceux qui étoient présens, faillirent à tomber en syncope. Huxam rapporte que, dans des fiévres pétéchiales, le sang puoit aussi-tôt qu'il étoit tiré. Enfin, Pringle prétend avec raison que l'état putride du sang est assez prouvé par la corruption de toutes les secrétions & de toutes les excrétions que l'on a remarquées dans une infinité de cas, par l'odeur fétide du sang nouvellement tiré, par la couleur tannée de sa sérofité, & par la dissolution du coagulum. Le sang, dans un animal vivant, peut donc non-seulement tendre à la putréfaction, mais être réellement putride. L'air fixé, qui entre dans sa composition, peut non-seulement se dissiper par les différentes excrétions, mais encore s'en dégager, ou n'y être incorporé que foiblement, & reprendre un peu sa forme élastique dans les voies de la circulation. Pringle en tire l'explication de quantité de phénomenes qu'on observe dans le scorbut invétéré, tels que les irrégularités du pouls, les douleurs aiguës & vagues, qui paroissent & disparoissent sur le champ, les tumeurs dans différentes parties du corps, les engourdissemens subits & momentanés, les foiblesses, les syncopes, dans lesquelles tombent les malades, lorsqu'on les remue tant soit peu, les convulsions, les paralysies d'une espéce extraordinaire.

Il rend raifon auffi , par cette efpéce de régénération de l'air élaftique, des variations qu'on obferve dans ces fymptomes , fuivant celles du poids de l'athmofphere ; il trouve de la fimilitude entre ces maux & ceux que fouffrent les animaux que l'on expofe fous le récipient d'une machine pneumatique, ou dans les vaiffeaux defquels on a injecté un peu d'air. Ils éprouvent effectivement un mouvement irrégulier du fang , des fyncopes, des paralyfies , des convulfions, &c. Je crois qu'un grand nombre des accidens, des fiévres putrides , malignes, peuvent venir de ce développement des particules de l'air élémentaire , contenues dans le fang. Ce qu'il y a de certain, c'eft que le fang & fa férofité donnent de l'air , avant qu'on s'apperçoive de la moindre putréfaction , ou au moins avant que ces fubftances foient auffi putréfiées qu'elles le font dans quelques maladies putrides (1).

CVII. La caufe, qui produit la putréfaction du fang , peut être générale ou locale. La caufe générale eft celle qui infecte en même tems toute la maffe humorale. La caufe locale eft celle qui a fon fiége fixé dans une partie, qui corrompt les folides & les fluides qui la compofent, & qui n'infectent la maffe totale de nos liqueurs , qu'après avoir produit les plus grands défordres dans cette même partie.

Tout ce que nous avons rapporté (75. 76.) peut donner lieu à la caufe générale ; mais ce qui l'occafionne lẽ plus fréquemment eft la pourriture des matieres contenues

---

(1) Pringle, Traité fur les Septiques, & Expér. xlviii. &c. Huxam, Effai fur les Fiévres , &c.

dans les premieres voies , la fuppreffion de la tranfpiration
& la contagion. Les matieres putrides qui , des premieres
voies, paffent dans le fang, & celles que la fuppreffion de
la tranfpiration oblige à y refouler , doivent néceffairement corrompre la maffe humorale. Quant à la contagion,
l'obfervation journaliere démontre qu'elle diffout & corrompt très-promptement le fang , qu'elle affoiblit la force
de nos folides , & qu'elle affecte les nerfs. Les fiévres malignes, peftilentielles , fe déclarent ordinairement par des
fyncopes. Qu'un homme fort & robufte foit affecté de ces
miafmes contagieux , il tombe auffi-tôt dans une foibleffe
& un abattement extraordinaire. Dans certaines peftes on
a vu des perfonnes tomber mortes fans indifpofition précédente, &c. Il feroit impoffible d'expliquer ces effets, fans
fuppofer que les miafmes contagieux affectent les nerfs ;
que , comme ils font extrêmement fubtils , ils les pénétrent
& s'uniffent au fluide nerveux (1) , peut-être avec la
même promptitude que fait le fluide électrique , & détruifent ou interrompent fon action.

Ce qui donne lieu à la caufe locale , eft ou une inflammation fimple , mais violente , produite par un engorgement confidérable , ou par une matiere fort âcre ou ftimu-
lante, dont la nature ne peut pas faire la coction, & qui
fe termine par gangrene ; ou une fuppuration interne ; ou

---

(1) Je ne ferois pas éloigné de penfer que le fluide nerveux n'eft
autre chofe que l'air fixé, uni avec une lymphe fort ténue, qui le retient dans cet état de fixité ; que les miafmes contagieux peftilentiels peuvent être unis avec l'air fixé , pénétrer avec lui , & corrompre la lymphe nervale. L'air fixé peut reprendre l'élafticité & détruire
l'action des nerfs. Au refte , je ne donne ces idées que comme des
conjectures que je ne chercherai pas à appuyer.

l'abforption du pus contenu dans les puftules de la petite vérole, & de celui que fournit un ulcere externe, ou fimple, ou putride, ou fanieux, ou cancereux, ou fphilitique, ou fcrophuleux, &c.

CVIII. La putréfaction du fang ne produit pas toujours les mêmes effets. Ils varient fuivant la caufe (107) qui la produit, fuivant les circonftances dans lefquelles cette caufe agit, & fuivant les tempéramens des malades. Ainfi la putridité, occafionnée par celle des premieres voies, aura des accidens bien différens de celle qui fera l'effet de la fuppreffion des excrétions, des différentes efpéces de contagion, de la gangrene, ou du paffage d'une matiere purulente dans le fang. La qualité de l'air, le climat, la faifon, la maniere de vivre mettront encore bien de la variété dans les fymptomes & les effets de la putréfaction fur des perfonnes robuftes & vigoureufes, dont les fibres ont la folidité & la ductilité convenables, les humeurs, une bonne confiftance, feront bien différens de ceux qu'elle produira dans des fujets foibles, délicats, chez lefquels le tiffu des fibres eft relâché, le fang clair & fereux, (pour me fervir des expreffions de Huxam). Ils différeront encore beaucoup, lorfqu'elle attaquera des gens qui auront les humeurs âcres, les folides tendus, & dans un état continuel d'irritation, ou dont les fibres auront leur ton naturel, & les humeurs leurs qualités convenables. Enfin les fymptomes, qui accompagneront la putréfaction dans les jeunes gens, dans les tempéramens chauds & bilieux, ne feront pas les mêmes qu'offrira l'état putride dans les vieillards & les tempéramens froids, pituiteux &

mélancoliques. Dans les uns les progrès de la putridité feront très-rapides : dans les autres ils feront plus lents.

CIX. Afin de mettre un peu d'ordre dans une matiere auffi vafte, je parlerai premierement des maladies putrides que produit la caufe générale (107); fecondement, de celle qu'occafionne la caufe particuliere ou locale. (107).

Les maladies putrides, que produit la caufe générale, font aiguës ou chroniques. Si la caufe agit promptement, elles font aiguës. On les appelle chroniques, lorfqu'elle agit lentement. Dans le premier cas, la nature, effrayée par la quantité ou la qualité des matieres putrides, augmente la vîteffe de la circulation, excite la fiévre, afin de les chaffer & de prévenir les maux que leur féjour pourroit occafionner. Dans le fecond, la nature, raffurée par la petite quantité des matieres, s'accoutume, pour ainfi dire, à l'impreffion qu'elles font fur les organes. Le mal fait des progrès, fans qu'elle paroiffe s'en appercevoir, & ce n'eft que fort tard qu'elle excite la fiévre. Dans l'un, la putréfaction fe fait quelquefois avec une rapidité étonnante, caufée en partie par la chaleur de la fiévre. Dans l'autre, elle fe fait très-lentement. Toutes les fonctions font troublées dans les maladies putrides aiguës; & la qualité putride de nos humeurs eft caufée & entretenue par une matiere particuliere, dont la nature feule peut faire la coction. Mais, dans les chroniques, les fonctions fe font à peu près dans l'ordre naturel, & nos humeurs font putrides, fans aucune caufe étrangere exiftante, mêlée avec elles. Les premieres obfervent dans leurs cours un tems fixé par

la nature : tems nécessaire pour la coction & la crise de la
matiere morbifique : tems que l'art ne peut point abréger.
Les secondes au contraire n'ont point de marches régulie-
res ; elles se terminent, lorsque la putridité du sang est corrigée, lorsque sa qualité naturelle est rétablie sans coction
ni crises marquées (1). Ces considérations, puisées dans

---

(1) Les Médecins ne se sont point accordés sur ce que l'on devoit appeller Crises : les uns ont donné ce nom à toute solution de
maladie ; d'autres à tout changement subit, soit en mieux, soit en
pis ; quelques-uns à un meilleur état de la maladie, ou à une tendance à ce mieux ; d'autres aux exacerbations violentes, aux évacuations considérables, qui arrivent dans une maladie ; enfin il y en a
qui ont regardé les crises comme une sorte de jugement qui déci-
doit de la vie ou de la mort, &c. Mais, sans nous arrêter à démontrer ou à combattre les idées fausses que l'on s'en est faites, nous
croyons que l'on peut définir la crise, un redoublement violent qui
acheve la coction, & qui produit des évacuations subites & salutaires, ou des dépôts. La crise est une suite de la coction (*a*) comme
la coction est l'effet de la fiévre : une fiévre sans coction est toujours
sans crise. Les crises peuvent être parfaites ou imparfaites, régulie-
res ou irrégulieres ; enfin elles peuvent être troublées ou empêchées.
Leur cause est la nature qui dans une exacerbation augmente le jeu
des forces vitales & l'action des organes excrétoires. Les crises arrivent plutôt certains jours que d'autres : Hippocrate les a nommés
jours critiques ou décrétoires, parce qu'elles étoient ces jours-là
plus fréquentes & plus parfaites. On a divisé les jours critiques en indicatifs, en confirmatifs & en décisifs ou critiques proprement dits.
Les jours indicatifs sont ceux où l'on annonce la crise, & où l'on apperçoit des signes de coction principalement dans les urines. Les confirmatifs sont ceux où on observe les signes qui assurent les progrès de
la coction. Les décisifs ceux où la crise arrive. Au-delà de quarante
jours on ne compte plus de jours critiques, parce que les crises, s'il
en arrive au-delà de ce terme, ne sont pas remarquables, parce que
le vice, qui entretient les fiévres chroniques, n'en est pas suscepti-
ble. Quelques anciens Médecins ont répandu beaucoup d'obscurité
dans la supputation des jours critiques. La meilleure maniere de les
compter est, je crois, celle que Quesnay propose. Cet Auteur a fait
une très-bonne Table des Périodes critiques, à laquelle je renvoye.

(*a*) Quesnay, Traité des Fiévres.

l'obſervation journaliere, méritent, de la part du Médecin, une attention ſpéciale ; elles ſont ſur-tout néceſſaires pour une prudente adminiſtration des remedes antiſeptiques ; & ce ſont elles qui me déterminent à diſtinguer deux états de putridité dans le ſang, produits par la cauſe générale, l'un avec matiere, & l'autre ſans matiere. J'appellerai le premier putridité ſcorbutique, & le ſecond putridité ſébrile.

Au reſte, quoique l'obſervation démontre que les criſes s'opérent plutôt certains jours que d'autres, elles ne prouvent pas moins qu'elles peuvent arriver quelquefois tous les jours de la maladie (*b*), & la terminer heureuſement.

(*b*) Aymen, Diſſertation qui a remporté le prix de l'Académie de Dijon, en 1751.

ARTICLE PREMIER.

De la putridité scorbutique du Sang.

CX. JE diviserai la putridité scorbutique sur le même plan que j'ai déjà suivi (34. 78. 90.), & j'en distinguerai quatre degrés que j'appellerai de même, disposition à la putridité, putridité commençante, putridité avancée & putridité parfaite.

CXI. Ceux qui respirent depuis long-tems un air humide, putride, qui habitentdans des climats froids, dans des endroits qui ne sont pas exposés aux vents, & dans des lieux humides, marécageux, ou voisins de la mer, sont très-exposés à contracter le scorbut. Les gens oisifs, ceux qui font sur mer des voyages de long cours, qui usent de mauvais alimens, qui mangent beaucoup de substances animales, les mélancoliques, les hypocondriaques & les vaporeux ont aussi de grandes dispositions à la putridité scorbutique; & les uns & les autres doivent se regarder comme sur le point d'en être attaqués, lorsqu'ils éprouvent, en sortant du lit, une lassitude générale; lorsque le moindre mouvement les fatigue, sur-tout lorsqu'il faut monter; lorsque sans sujet ils sont accablés de tristesse, qu'ils sentent une pesanteur dans tout le corps, & une paresse insurmontable; enfin lorsque leurs gencives sont gonflées & saignent aisément.

CXII. Dans le second degré, le malade se plaint de douleur, de pesanteur de tête; ses gencives sont gonflées, douloureuses avec démangeaison, & saignent à la moindre

preffion ; fa falive coule abondamment ; fon haleine eft
puante ; fon vifage pâle & bouffi. On obferve, fur différentes parties de fon corps, des taches rougeâtres, jaunâtres, violettes, qui quittent quelquefois une partie pour fe
reproduire fur une autre. Les jambes font pefantes, diffi-
ciles à remuer, avec des enflures paffageres. Des douleurs
vagues fatiguent beaucoup le malade ; elles attaquent non-
feulement les parties externes, mais même les internes, &
produifent des maux d'eftomac, des douleurs aux hypo-
condres & aux reins, des coliques, des points de côté, &c.
La refpiration eft difficile, laborieufe au moindre mouvement. Le pouls eft lent, inégal. Il furvient quelquefois des
hémorragies confidérables à la plus légere caufe, à la plus
légere bleffure. Les femmes ont des régles abondantes. Le
fang que l'on perd, ou que l'on tire par la faignée, eft diffous, noirâtre, verdâtre ; il tache le linge, de façon qu'on
a de le peine à faire difparoître l'empreinte qu'il a laiffée.

CXIII. Dans le troifiéme degré, les fymptomes augmentent ; les douleurs de tête font très-vives ; le malade a
des vertiges, des tremblemens, des fpafmes, des paralyfies d'une efpéce finguliere ; les gencives font faignantes,
livides, ulcérées, putrides ; les dents font vacillantes,
jaunes, noires, cariées ; les taches deviennent noirâtres &
de différentes grandeurs ; des tumeurs paroiffent & difparoiffent dans plufieurs parties du corps ; les ulceres font livides,
gangreneux. On voit des gangrenes feches fe déclarer fubitement, fur-tout dans les parties les plus éloignées du
centre de la circulation, comme les orteils du pied. Toutes les fecrétions font putrides. La fueur eft très-colorée,
fétide, de même que les urines qui font briquetées, quelquefois

quefois noirâtres. Il survient par la bouche, les narines, la vessie, l'uterus, & même par la peau, sans aucune lésion apparente, des hémorragies qu'on ne peut pas arrêter. Le sang, qui en sort, n'est qu'une sérosité rougeâtre ou noirâtre. La respiration est très-gênée. On se sent un poids sur la poitrine. Le mouvement augmente l'oppression, & produit des défaillances. Le pouls est inégal, intermittent, souvent fébrile; mais la fiévre est très-irréguliere.

CXIV. Enfin, dans le quatriéme & dernier degré, le malade est atrophié; quelquefois il est enflé. La gangrene séche, fait des progrès rapides; les taches, les ulceres se sphacelent; les urines, les selles sont extrêmement fétides, & noires. La respiration est très-laborieuse. Le pouls est très-petit, foible, inégal, intermittent. On ne peut remuer le malade sans lui occasionner des oppressions, des syncopes qui font craindre pour sa vie. Son corps exhale une odeur cadavéreuse, & la mort termine bientôt ses maux.

Après la mort, les cadavres se corrompent promptement; ils se couvrent de taches qui n'y existoient pas auparavant; ils répandent par toutes les issues une sanie putride; & la dissection nous fait observer dans différentes cavités, surtout dans le bas-ventre, des épanchemens sanieux, plusieurs parties, plusieurs visceres gangrenés, obstrués, & d'un volume monstrueux, &c. (1).

CXV. La corruption successive du sang & des humeurs produit les principaux phénomènes, qui caractérisent les différens états du scorbut. Les globules qui composent ces fluides, étant décomposés, laissent échapper l'air fixé qui

---

(1) Voyez Lieutaud, précis de la Médecine.

entroit dans leur compofition. Les fluides atténués s'extra_
vafent, enfilent des vaiffeaux, qui, dans l'ordre naturel,
leur font fermés; ils circulent lentement & difficilement.
Les fecrétions fe font imparfaitement; les liqueurs récrémen-
titielles qui en font le produit, ne peuvent réparer les pertes que fouffre le corps, & les folides tombent dans un relâchement vicieux; mais aucune matiere étrangere ne caufe
& n'entretient ici la putridité. Auffi la feule indication qui
fe préfente à remplir, eft de rendre aux fluides & aux folides l'air fixé qu'ils ont perdu; & pour fuivre avec fuccès
cette indication, on pourra avoir recours à toutes les fubftances végétales: en effet, quelles que foient leurs qualités
fenfibles, elles font toutes capables de fournir l'air fixé, &
on peut les donner en très-grande quantité. Les obfervations
des Médecins de tous les tems, de tous les pays, & fur-tout
de ceux qui ont fait fur mer des voyages de long cours, ne
laiffent pas lieu de douter de l'efficacité des végétaux frais,
pour prévenir & guérir le fcorbut. Cette maladie qui
eft plus fréquente fur mer que par-tout ailleurs, à caufe de
la difette des végétaux, & de l'impoffibilité où l'on eft de
s'en procurer; à caufe des mauvaifes qualités de l'air de
l'athmofphere, & encore plus de la qualité putride de celui
de l'entre-deux des ponts; à caufe de la malpropreté des
Matelots, & des alimens gâtés & corrompus, dont ils font
quelquefois obligés de faire ufage; cette maladie, dis-je,
ceffe ordinairement bientôt, lorfque l'on peut rafraichir l'é-
quipage de fruits, d'herbages frais & de bonne eau.

On a propofé plufieurs moyens de fuppléer à l'ufage des
végétaux frais dans les voyages de mer; les uns ont confeillé l'ufage & des liqueurs fermentées & des liqueurs fpiri-

tueufes & ardentes ; mais l'obfervation a fait voir que ces dernieres étoient nuifibles , & que les premieres étoient peu efficaces, & pouvoient feulement être employées comme antifeptiques préfervatifs, & non comme curatifs. Les autres vouloient qu'on fe fervît de vinaigre , des efprits de fel & de vitriol; mais ces acides, au rapport de Lind , n'ont pas fuffi pour prévenir cette maladie , encore moins pour la guérir.

CXVI. Le meilleur parti que l'on puiffe prendre en cette occafion eft d'approvifionner le vaiffeau de fruits frais qui puiffent fe conferver long-tems, comme les pommes, les limons , les oranges; & pour les préferver de la corruption que l'air de la mer favorife , il faut les tenir enveloppés de flanelle ou de papiers gris, dans des tonneaux fecs & bien fermés. On doit encore faire beaucoup d'ufage de fucre , de gelées de fruits & autres confitures; de farineux, tels que l'orge , le riz, &c. On doit dans l'apprêt des alimens fe fervir de moutarde, de fubftances aromatiques , & employer très-peu de fel. Les liqueurs qui n'ont pas encore fermenté, qui même fermentent dans le moment où on les donne , ou du moins qui n'ont pas fubi un degré de fermentation parfaite , tels font la biere récente, le moût de vin cuit , le moût de biere, les boiffons avec la melaffe , le miel, le fucre, le jus de citron , ou autre acide végétal; l'hydromel vineux, l'oximel doivent être préférées, pour l'ufage, à toutes les autres liqueurs ; mais comme ils peuvent fe corrompre, Macbride propofe de charger le vaiffeau d'une quantité convenable de drêche, qui, tenue dans des endroits fecs, fe conferve pendant des années entieres. Le même Auteur confeille de donner, pour alimens, des panades avec cette drêche & le bifcuit de mer ; & , pour boiffon, une infufion de drêche , rendue aigrelette , avec le jus de citron ou d'orange; ou bien de préparer tous les jours du moût de biere , avec deux livres de drêche dans fix livres d'eau bouillante, qu'on bouche & qu'on laiffe repofer enfuite pendant trois ou quatre heures avant de la couler & de s'en fervir. Il eft encore d'autres attentions à avoir , & qui ne font pas moins importantes , tant pour prévenir le fcorbut, que pour s'oppofer à fes progrès. Tout homme qui veut éviter cette maladie , & les fuites fâcheufes qu'elle peut avoir, doit fe tenir proprement & changer,le plus fouvent qu'il lui eft poffible , de linges & d'habits lorfqu'ils font mouillés. Il faut bien balayer les ponts , en enlever toutes les immondices , les laver enfuite & les frotter avec du vinaigre. Il faut renouveller l'air de l'entre deux des ponts , en ouvrant les écoutilles, en mettant en ufage, au moins deux ou trois fois par jour , les ventilateurs de Hales, ou la machine propofée par Sutton, & corriger la qualité putride de l'air, en faifant plufieurs fois par jour brûler des aromates , ou détonner du nitre fur des charbons ardens. Un exercice modéré , une boiffon copieufe & froide de liqueurs appropriées & d'eau , font encore de la plus grande importance , & il faut mouiller & rafraîchir l'équipage le plus fouvent qu'on le peut.

CXVII. Il eft encore très-effentiel que les excrétions fe faffent bien; car, puifque leurs fuppreffions produifent le fcorbut, à plus forte raifon l'entretiendroient ou l'augmenteroient-elles; mais pour les rétablir ou les maintenir, on ne doit fe fervir que de moyens doux, éviter avec foin les médicamens âcres, falins, fur-tout les alcalis volatils,

qui ne feroient qu'augmenter l'acrimonie du sang , l'érosion des vaisseaux & les effets de la putridité. On doit quelquefois employer les purgatifs , mais le plus rarement qu'il
est possible. Pour procurer ou entretenir la liberté des excrétions , il faut principalement avoir recours à un exercice
convenable , aux boissons abondantes de l'espéce que j'ai
désignée (116. 5°. 6°.) & à l'usage des plantes antiscorbutiques , cruciformes , qui sont en même tems diurétiques. La maniere d'administrer ces remedes , est d'en extraire le suc , & d'en faire des infusions , des décoctions
que l'on donne sous forme de ptisanne , de bouillons ,
d'apozemes , &c. Quant à la saignée , elle ne peut qu'être
nuisible dans le scorbut de mer , ainsi que dans celui de
terre ; & , l'on en excepte quelques cas très-rares , on ne
doit jamais la prescrire.

CXVIII. Dans les derniers degrés du scorbut, lorsque
les symptômes gangreneux se manifestent ; lorsque la fiévre
s'est déclarée , & a duré pendant quelque tems , on peut
& on doit avoir recours aux antiseptiques fébrifuges amers
& sur-tout au quinquina. Quelques Auteurs se sont élevés contre l'usage de ce remede , parce qu'employé mal
à propos dans les fiévres , ce médicament a quelquefois
causé le scorbut , & parce que , dans cette maladie , il n'a
pas toujours produit l'effet qu'on desiroit. Mais je reponds
à cela que le scorbut peut avoir été la suite d'une mauvaise
administration du quinquina , sans que l'on soit en droit d'en
conclure qu'il ne puisse y être utile ; & que si ce médicament est à la vérité nuisible dans les premiers degrés du
scorbut , cela n'empêche pas qu'il ne soit d'un grand avan-

G üj

tage dans les derniers degrés : il me femble même qu'on peut donner une raifon plaufible de cette différence.

Dans le commencement du fcorbut, la circulation languit, les fécrétions & les excrétions fe font avec peine, les folides agiffent foiblement, les fluides qui ne font pas encore entiérement diffous par la putridité, croupiffent, font mus avec lenteur ; plufieurs vaiffeaux font engorgés, obftrués. En faifant attention à cet état, on verra bientôt que les végétaux frais, & fur-tout les antifcorbutiques, à caufe du principe volatil apéritif qu'ils contiennent, y font de la plus grande utilité, & que la vertu aftringente du quinquina ne peut qu'augmenter le mal. Mais, lorfque la maladie eft avancée, la circulation, quoique irréguliere, eft précipitée ; les folides font relâchés & les vaiffeaux irrités par l'acrimonie putréfactive ; les fluides font diffous ; le fang s'échappe par toutes les iffues ; la gangrene fait des progrès ; alors le quinquina eft peut-être le feul remede qui puiffe agir efficacement. On joint avec fuccès à fon ufage celui des aftringens ; & fur-tout, fi les accidens font preffans, celui de l'acide vitriolique, dont l'effet eft prompt & fûr.

Je n'entrerai pas dans de plus grands détails fur le fcorbut ; les excellens Ouvrages qui ont paru fur cette maladie, & defquels j'ai extrait une partie de ce que je viens de dire, ne laiffent rien à defirer à ce fujet. Je paffe à l'ufage des antifeptiques dans la putréfaction du fang, produite & entretenue par une matiere morbifique.

ARTICLE SECOND.
De la Putridité fébrile du Sang.

CXIX. JE diviserai, comme je l'ai fait jufqu'à préfent ; la putridité qu'on obferve dans les fiévres, en quatre degrés que je nommerai, difpofition à la putridité, état putride commençant, état putride avancé, & putridité parfaite.

CXX. Quiconque eft difpofé par fon tempérament à contracter aifément des maladies putrides, ou qui a été expofé à l'action des caufes ordinaires de ces maladies (75. 107.), doit redouter une fiévre putride, quand il commence à éprouver les accidens fuivans ; quand il fent diminuer fés forces ; quand il ne fait plus fes fonctions avec la même facilité ; lorfqu'il devient trifte ; qu'il ne defire que la folitude & le repos ; qu'il eft indifférent à tout ; que rien ne lui fait plaifir ; qu'il ne dort point, qnoiqu'il paroiffe affoupi ; & que le peu de fommeil dont il jouit, n'eft point tranquille, mais troublé par des fonges fatigans ; enfin, lorfqu'il fe leve plus fatigué qu'il ne l'étoit quand il s'eft couché ; lorfqu'il reffent des douleurs, des pefanteurs de tête ; & que des chaleurs & des friffons fe fuccedent alternativement.

CXXI. Dans le fecond degré de la putridité fébrile, on obferve fouvent des fyncopes dans l'invafion de la maladie ; une fiévre continue avec redoublement fe déclare ; elle commence ordinairement par un friffon, qui eft fuivi d'une chaleur plus ou moins vive, plus ou moins âcre & mordicante ; le pouls n'eft pas auffi fréquent que la véhé-

mence des symptômes sembleroit l'exiger ; il devient bientôt inégal & irrégulier; la respiration est gênée; le malade se
plaint d'un accablement étonnant, d'anxiétés, de douleurs
par tout le corps , mais sur-tout à la tête , douleurs qui sont
quelquefois très-vives; il tombe dans le délire, dans l'assou-
pissement ; on remarque des tremblemens dans les mains,
des mouvemens convulsifs , des soubresaults dans les tendons ; la peau est ordinairement seche, quoique dans les
commencemens il y ait quelquefois des sueurs. Il paroît
des taches rouges (*petechiæ*) , des raies de même couleur
(*vibices*), & des éruptions miliaires ; les urines sont rouges , colorées, troubles , claires , sans fédiment. Le sang,
que, trompé par les apparences d'une fausse pléthore, on a
fait tirer, ressemble à de la gelée ; il ne s'y fait point de séparation du thrombus & de la sérosité ; c'est une masse
molle , uniforme, d'une couleur plus foncée qu'à l'ordinaire ; lorsque la putridité est plus avancée, il est quelquefois d'un bleu livide à sa surface supérieure ; il ressemble
plus à du pus qu'à du sang , déposant au fond du vase une
matiere noire , semblable à de la suie (1).

CXXII. Dans le troisiéme degré , les symptômes du
deuxiéme augmentent, le pouls est foible, languissant,
toujours irrégulier, inégal, l'abattement des forces est
extraordinaire; les taches, les raies pétéchiales deviennent
d'un rouge foncé, livide ; on voit des parotides, des bubons, des charbons, des pustules charbonneuses, & des
gangrenes extérieures ; les sueurs colorées, très-fétides,
irrégulieres & froides ; les urines puantes, troubles , noi-

______

(1) Huxam , essai sur les fiévres.

râtres, le blanc de l'œil eft de couleur tannée ; la falive, la férofité du fang font de même couleur, les mains & le vifage font fales, terreux, quelques foins que l'on prenne pour les tenir propres ; il furvient des hémorragies qu'on ne peut arrêter : & le fang qui s'échappe, reffemble à une férofité rougeâtre.

CXXIII. Enfin, dans le quatriéme & dernier degré, le pouls eft petit, foible, inégal, quelquefois très-précipité ; le malade tombe fouvent en fyncope ; il repand une odeur cadavéreufe ; il a les extrêmités froides ; les taches, les puftules, les tumeurs deviennent noires, gangrenées, fphacelées ; au lieu d'un fang vermeil, les hémorragies donnent une férofité livide, noire, qui tache le linge ; les urines font fétides, noires, & le malade fuccombe bientôt à fes maux.

Après la mort, le cadavre fe corrompt en peu d'heures ; il enfle prodigieufement ; il fe couvre de taches ; il fe met en lambeaux fous les doigts : l'infection eft affreufe. La diffection anatomique fait voir que le fang contenu dans les gros vaiffeaux, eft dans un état de diffolution manifefte ; qu'il s'eft fait des épanchemens dans la tête, la poitrine & le bas-ventre ; que plufieurs vifceres font en fuppuration, couverts de taches, & fouvent fphacelés ; que le cœur & le foie font d'un volume extraordinaire. Je n'ai pas fait mention des fignes de putridité dans les premieres voies qui accompagnent ordinairement ceux dont je viens de faire l'énumération, afin de ne pas répéter ce que j'ai dit (quatriéme partie, deuxiéme fection).

CXXIV. Dans la difpofition à la putridité (120), le mal ne fait que menacer ; les accidens qu'on éprouve, avertiffent de prendre des précautions. La qualité du fang peu altérée peut être aifément corrigée ; la matiere morbifique qui eft en petite quantité, & qui n'eft pas encore intimement mêlée & unie avec nos humeurs, peut quelquefois être évacuée par les feuls efforts de la nature, pourvu que rien n'y mette obftacle. Tout ce que l'art doit faire, eft d'éloigner ces obftacles, & de favorifer les efforts de la nature. Dans ces circonftances, le Médecin doit s'attacher à prefcrire une diete antifeptique, un exercice modéré, & à ordonner de refpirer un air pur. L'obfervation & le raifonnement fe réuniffent pour faire fentir les avantages d'une diete convenable pendant le regne des maladies épidémiques, putrides & peftilentielles. Il fuffit, pour appercevoir ceux qu'un exercice modéré peut produire, de faire attention à fes effets, & d'obferver qu'il contribue beaucoup à ouvrir les vaiffeaux obftrués, à entretenir ou procurer la liberté de la circulation & des excrétions, fur-tout de la tranfpiration infenfible ; qu'ainfi il peut faciliter l'expulfion de la petite quantité de matiere morbifique, qui, par le peu de féjour qu'elle a fait, n'a pas encore caufé de grands ravages dans la maffe du fang, & prévenir par ce moyen les maux qu'elle pourroit produire. L'utilité d'un air pur n'eft pas moins fenfible : on fçait qu'une maladie fe termine bien difficilement dans le mauvais air qui l'a produite, & que l'air de la campagne en guérit plufieurs fans aucun autre fecours. L'on ne peut donc trop s'appliquer, comme je l'ai déjà dit, à purifier l'air, lorfqu'il eft chargé d'exhalaifons nuifibles.

CXXV. Ces trois fecours employés à tems dans le principe du mal, fuffifent ordinairement pour prévenir les maladies putrides ; & il n'eſt peut-être perſonne qui n'en ait ſenti les avantages , lorſqu'il s'eſt trouvé dans cet état mitoyen entre la ſanté & la maladie. Malheureux ſont ceux qui, aſſervis par des préjugés funeſtes, des affaires & autres circonſtances de la vie, refuſent d'employer ces moyens, ou ne peuvent y avoir recours. La putridité qui ſe développe , les met dans la néceſſité de recourir à des remedes , dont ils auroient pû n'avoir aucun beſoin.

Les maladies putrides fébriles ſont produites & entretenues par une matiere que j'ai appellée morbifique (109); pour guérir ces maladies , il faut néceſſairement évacuer cette matiere ; mais avant qu'elle puiſſe l'être , il faut que les couloirs par leſquels elle doit être expulſée, ſoient diſpoſés à lui livrer paſſage; il faut qu'elle ait-elle-même acquis une certaine conſiſtance , & tout eſt ici l'ouvrage de la nature; ce que l'art peut & doit faire, c'eſt de travailler à prévenir les maux que cette matiere occaſionne , à en arrêter les progrès, & à corriger la putréfaction qu'elle cauſe; c'eſt de chercher à aider la nature dans la coction, c'eſt-à-dire , dans la préparation que cette matiere doit ſubir pour être évacuée; c'eſt enfin d'en faciliter la criſe ou l'expulſion par les couloirs les plus convenables.

CXXVI. Le deuxiéme degré de putridité fébrile (121), eſt un tems de coction ; alors la nature eſt occupée à changer la qualité de la matiere morbifique, & à la mettre en état d'être évacuée. Elle ne peut opérer cette eſpéce de métamorphoſe , que par un mouvement inteſtin, réſultant d'une augmentation du jeu des forces vitales. La fiévre s'allume donc pour produire la coction ; mais ſi elle eſt abſolument néceſſaire , la violence ou le nombre de ſes redoublemens s'oppofe fouvent à cette même coction ; c'eft pourquoi certaines fiévres où les exacerbations font fi multipliées, & celles où l'on n'en obferve point, où le pouls eft peu fréquent, comme quelques fiévres malignes, font accompagnées de tant de danger. La nature dans celles de la premiere efpéce fait des efforts trop violens ; le relâchement qui accompagne la rémiffion, eft trop court : dans celles de la feconde, les efforts font trop continuels, trop foutenus, & en même tems trop foibles : dans les unes, la matiere eft fort âcre, fort irritante ; dans les autres, elle eft plus putride, plus nécrotique. Les indications que l'on a en général à remplir dans ces circonftances, afin de faciliter la coction, font de délayer les matieres & de corriger leur putridité, d'évacuer en même tems, autant qu'il eft poffible, la matiere morbifique, furabondante, & tout ce qui a été altéré par la putréfaction.

CXXII. La premiere indication (126), eft d'autant plus effentielle à remplir, que l'activité des agens de la coction eft plus grande, puifqu'elle doit néceffairement augmenter la putréfaction du fang. Rien n'eft donc plus important dans les fiévres putrides, qu'une boiffon très-abondante & appropriée à l'état des humeurs & des vaiffeaux. La boiffon par fon abondance relâche le fyftême des folides, rend plus fluide la matiere morbifique, émouffe fon acrimonie putréfactive, délaye les humeurs & facilite l'excrétion de l'urine & de la tranfpiration, évacuations, dont tout le monde connoît l'importance dans ces maladies. Que l'on ne croie cependant pas qu'on ne puiffe jamais pécher en inondant le malade des boiffons les plus convenables ; l'excès en ce genre auroit des fuires fâcheufes ; mais, quoiqu'il ne foit pas poffible de déterminer avec précifion la quantité qu'on peut leur permettre, on peut fans crainte fe régler par la vivacité de la foif des malades, &, excepté dans le tems du friffon, il faut leur donner à boire toutes les fois qu'ils ont foif : cependant, afin de ne pas fatiguer l'eftomac par une quantité trop confidérable de boiffon, il convient mieux de donner à boire plus fouvent, & moins chaque fois. De cette façon on contente l'impatience du malade, & on obtient tous les bons effets que l'on doit attendre d'une boiffon abondante, fans en avoir à craindre les inconvéniens.

Il n'eft pas moins effentiel de régler la qualité des boiffons, que leur quantité. Premierement elles doivent être légeres, afin de ne pas furcharger l'eftomac, dont les fonctions font fort dérangées. Secondement elles doivent être tiédes ou même froides, fur-tout dans les tempéramens chauds, bilieux, & lorfqu'il y a beaucoup de chaleur ou de putridité. Troifiémement, lorfque les boiffons pefent fur l'eftomac, on doit y ajouter quelques aromatiques légers, comme un peu de canelle, &c ; de cette façon on réveille le ton de ce vifcere, & on le met en état de foutenir la quantité de boiffon fi néceffaire, pour remédier à la maladie. Quatriémement elles doivent être choifies, ainfi que les alimens, parmi les antifeptiques diététiques, & le Médecin doit préférer celles qui conviennent le mieux à l'état de la maladie, & qui font plus analogues au tempérament, à la fituation, & même, autant qu'il eft poffible, au goût du malade. De cette maniere on délayera les matieres, on fufpendra les progrès de la putridité, & on la corrigera, fur-tout fi on donne en même tems le mêlange effervefcent de Riviere; mais, comme nous l'avons dit (103), à petites dofes, répétées plufieurs fois par jour, & avalées pendant l'effervefcence même.

CXXVIII. Pour remplir la feconde indication (126), on doit faire attention à la caufe de la maladie, & choifir les couloirs que la nature paroît indiquer ; car, quoiqu'il faille un certain tems pour la coction & la crife entiere de la matiere morbifique, la nature ne laiffe pas dans tout le cours de la maladie de produire quelques évacuations. Dans le commencement, c'eft pour expulfer la matiere morbifique, furabondante, ou qui n'eft pas encore intimement unie avec nos humeurs. Dans les autres tems de la maladie, c'eft pour chaffer ce qui eft cuit, & ce qui de nos humeurs eft devenu putride, ou proche de la putridité, & dont le féjour feroit très-nuifible.

A fon exemple, l'art dans le commencement de la maladie doit procurer des évacuations de la matiere morbifique furabondante ; pour cet effet il doit choifir la voie la plus convenable, celle fur-tout par où cette matiere a pénétré dans le fang. Si c'eft celle des premieres voies, comme cela arrive le plus fréquemment, il faut employer les émétiques, les cathartiques ; l'obfervation démontre que ces maladies ne font ni fi longues ni fi graves, lorfqu'on s'eft fervi à tems de ces remedes. Si c'eft par la voie de la tranfpiration, comme dans les fuppreffions de cette excrétion, dans prefque toutes les épidémies, & dans les maladies contagieufes, peftilentielles, on doit tenter tous les moyens poffibles de rétablir & d'augmenter cette évacuation ; on doit prefcrire des boiffons tiédes, abondantes, quelques diaphorétiques légers, afin de ne pas caufer trop de chaleur, tels que les infusions théiformes des fleurs qui ont cette vertu , &c.

Dans les tems suivans de la maladie , il faut procurer l'é-vacuation de ce qui peut être cuit , & de ce qui est pu-tride ou proche de la putridité. Si des signes indiquent que ces matieres se déposent dans les premieres voies , on em-ploie les purgatifs ; lorsqu'au contraire elles paroissent se porter du côté de la transpiration ou des urines , on se sert ou de quelques diurétiques légers , entr'autres du nitre, ou de diaphorétiques plus forts que ceux dont nous venons de parler , & même de cordiaux ou alexiteres ; sur-tout si l'état des forces l'exige , & si la chaleur n'en contr'indique pas l'usage.

CXXIX. Quelque cause que ce soit qui produise la putréfaction du sang , la saignée n'est pas un moyen qu'on doive employer pour y remédier. Elle ne peut ni évacuer les miasmes putrides , reçus par contagion , ou engendrés dans le corps , & qui sont intimément unis avec nos hu-meurs , ni arrêter ou prévenir le mouvement intestin de putréfaction ; elle ne peut au contraire que l'accélérer , en occasionnant une plus grande dissolution dans le sang , en diminuant les forces vitales & les ressources que la nature a pour combattre la putridité , & pour produire la coction & la crise de la matiere morbifique. Les observations des plus grands Praticiens prouvent que la premiere saignée jette quelquefois le malade dans un abattement considé-rable ; que ceux qui ont été saignés , guérissent plus diffi-cilement, & éprouvent des symptômes bien plus effrayans, tels que les hémorragies , les taches pétéchiales, les déli-res , &c. accidens qui n'arrivent que rarement , & dans

un degré moins confidérable à ceux qui n'ont pas été fai-
gnés. Il eſt cependant des cas où il y a pléthore réelle ; il
eſt des tempéramens ſi foibles & ſi délicats, que les fibres
ſont en danger d'être rompues par la grande quantité ou
la vélocité du ſang. Alors on peut & on doit employer la
ſaignée, mais preſque jamais la réitérer, ſur-tout ſi le danger
eſt de la qualité dont j'ai fait mention (121) ; & il eſt
toujours vrai de dire en général qu'il eſt plus ſûr de ne pas
l'employer.

CXXX. Il faut bien ſe garder de ſe ſervir dans ce ſecond degré des antiſeptiques fébrifuges amers, ſur-tout
du kina ; on occaſionneroit la putridité qu'on veut
prévenir & corriger. Ce degré eſt dans les fiévres un tems
de coction & d'évacuation, que ce genre d'antiſeptiques
arrêteroit ou troubleroit, en augmentant trop l'action des
forces vitales, en reſſerrant les vaiſſeaux, &c. C'eſt ainſi que
le quinquina employé trop tôt dans les fiévres, a ſouvent
cauſé la mort ou produit des maladies putrides, opiniâtres,
telles que le ſcorbut, &c.

CXXXI. Dans le troiſiéme degré, la putridité fait
beaucoup de progrès ; tous les ſignes qui la caractériſent
(122), annoncent une diſſolution putride du ſang.
Cette putridité trouble & dérange la criſe de la matiere
morbifique, & contribue à entretenir la fiévre, lors même
que la matiere morbifique eſt totalement, ou en partie,
expulſée, ou qu'elle eſt dépoſée dans quelques tumeurs,
comme bubons, parotides, charbons, abcès, puſtules
miliaires. Ces tumeurs, lorſqu'elles ſont trop accélérées
ou trop tardives, ſont également d'un mauvais augure.
Dans le premier cas, la matiere morbifique eſt trop abon-

dante ;

dantè; dans le second, elle a trop séjourné dans le sang, & à eu le tems de le corrompre. L'éruption prématurée des taches pétéchiales est aussi très-dangereuse ; elle dénote une grande quantité , un mauvais caractere de la matiere morbifique , & une trop prompte dissolution du sang, avant que la nature n'ait eu le tems de faire la coction de cette matiere.

CXXXII. La putridité , comme nous venons de le voir, trouble & dérange la crise de la matiere morbifique , entretient la fiévre , lors même que cette matiere est totalement, ou en partie , expulsée ou déposée. Il est donc bien essentiel de la corriger, & de remédier aux maux qu'elle a produits, afin que la nature puisse reprendre ses droits , produire une crise salutaire & complette, & terminer la maladie. Pour y réussir , il faut réveiller ou maintenir les forces , en ranimant l'action des vaisseaux, ou resserrant le système des solides; il faut corriger les altérations occasionnées par la putridité , soit dans les solides, soit dans les fluides. Il faut enfin aider l'évacuation de la matiere morbifique , & de ce qui est putride, au point de ne pouvoir être rétabli.

On satisfera à la premiere indication par l'usage des cordiaux aromatiques, alexipharmaques, s'il y a peu de chaleur; mais, s'il y en a beaucoup, on donnera les acides minéraux, & sur-tout l'acide vitriolique qui est si utile dans les hémorragies qui arrivent dans ces circonstances : on donne aussi alors avec succès quelques autres astringens, comme l'alun, le sang dragon , &c.

On remplira la seconde par les antiseptiques fébrifuges amers; eux seuls sont capables d'attaquer en ce cas-ci la caufe de la putridité ; mais, de tous les médicamens de ce genre, il n'en eft point qui agiffent auffi puiffamment que le quinquina. Pendant la fermentation qu'il fubit dans l'eftomac & les inteftins, il fournit beaucoup d'air fixé, qui corrige non-feulement l'état putride des premieres voies, mais encore celui du fang, parce que cet air abforbé par les vaiffeaux inhalans eft porté dans la maffe humorale. C'eft à cette qualité fermentative & à fa vertu aftringente, que cette écorce doit la puiffance de donner de la confif- tance à nos humeurs, de fortifier nos folides, & de pro- duire prefque toujours quelques évacuations falutaires, lorfqu'il eft bien adminiftré.

Pour fatisfaire à la troifiéme indication, on prefcrira les médicamens propres à procurer des excrétions plus abon- dantes par les couloirs les plus convenables ; on ordon- nera fur-tout les diaphorétiques, les purgatifs, les diu- rétiques, &c. mais on donnera en même tems les antifep- tiques fébrifuges amers, &c.

Si les matieres morbifiques & putrides paroiffent vou- loir fe dépofer fur quelque partie externe, on facilitera le dépôt ; fi au contraire elles fe portent fur quelques parties internes, on tâchera de l'attirer au dehors par le moyen des véficatoires, des ventoufes ou des finapifmes, &c. On doit en ufer de même, lorfque les tumeurs & les au- tres éruptions critiques difparoiffent fubitement.

CXXXIII. Les antifeptiques qui feroient nuifibles dans les maladies inflammatoires, font, comme nous venons de le voir, de la plus grande utilité dans les pu- trides ; mais excepté les diététiques, ils ne conviennent pas tous dans tous les tems de la maladie. Le mélange effervefcent de Riviere feroit peut-être nuifible fur la fin ; les gommoréfineux ou antifeptiques fébrifuges nuiroient certainement dans le commencement ; ils ne doivent pas être non plus employés avant le tems de la coction. Ces médicamens donnent du ton, de la tenfion aux folides, de la confiftance aux fluides, & deviennent aftringens, lorfque les folides font trop tendus, les fluides épaiffis ; ils ne conviennent donc pas lorfqu'il faut relâcher, délayer, & par-là procurer des évacuations, ou y difpofer ; ils ne font utiles que lorfque les folides font relâchés, les humeurs divifées & diffoutes ; lorfque la putridité fait des progrès confidérables ; lorfque la coction eft faite ; lorfque, malgré plufieurs évacuations qui auroient dû être falutaires, la maladie continue toujours ; enfin dans la derniere période des fiévres putrides.

CXXXIV. Les fymptômes terribles qui accompagnent le quatriéme & dernier degré de putridité fébrile (123.), dont le fang & nos humeurs font fufceptibles, montrent affez que l'état de diffolution & de décompofition de nos fluides, que celui d'affoibliffement, de défunion dans la contexture des folides eft extrême ; la nature accablée n'a plus de reffources, plus de force pour combattre la putridité ; elle eft prête à fuccomber. Dans cette cruelle extrêmité, l'art doit pour ainfi dire tout prendre fur lui ; il doit redoubler fes efforts, &, appuyé fur les obfervations des grands Praticiens, prefcrire les cordiaux aromatiques les plus puiffans & les alexipharmaques ; mais éviter avec foin tout ce qui eft alcali volatil, ou qui en approche ; il doit donner fréquemment la teinture alexipharmaque de quinquina acidulée, avec l'élixir de vitriol (1), employée avec succès par Huxam, ou faire prendre d'heure en heure une dragme de quinquina, par deſſus laquelle on fera avaler une infuſion amere, à laquelle on ajoutera quelques gouttes d'acide vitriolique. Avec ces ſecours, les ſeuls que l'on puiſſe employer, on peut eſpérer de ranimer un peu les forces, & peut-être le ton des ſolides, d'arrêter les progrès de la putridité, & de remédier aux maux qu'elle auroit produits.

CXXXV. Tel eſt l'emploi que l'on doit faire des antiſeptiques dans les putridités ſcorbutiques & fébriles du ſang, c'eſt-à-dire, dans les maladies que produit la cauſe générale (107.), ſans matiere (109.), ou avec matiere. Il reſte à tracer les régles que l'on doit ſuivre dans l'uſage de ces remedes, pour attaquer avec avantage les maladies putrides, produites par la cauſe locale.

---

(1) Huxam, eſſai ſur les fiévres, chap. VIII. pag. 156.

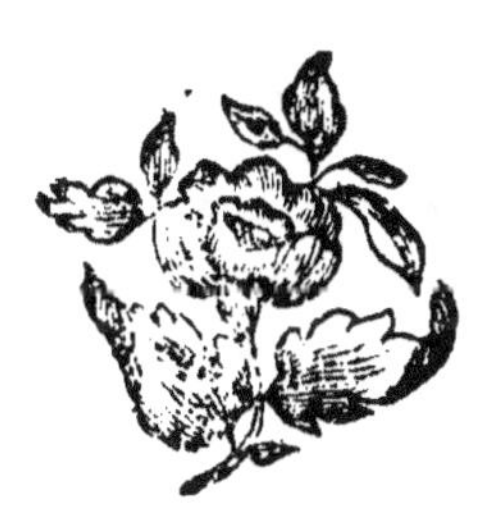

ARTICLE TROISIÉME.

De la Putridité occasionnée par l'action de la cause locale.

CXXXVI. Ce font les maladies inflammatoires qu donnent lieu à l'exiftence de la caufe locale de la putridité ; elles peuvent rendre putrides les folides & les fluides, ou par la gangrene qui en eft quelquefois une fuite, ou par la réforption du pus, lorfqu'elle fe termine pa fuppuration. Cette putridité que j'appelle inflammatoire, eft donc de deux efpéces, la gangreneufe & la purulente, & je la confidérerai fucceffivement fous ces deux point: de vue, pour marquer dans l'une & dans l'autre l'ufage que l'on doit faire des antifeptiques.

§. I.

De la Putridité purulente.

CXXXVII. Lorsqu'après les trois ou quatre premiers jours d'une fiévre inflammatoire, les accidens ne diminuent pas, & même augmentent, l'on doit perdre l'efpérance de voir l'inflammation fe terminer par réfolution, & la fuppuration doit être l'objet des vœux du malade & du Médecin ; il eft même des maladies de cette efpéce, telles que la petite vérole, & les fiévres accompagnées de bubons, parotides ou autres tumeurs critiques, qui ne fe terminent jamais heureufement que

par une fuppuration. Dans ces maladies, la matiere morbifique ne peut être ni affimilée à nos humeurs, ni cuite
de maniere à être mêlée avec elles, pour être enfuite
chaffée par quelque organe excrétoire. Le feul moyen
falutaire que la nature ait pour s'en débarraffer, & prévenir les maux que fon féjour occafionneroit, eft de la
dépofer dans quelques parties externes; la feule coction
qui peut alors s'en faire, eft une fuppuration.

Il eft évident que la qualité de la matiere morbifique
& des humeurs, doit néceffairement influer fur l'événement, & que la fuppuration peut avoir des fuites fâcheufes, lors même que le pus eft de la meilleure qualité. En effet fon trop long féjour dans la partie où il s'eft
formé, peut devenir funefte; il s'y corrompt, il s'y diffout, & eft repris par les vaiffeaux, pour être porté dans
la maffe humorale, qu'il altere bientôt, au point de lui
faire éprouver une putridité très-fréquemment fuivie de
la mort.

CXXXVIII. La fuppuration eft inévitable, lorfque
les vaiffeaux d'une partie enflammée, le fang & les différentes humeurs qui y font arrêtées, deviennent ineptes
à la circulation; alors la nature change en pus cette matiere irréfoluble. On a donné fur fa formation différentes
hypothèfes; je ne fçais fi l'on ne pourroit pas l'expliquer
différemment, qu'on ne l'a fait jufqu'à préfent; fi l'on
ne pourroit pas dire que le pus eft formé par un méchanifme analogue à celui qui opere la formation du chyle
dans les premieres voies, je veux dire une fermentation
fuivie de l'abforption de l'air fixé, mis en liberté. Les réflexions & les expériences de Macbride fur la digeftion

celles de Gaber fur le pus, donnent un air de vraifemblance à cette opinion; d'ailleurs, il faut pour une bonne
fuppuration, comme dans prefque tous les mouvemens inteftins, un certain degré de chaleur ni trop fort ni trop
foible, & un certain tems. Ces raifons m'engagent à établir la caufe génératrice du pus dans un mouvement inteftin (1) excité dans les différentes humeurs arrêtées dans
quelques vaiffeaux, & dans le tiffu cellulaire d'une partie
enflammée duquel il réfulte une fubftance homogène,
fluide, un peu épaiffe, douce, inodore, & d'un jaune
blanchâtre, lorfqu'elle eft de bonne qualité. Le mouvement inteftin de fuppuration eft occafionné par l'augmentation de la chaleur naturelle, & celle-ci eft pro uite par
l'action des forces vitales, augmentée à un certain degré ;
mais, quelle que foit la caufe de la fuppuration, il eft certain
que, fi la maffe humorale eft putride ou altérée par quelque virus, que fi la chaleur animale eft trop vive ou trop
foible, le pus, loin d'avoir les qualités qui le rendent louable, eft vifqueux ou féreux, âcre ou putride ; alors il répand une odeur défagréable, il eft d'un jaune foncé ou
verdâtre, & même quelquefois d'un rouge brun.

CXXXIX.   Toutes les fois que la fuppuration eft inévitable, il faut prévenir ou remédier aux maux qui en font
la fuite. De ces deux indications générales je déduirai
les fuivantes ; la premiere préfente, pour la remplir, deux
objets : 1°. affurer au pus la meilleure qualité poffible ;
2°. lui préparer & lui procurer une prompte iffue, quand
la fuppuration eft achevée.

____

(1) Les expériences de Gaber femblent prouver que ce mouvement inteftin eft putrefcent.

Si l'on eſt pas aſſez heureux pour prévenir la génération d'un pus acrimonieux ou putride, & ſi la multitude
des dépôts purulens, ou leur ſituation, s'oppoſe à l'évacuation du pus, ou rend cette dépuration d'une trop
longue durée ; il faut recourir à la ſeconde indication que
l'on remplira : 1°. En prémuniſſant la maſſe humorale
contre l'infection ; 2°. En employant les moyens propres
à combattre la diathèſe purulente.

CXXXX. Pour aſſurer au pus la meilleure qualité
poſſib'e (139. premiere indication : 1°.), il faut recourir aux antiſeptiques improprement dits, & aux proprement dits, ſuivant la cauſe qui peut le détériorer : il
faut s'oppoſer aux effets de la chaleur par les rafraîchiſſans ; à ceux de l'acrimonie par les adouciſſans ; à ceux de
la putridité par les remedes capables d'en corriger les différentes eſpéces. On reconnoîtra la putridité dominante
par les ſignes qui la caractériſent, & que j'ai décrits dans
les différentes ſections, où j'ai traité ce qui concerne la putridité des premieres voies, & celle de la maſſe humorale,
& on employera les antiſeptiques, dont j'ai indiqué l'uſage dans ces différentes ſections.

CXXXXI. L'action trop long-tems continuée de la
cauſe qui a produit le pus, diſſout bientôt putridement
le tiſſu de cette liqueur, (qu'on me permette cette expreſſion), & l'air fixé s'en échappant de plus en plus, il en réſulte bientôt une acrimonie putride d'autant plus perniçieuſe, que le pus abſorbé par les vaiſſeaux, devient un
ferment qui altere la maſſe humorale. Pour prévenir une
altération ſi redoutable, le ſeul parti qu'on ait à prendre,
eſt de procurer ou favoriſer l'évacuation de l'humeur puru-

lente, dès qu'on eſt aſſuré qu'elle eſt formée, (139, premiere indic. 2°.).

Il eſt très-facile de remplir cette indication, lorſque les dépôts purulens ou ſanieux ſont extérieurs, comme dans les petites véroles, & quelques-unes des fiévres malignes éruptives. Dans le premier cas, il faut couper les puſtu-les varioliques, ſur-tout ſi elles ſont confluentes ou cryſtallines, & détacher les croûtes qui s'oppoſent à l'épanchement du pus, lorſqu'on a lieu d'en craindre le repompement. Il faut dans le deuxiéme ouvrir, le plutôt qu'il eſt poſſible, les bubons, les parotides, ou autres tumeurs critiques, dont on a hâté la maturité.

L'évacuaion du pus devient difficile, ſi l'abcès s'eſt formé dans quelque partie interne. Alors on doit d'abord examiner ſi celle où le dépôt purulent eſt formé, a quelques communications avec les voies deſtinées pour les différentes excrétions; ſi cela eſt, on peut eſpérer que la nature travaillera à expulſer le pus par ces différentes voies, & l'on doit chercher à la déterminer, pour ainſi dire, à ce travail, par les moyens capables de donner à la matiere purulente la fluidité néceſſaire, & d'augmenter les excrétions qui peuvent l'entraîner. Dans cette intention; 1°. on donnera des boiſſons abondantes, principalement l'eau miellée, les infuſions vulnéraires, &c. 2°. Suivant le ſiége du dépôt, on aura recours aux béchiques inciſifs, aux diurétiques, aux purgatifs, & même aux vomitifs. Ceux-ci pourront peut-être procurer un autre avantage; les ſecouſſes que tout le corps éprouvera pendant leurs effets, déchireront la poche qui renfermera le pus; s'il eſt enkiſté, elles l'obligeront à ſe gliſſer entre les lames du tiffu cellulaire, à fe frayer une route vers les différentes voies ouvertes pour les excrétions, & par ce moyen en décideront l'évacuation; la promenade en voiture & l'é‑quitation peuvent auffi produire ces mêmes effets par les agitations fréquentes, mais modérées, qu'elles donnent à toute notre machine.

Mais il arrive quelquefois que la fuppuration s'eft faite dans une partie trop éloignée de quelque organe excré‑toire, pour que le pus puiffe fe faire jour, & être ex‑pulfé; quoique ce cas foit fâcheux, il ne faut cependant pas défefpérer de la vie du malade. Souvent, à l'aide de tous les moyens dont je viens de faire mention, ou par les feules forces de la nature, les abcès communiquent & fe préfentent au dehors; quelquefois, comme l'a ob‑fervé Lieutaud, le/pus fe déffeche & fe durcit dans la partie, lorfqu'il eft en petite quantité, ce qui fauve la vie au malade, en ne laiffant que de légeres incommo‑dités; d'autres fois la matiere purulente eft repompée & expulfée par des voies inefpérées, ou elle eft tranfportée par des métaftafes heureufes des parties internes aux exter‑nes; enfin, fouvent le pus fe raffemble dans quelque cavité, ou fur la furface de quelque vifcere. La léfion des fonctions indique dans ce cas la partie où l'amas s'eft fait; une chaleur âcre & locale, quelquefois une légere tu‑meur œdémateufe externe, défigne le lieu du dépôt, & alors une main hardie doit y porter le fer, mais toutefois avec les précautions qu'exigent l'état des forces du malade, & la nature de la partie où fe trouve le dépôt.

CXXXXII. On n'eft pas toujours dans le cas de pouvoir procurer ainfi l'évacuation du pus; fouvent ce corps étranger ne peut fe faire jour d'aucune part; fouvent il eft très-abondaut ou vifqueux, & fon foyer eft très-profond & très-éloigné des organes excrétoires ; fouvent aufli des inflammations fucceffives multiplient les points fuppurans ; & la matiere purulente, par l'acrimonie ou la putridité qu'elle contracte, ronge, corrompt les parties voifines, & change les abcès en ulceres. Dans toutes ces circonftances, le pus eft repris par les vaiffeaux, en totalité ou en partie ; &, dans l'un & l'autre cas, la fiévre s'allume : mais fon intenfité, fa durée, & les accidens plus ou moins fâcheux, plus ou moins multipliés, qui l'accompagnent, font en raifon de l'acrimonie du pus qui eft repompé, de fa putridité, de fa quantité, & du tems que dure le repompement,

CXXXXIII. Lorfque le pus aborde en petite quantité dans la maffe humorale, qu'il n'eft point âcre ou putride, & que fa fource fe tarit, la fiévre, dont les accès font marqués par de légers friffons, débute avec vivacité; mais elle a des rémiffions fenfibles, & chacune de ces rémiffions eft accompagnée de quelque évacuation, ou d'une tendance à quelque évacuation. Les urines font limpides, pâles, ou d'un jaune peu foncé; elles prennent fur la fin des accès un caractere catarral, & dépofent un fédiment blanchâtre & purulent. Cette fiévre dure ordinairement peu de tems, & proportionnellement à la quantité de pus abforbé, & aux moyens qu'on emploie pour la combattre.

CXXXXIV. Mais fi le pus paffe dans le fang en très-grande quantité, s'il eft acrimonieux ou putride, la fiévre fe foutient avec vivacité pendant plufieurs jours ; les

accès font irréguliers, fubintrans; il n'y a aucune rémiſ-
ſion fenſible ; la peau eſt ardente & féche , la reſpiration
difficile ; fouvent la tête & le ventre font menacés d'engorgemens; les urines font d'un rouge orangé ; tout préfente un danger très-preſſant. L'art peut faire ceſſer ce danger , ſi la ſource du pus peut être tarie ; il peut même
l'éloigner , quand elle eſt intariſſable , ou qu'elle en fournit pendant long-tems , mais il ne réuſſit jamais dans ces
dernieres circonſtances à le faire difparoître , & à empêcher le malade de tomber dans l'état le plus fâcheux.

CXXXXV.   Alors en effet, & toutes les fois que le
pus a paſſé dans le fang pendant quelque tems, mais en
très-petite quantité , la fiévre prend le caractere de fiévre lente , la peau eſt féche & brûlante , le malade ſe
décolore , devient inhabile à la plûpart de ſes fonctions ,
perd l'appétit , & maigrit. Après une durée plus ou moins
longue de cette fiévre , il s'en déclare une bien plus violente , qui par la ſuite n'éprouve que de très-légeres ré-
miſſions ; le malade reprend ordinairement de l'appétit ,
fouvent même il devient vorace ; il répand une odeur infecte ; ſes urines font extrêmement fétides, & étant d'un
rouge orangé, lorfqu'il les rend , elles blanchiſſent enſuite
& dépoſent un ſédiment rougeâtre ; tout annonce dans la
maſſe humorale une diſſolution putride ; le malade eſt
inondé de ſueurs fétides à la fin de chaque accès; des
diarrhées colliquatives furviennent; il ſe fait ſur-tout dans
les parties inférieures des infiltrations, des bouffiſſures qui,
fur la fin, font quelquefois ſuivies de phlogoſe ſuperficielle,
& de gangrene. On obſerve fréquemment des ſyncopes ;
quelques-uns des malades s'affaiſſent par degrés , & s'étei-

gnent; d'autres conservent jusqu'au dernier moment la tête saine, une vigueur apparente, & meurent en parlant.

CXXXXVI. Ces différens états présentent les suites de l'infection purulente sous deux points de vue bien distincts. On reconnoît par les symptômes décrits (143. 144.), que les efforts de la nature contre l'humeur étrangere qui a passé dans le sang, sont la cause de la fiévre & des accidens qui l'accompagnent; on voit (145.) que cet agent bienfaisant n'est plus, pour ainsi dire, que dans un état passif, & que s'il fait quelques efforts, ils sont tous au désavantage de la machine. Ces vérités bien apperçues peuvent seules diriger le Médecin dans le traitement des maladies qui sont occasionnées par l'absorption du pus; elles lui font sentir que s'il doit dans le premier cas ne s'attacher qu'à seconder la nature, ne marcher que sur ses pas, il faut dans le second qu'il se suffise presque à lui-même.

CXXXXVII. Les indications que l'on doit remplir dans le premier cas, dont je viens de parler, sont de prémunir la masse humorale contre l'infection purulente (139. deuxiéme indication; 1°.); mais on n'y réussira que lorsqu'on secondera les efforts que fait la nature, afin d'expulser une humeur, dont le séjour est dangereux, ou de la déposer sur des parties peu intéressantes à la vie; & lorsqu'on travaillera à corriger les qualités que cette humeur peut avoir.

Quoique la nature se suffise quelquefois à elle-même pour le premier objet, l'art néanmoins peut & doit venir à son secours, & par des vomitifs, des purgatifs, des diurétiques, quelques incisions, des cauteres, des épis-

paſtiques, & des bains de pieds, hâter & faciliter l'expulſion ou le dépôt de la matiere qui cauſe tant de ravages.
C'eſt par ces moyens que, d'après les conſeils de Fréind
& de Huxam, on combat avec ſuccès la fiévre ſecondaire
qui arrive dans les petites véroles confluentes, & l'on
prévient les accidens qui accompagnent les petites véroles
cryſtallines. C'eſt par ces moyens que l'on réuſſira à rétablir un écoulement purulent qui ſe ſera ſupprimé ſubitement, & à guérir les fiévres putrides qui auront pour cauſe
un repompement de pus. Quant au ſecond objet, on doit
varier les ſecours ſelon les phénomenes qui ſe préſenteront.
Si le pus eſt acrimonieux, on donnera les adouciſſans;
tels ſont le lait, le petit lait, les bouillons de tortuës,
de grenouilles, du moût de veaux, &c. les fruits incraſ-
ſans, &c. S'il eſt virulent, on mettra en uſage les remedes propres à combattre le virus. S'il eſt diſſous, fétide,
putride, on preſcrira une diete antiſeptique, on y aſſo-
ciera, ſuivant les circonſtances, quelques antiſeptiques
pharmaceutiques, comme le quinquina, & les balſamiques
à petite doſe.

Les antiſeptiques ſont preſque toujours néceſſaires,
afin de prévenir la diathèſe purulente, parce que, quelque peu long que ſoit le ſéjour du pus dans la maſſe humorale, il réſulte toujours de ſon mélange un mouvement
inteſtin de putréfaction, dont la nature peut dans le commencement ſuſpendre les progrès; mais qu'il eſt toujours
de la plus grande importance d'arrêter promptement, &
qui rend indiſpenſable l'uſage des antiſeptiques, au
moins diététiques.

CXXXXVIII. Ce mouvement inteſtin, trop long-tems continué, fait perdre peu-à-peu à la masse humorale son air fixé, & la réduit à une acrimonie putrescente, qui se communique bientôt à la lymphe nourriciere, & aux solides mêmes. C'est cette décomposition graduelle, universelle & complette, qui, toutes les fois que la source du pus est intarissable, ou trop difficile à tarir, réduit la nature à l'état passif décrit (145.), & qui ne présente au Médecin d'autre indication, que celle de combattre la diathèse purulente (139. seconde indication; 2°.). Pour remplir cette indication, il faut 1°. pousser au dehors le pus qui s'est introduit, & tout ce qui est altéré au point de ne pouvoir pas être corrigé ou rétabli; 2°. s'attacher à retarder la dégénérescence putride; 3°. corriger la portion humorale altérée par la putridité. Nous allons voir combien le défaut de ressources de la part de la nature, & l'insuffisance des secours de l'art, rendent cette indication difficile à remplir.

CXXXXIX. La difficulté, l'impossibilité même d'emporter par un petit nombre d'évacuans, tout ce qui est putride ou putréfiant, & la foiblesse des malades, font de trop grands obstacles à l'usage des remedes capables de remplir le premier objet (148. 1°.); souvent même on est obligé de travailler à modérer les sueurs & les diarrhées qui accompagnent la maladie dans cette période, parce que les évacuations doivent être regardées moins comme des ressources de la nature, que comme une suite de la dissolution putride de la masse humorale, & comme des accidens qui accélerent la ruine du malade.

CL. On pourra satisfaire au 2e. objet (148. 2°.) par une diete végétale, ou approchant de la végétale, par l'ufage des antifeptiques diététiques , & de quelques végétaux pris parmi les familles des cruciferes, des boraginées & des capillaires , par celui de quelques-uns des antifeptiques pharmaceutiques, dont nous ferons mention (151.) , adminiftrés prudemment (152. 3°. 4°.), & quelquefois par la diete blanche (1). On affociera à ces moyens un exercice modéré , proportionné aux forces du malade, l'air de la campagne , &c.

CLI. Le troifiéme objet (148. 3°.) , eft certainement le plus difficile à remplir. Pour faifir avec précifion les moyens capables de rétablir dans leur état naturel les parties altérées par l'infection purulente , il faudroit connoître l'efpéce de putridité, qui réfulte de cette infection , & c'eft une découverte qui refte à faire. Il eft certain que la colliquation putride purulente differe de la putridité obfervée dans les fiévres putrides malignes, & dans le fcorbut. Il eft certain encore qu'elle varie à

---

(1) Le lait qui eft quelquefois fi utile dans les phthifiques, y eft fouvent très-nuifible, fur-tout lorfqu'il y a des matieres aigres, viciées, putrides dans les premieres voies, & lorfqu'on obferve un état putride dans la maffe humorale. Dans le premier cas il fe digere mal , il s'aigrit, il fe putrifie, & fon ufage feroit alors certainement pernicieux ; mais on peut remédier à cet état des premieres voies , en évacuant & corrigeant les matieres qu'elles contiennent, par quelques purgatifs, les abforbans , les amers, &c. J'ai donné avec fuccès dans cette vue , immédiatement avant de prendre le lait , un bol fait avec l'extrait de kina, quelques abforbans, incorporés avec le firop balfamique. Dans le fecond cas, le lait eft, je penfe, toujours nuifible, il ne contient pas affez d'air fixé pour remédier à l'état putride des fecondes voies , & il fe corrompt trop vîte ; auffi l'obfervation démontre-t-elle que le lait n'eft utile que dans les commencemens des phthifies purulentes , & que fur leurs fins, lorfque les fymptômes annoncent une putridité des humeurs, il eft toujours nuifible.

raifon

raiſon des qualités du pus , & des virus qui peuvent l'altérer; enfin il eſt très - probable que la diffipation de l'air
fixé eſt la cauſe déterminante de la putridité purulente ,
ainſi que de toutes les autres eſpéces de putridité ; mais ,
de la décompoſition qui eſt la ſuite de cette diffipation ,
ne réſulte-t-il pas quelque nouveau compoſé qui la diffé-
rencie. On feroit porté à le croire ; mais quel eſt-il ? C'eſt
ce qu'on ignore. L'obſervation & l'expérience ne nous
ont pas ſuffiſamment éclairés ſur ſon eſſence , & l'analogie ne peut nous donner que de foibles lumieres. Il eſt
donc bien difficile de tracer une méthode aſſurée de remplir l'indication qu'offre l'état d'un malade , dont les humeurs ont éprouvé l'action putréfiante du pus.

Van Swieten rapporte , il eſt vrai , l'hiſtoire d'une
guériſon opérée par l'uſage des fraiſes. J'ai vu le creſſon
de fontaine faire , ſans aucun autre ſecours , une guériſon étonnante dans un cas déſeſpéré. Je ſçais que les eaux
de Barreges , de Cauterets , &c. que l'eau de chaux ſim-
ple (1), & ſur-tout l'eau de chaux cirée , ont produit
quelquefois des effets merveilleux. Pluſieurs ont recommandé avec confiance les vulnéraires, les ſudorifiques, les
amers , & ſur-tout le quinquina, & les balſamiques. Quoique je penſe qu'on peut regarder avec quelque fondement
ces derniers remedes comme les meilleurs antiſeptiques que
nous connoiſſions contre la putridité purulente , je n'ignore
pas combien leur uſage exige de circonſpection , & combien de fois l'événement à détruit les eſpérances qu'on

______

(1) Je crois que l'eau de chaux eſt principalement utile , lorſque le pus eſt d'une conſiſtance épaiſſe, ou d'une lenteur viſqueuſe.

I

en avoit conçues. Les expériences de M. Hambergen &
de M. Stork fembloient annoncer dans la Belladona &
dans la Ciguë, un fpécifique contre la diathèfe purulente
cancereufe ; mais a-t-on toujours eu le fuccés qu'on en
attendoit ?

Quoique les remedes dont nous venons de faire mention, foient ceux qui aient été fuivis le plus fouvent de
quelque fuccès dans différens cas de diathèfe purulente, on
ne fçauroit diffimuler que dans le plus grand nombre ils
n'ont pas réuffi, & que quelquefois même on a eu lieu de fe
repentir d'avoir donné fa confiance à quelques-uns d'entre
eux ; quelle eft donc la meilleure maniere de traiter &
de combattre la diathèfe purulente? Je crois que voici
le parti qu'on doit prendre en général dans le traitement
de cette maladie.

CLII. Il eft certain qu'un érétifme confidérable accompagne toujours la diathèfe purulente, & que le relâchement que femblent annoncer les accidens qu'on obferve, quand les humeurs font portées au dernier degré
d'altération, n'eft fouvent qu'apparent, & n'eft prefque
jamais univerfel. Il paroît auffi certain que l'infection purulente communique aux fluides une putridité & une acrimonie d'une efpéce particuliere, & qu'elle les diffout ;
l'épaiffiffement qu'on remarque quelquefois dans les matieres excrémentielles, purulentes ou autres, n'eft qu'acci-
dentel, & il dépend feulement de ce que leurs parties les plus
fluides ont été abforbées par les vaiffeaux inhalans des parties où le pus a féjourné, tandis que les plus groffieres s'y font
accumulées. De ces réflexions on doit conclure qu'il eft
très-néceffaire dans la putridité purulente; 1°. d'éviter tous

les remedes irritans, âcres, diffolvans, comme les fels alca-lis, les fels neutres, &c. 2°. de proferire l'ufage des aroma-tiques, à moins que l'atonie & le relâchement ne foient manifeftes ; 3°. de n'ufer qu'avec la plus grande pru-dence des amers qui font trop réfineux , de donner la préférence aux végétaux qui le font le moins , & d'affo-cier à leur ufage celui des adouciffans tirés des fubftances végétales ou animales ; 4°. d'obferver fur-tout ces regles dans l'adminiftration des balfamiques , que l'on doit don-ner à très-petites dofes & fort adoucis; 5°. enfin de re-courir quelquefois à l'empirifme , de confulter le goût du malade , & de faire dans l'occafion quelques effais dirigés par l'analogie , pourvu néanmoins que la connoiffance des qualités fenfibles des remedes qu'on employera, n'en contr'indique pas l'ufage.

CLIII. Mon intention n'étant pas de faire un traité *ex Profeffo*, fur le traitement de la diathèfe purulente , je ne m'arrêterai pas à l'énumération des moyens auxquels on doit avoir recours pour remédier aux différens acci-dens auxquels elle peut donner lieu. Il fuffit , je penfe , pour remplir le but que je me fuis propofé , que j'ai in-diqué les vûes générales que l'on doit avoir dans le trai-tement de cette maladie , & les principaux fecours qu'il faut employer.

La conféquence qu'on doit tirer de toutes ces réflexions fur l'ufage des antifeptiques dans la putridité purulente , c'eft 1°. qu'il faut , autant qu'il eft poffible , travailler à prévenir cette putridité , en fe fervant des différens fe-cours indiqués & variés fuivant les circonftances, fecours que l'on peut appeller antifeptiques improprement dits ;

2°. qu'il eſt bien difficile & ſouvent impoſſible d'y remédier, & que l'on ne reconnoît que trop tous les jours l'inſuf-fiſance des antiſeptiques proprement dits, qui non-ſeule-ment ſont rarement avantageux, mais même quelquefois pernicieux. Vérité terrible & déſolante qu'il n'eſt pas moins intéreſſant de ne pas perdre de vûe dans la putri-dité gangreneuſe, quoique l'eſſence de celle-ci ſoit peut-être plus facile à connoître.

§. II.

De la Putridité gangreneuſe.

CLIV. Comme j'ai parlé (quatriéme partie, pre-miere ſection.) de la putridité réſultante d'une gangrene externe, je m'occuperai ſeulement ici de celle qui peut ſuccéder à des inflammations internes, & j'y joindrai celle qui ſe manifeſte quelquefois dans les puſtules de la petite vérole, parce que cette maladie dépend d'une cauſe uni-verſelle inflammatoire, & eſt accompagnée d'une fiévre de ce caractere.

CLV. Toute inflammation qui ne ſe termine ni par réſolution, ni par ſuppuration, ni par endurciſſement, ſe tourne à la gangrene. Suivant la ſtructure des parties enflammées, elle eſt ſéche ou humide (1), l'une & l'au-tre mettent le malade dans le plus grand danger, & exi-gent, à peu de choſe près, les mêmes remedes.

CLVI. On doit craindre la gangrene toutes les fois

____

(1) Lieutaud, précis de la Médecine pratique, pag. 151.

que les symptômes de l'inflammation ne diminuent pas malgré les secours les mieux administrés. Toutes les fois que la lésion des fonctions augmente ; que dans la petite vérole la peau se colore d'un rouge brun , & qu'il y a de fréquentes hémorrhagies, soit par le nez, soit par les organes de la respiration ou de la digestion , soit par les voies urinaires, ou la matrice.

CLVII. L'état gangreneux se manifeste plutôt ou plus tard à raison du tissu plus ou moins nerveux de la partie enflammée, de la violence & du caractere malin des causes qui ont produit l'inflammation. Dès que la gangrene est formée, les douleurs cessent; le pouls devient foible , précipité, intermittent ; l'abattement des forces est total ; le malade éprouve de fréquentes syncopes; il est agité involontairement ; ses extrêmités se réfroidissent ; une sueur froide couvre tout son corps. Lorsque les parties qui sont le siége de la gangrene ont un écoulement par quelque organe excrétoire , les matieres qui en sortent, sont noirâtres & fétides ; rien n'aide plus à reconnoître quelles sont les parties affectées de gangrene, que la qualité des matieres des différentes excrétions.

Les crachats diffous , sans consistance, bruns, livides ou noirs, indiquent l'état gangreneux des poumons. Les vomissemens & les déjections de matiere fétide, noirâtre, dénotent celui des premieres voies. La puanteur, la noirceur des urines annoncent la gangrene des voies urinaires ; enfin la petite vérole gangreneuse se manifeste par les pustules noires, livides, qui répandent un sang diffous, noir, lorsqu'on les coupe.

CLVIII. Les gangrenes internes sont ordinairement

fuivies de la mort du malade. Le Médecin doit donc faire tous fes efforts pour la prévenir, & fuivant le caractere des caufes qui peuvent occafionner l'inflammation, & des fymptômes qui l'accompagnent, infifter tantôt fur les dé-layans, les relâchans, les rafraîchiffans, les antifpafmo-diques ; tantôt fur les fortifians, les évacuans, tantôt fur la faignée & l'application des ventoufes & des fangfues ; tantôt fur les véficatoires ; enfin s'attacher à réfoudre les embarras inflammatoires par tous les moyens indiqués dans le traitement des maladies qui en dépendent.

CLIX. Mais lorfque tous ces fecours, que l'on peut regarder comme des antifeptiques improprement dits, font infuffifans, & que les fignes (157.) annoncent un état gangreneux, le danger eft très-preffant, fur-tout fi la grangrene eft féche, ou fi, dans une gangrene humide, la partie affectée ne peut fe débarraffer par aucune voie des humeurs putrides qu'elle doit fournir. Alors non-feu-lement le mal fait des progrès rapides dans la partie, mais encore la maffe humorale eft bientôt altérée par le mê-lange de cette humeur qui eft repompée, & la putridité univerfelle eft un effet très-prompt du mouvement inteftin qui en réfulte, & de la diffipation de l'air fixé.

CLX. La rapidité de la dégénérefcence putride, le peu de reffources que la nature trouve en elle-même, l'in-fuffifance des fecours de l'art, ne doivent cependant pas décourager le Médecin. Il eft encore des remedes à tenter avec quelque efpérance de fuccès ; on doit les prefcrire dans le deffein de remplir les indications fuivantes ; 1°. De ranimer & foutenir les forces vitales ; 2°. De s'oppofer aux progrès de la gangrene & de la dégénérefcence putride, &

tâcher de corriger ce qui eſt altéré ; & d'évacuer ce qui ne peut pas être rétabli dans un état ſain.

On remplira la premiere indication par les cordiaux aromatiques & les alexipharmaques. La ſeconde par les antiſeptiques, aſtringens, & fébrifuges unis aux diététiques. Les acides végétaux & minéraux, ſur-tout l'acide vitriolique, l'élixir de vitriol de Mynſith, la teinture fébrifuge de Cluton, la myrrhe, le camphre, le quinquina ſont ceux des antiſeptiques déſignés, auxquels on doit donner la préférence. On aura recours, pour ſatisfaire à la troiſiéme indication, aux béchiques inciſifs, aux diaphorétiques, aux diurétiques vulnéraires, & aux doux laxatifs, ſuivant le ſiége de la gangrene. Parmi les différentes eſpéces de ces médicamens, l'oximel ſcillitique, la conſerve de bourrache, le kermès minéral à petite doſe, les nitreux, la crême de tartre, la rhubarbe doivent être préférés, mais, *poſitis ponendis*, & toujours relativement à la nature de la partie gangrenée, & à la voie par laquelle elle peut ſe dépurer.

CLXI. Il eſt rare que dans les gangrenes internes on doive employer quelques topiques, c'eſt néanmoins un ſecours qu'il ne faut pas quelquefois négliger ; il peut devenir ſur-tout très-eſſentiel dans la gangrene des puſtules de la petite vérole ; & ſi le Médecin doit dans cette terrible maladie, d'après Sydenham, Huxam & Mead, avoir principalement recours à l'acide vitriolique, aux alexipharmarques, aux antiſeptiques fébrifuges & aſtringens, & ſur-tout au quinquina donné en ſubſtance ou en décoction, & aſſocié avec l'acide du vitriol, il doit auſſi par les moyens indiqués dans le traitement des gangrenes externes, (quatriéme partie , premiere fection) , combattre celle des puftules & de la peau, en arrêter les progrès , & rétablir dans un état fain ce qui eft altéré , ou en faciliter la féparation.

CLXII.   Tel eft donc l'ufage qu'on peut faire des antifeptiques dans la putridté gangreneufe & dans la purulente ; & comme j'ai marqué précédemment quels étoient ceux des remedes qu'on pouvoit employer dans les putridités fcorbutiques , fiercorales & fébriles ; je crois avoir répondu au quatriéme membre de la fameufe queftion faite par l'Académie.

CLXIII.   Pour donner la folution du problême propofé, j'ai remonté à la caufe de la putréfaction , & j'ai fait voir que ce phénomene étoit un effet de la diffipation de l'air élémentaire ou fixé , ce principe actif découvert par Hales , développé par Macbride , duquel dépend la folidité & l'état fain des corps organifés; qu'on pouvoit s'oppofer à fon évafion , & conferver les corps; qu'on pouvoit rétablir & redonner aux matieres putrides l'air fixé dont elles font avides, & qu'elles abforbent avec la plus grande facilité, pourvu qu'il leur foit préfenté dans l'état de gas, état dans lequel il n'a pas encore repris fon élafticité, & eft peut-être combiné avec le phlogiftique, état où fe trouve l'air dans le moment où il fe dégage de quelque fubftance , par la fermentation , l'effervefcence , ou la déflagration. De ces faits j'ai conclu que les antifeptiques étoient des remedes capables de prévenir la perte de l'air fixé, & de le rendre aux fubftances qui l'ont perdu.

Entrant enfuite dans l'expofition des caufes qui facilitent l'évafion de l'air fixé , & des reffources que la nature s'eft ménagées pour la retarder, ou pour réparer les pertes qu'elle fait, j'ai montré que, parmi les antiseptiques, les uns prévenoient la putridité, en éloignoient les différentes causes, & facilitoient la séparation & l'évacuation des matieres putrides, qui ne pouvoient être ni corrigées ni rétablies ; les autres remédioient à la putridité, en arrêtoient les progrès, & corrigeoient ou rétablissoient les matieres putrides. J'ai nommé les premiers antiseptiques improprement dits, & les seconds antiseptiques proprement dits. J'ai fait voir que, parmi les premiers, les uns modéroient une chaleur animale trop vive, la ranimoient quand elle étoit trop foible ; les autres resserroient les fibres trop lâches, relâchoient celles qui étoient trop tendues ; quelques-uns évacuoient les humeurs dégénérées ; d'autres interdisoient une communication dangereuse, &, par ces différens moyens, prévenoient ou empêchoient la dissipation de l'air fixé, & suspendoient les progrès de la putridité ; que les seconds agissoient à raison de la fermentation qu'ils éprouvoient, lorsqu'ils étoient mêlés avec les matieres animales dans les premieres voies, ou sur des parties externes ; que la vapeur aërienne qui s'en élevoit, ou l'air élémentaire volatilisé sous la forme de gas, étoit absorbé, corrigeoit la putridité, ou rétablissoit dans un état sain les parties putrides.

C'est d'après cette division générale, que considérant ces remedes comme étant employés extérieurement ou intérieurement, comme curatifs, ou simplement, comme prophilactiques, & suivant les différens rapports qu'ils ont avec l'état des parties sur lesquelles ils doivent agir ; c'est dis-je, d'après cette divifion générale, que j'ai défigné les différentes efpéces de ces remedes.

Leurs qualités particulieres exigeant des attentions ef-fentielles dans le choix de ceux qu'on doit employer, & du tems où il faut y avoir recours, je me fuis appliqué à faire connoître par différens fignes, & le moment favorable à leur ufage, & les indications & contr'indica-tions que les différentes efpéces de putridité, offrent à remplir. J'ai cru par ce moyen répondre aux vues qui ont engagé l'Académie à propofer une queftion ſi intéreffante pour le fujet de fon prix. Mais la matiere eft auffi vafte qu'importante; je n'ofe me flatter de l'avoir traitée à fond; je fens que j'ai laiffé bien des chofes à defirer; je ne regarderai cependant pas mes efforts comme inutiles, s'ils peuvent engager des mains plus habiles à approfondir ce que je n'ai fait qu'effleurer, & à porter le flambeau de l'évidence dans une route ténébreufe, dont la connoif-fance exacte feroit ſi utile à l'humanité.

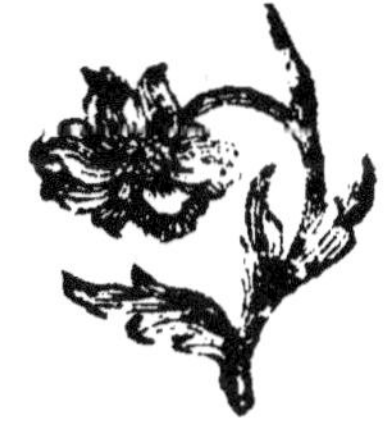

DISSERTATION

SUR

LES ANTISEPTIQUES;

Par M. Bordenave, Profeſſeur Royal, Commiſſaire pour les Correſpondances de l'Académie Royale de Chirurgie, Aſſocié des Académies des Sciences de Rouen, de Florence, &c.

Quid verum curo & rogo.

DISSERTATION

SUR

LES ANTISEPTIQUES.

Tous les corps tendent à la destruction; ce terme qui paroît être la fin de leur existence absolue, ne fait que changer leur maniere d'être; ils prennent des formes différentes; & changés seulement, sans être anéantis, ils deviennent de nouvelles substances.

Le mode de la destruction n'est pas le même dans tous les corps, au moins, quant aux apparences; cependant tout ce qui a vie, soit animal, soit végétal, tend à sa décomposition par des loix constantes & analogues entr'elles; ces corps finissent par la pourriture, & une fermentation tantôt acide, tantôt spiritueuse, plus ou moins apparente, quelquefois même insensible à nos observations, est la voie qui conduit tôt ou tard à cette fin. Les minéraux seuls ne paroissent pas soumis à cette loix; mais échappent-ils réellement à la destruction? Quoique formés de parties sans mouvement & sans action; ils éprouvent néanmoins, avec le tems seulement, s'ils sont exposés aux injures extérieures, ou par l'art; ils éprouvent, dis-je, des changemens dans leurs formes. Leurs parties intégrantes se désunissent, & privées du phlogistique qui en faisoit le lien, leur substance ne paroît plus la même. Cette espéce de désunion que les Agens généraux de la nature produiront tôt ou tard, n'est-elle pas une espéce de pourriture analogue aux substances qui la subissent, puisqu'elle produit la destruction de leurs formes?

Il seroit inutile de nous arrêter plus long-tems à examiner la façon dont tous les corps se décomposent, & comment les loix de la nature les conduisent à une fin inévitable : la pourriture des corps animés doit particuliérement fixer ici notre attention. Un Philosophe considere ce phénomène comme une opération admirable, par laquelle la nature ne détruit que pour créer de nouveau, & il ne reconnoît dans la dissolution apparente qu'une autre façon d'exister; ainsi, à ses yeux, aucun corps n'est détruit, & il sçait qu'il ne peut l'être que par celui qui la créé.

Malgré cette vérité, dont tout homme instruit doit être convaincu, il faut cependant convenir que la pourriture est le dernier terme de l'existence propre à chaque individu. Dès qu'il a changé de forme, il a cessé d'être ce qu'il étoit; & peu importe pour lui qu'il passe dans tel ou tel corps; déjà il n'est plus.

L'amour de l'existence, le plaisir du bien-être, l'horreur de la destruction individuelle, portent tous les animaux à chercher leur conservation, & la nature semble leur avoir inspiré quelques connoissances sur ce point; mais le desir de la conservation est bien plus vif dans l'homme. Une expérience continuellement répétée lui a appris que chaque inſtant de ſa vie mene ſon corps à ſa fin ; que la ſanté la plus ſolide ne le met pas à l'abri d'une deſtruction plus ou moins lente ; enfin, que les maladies auxquelles il eſt expoſé, produiſent quelquefois la pourriture pendant la vie même.

Après ces conſidérations, faut-il être ſurpris ſi l'on a cherché avec tant de ſoin des moyens de conſerver nos corps, & de les défendre de la deſtruction. Les connoiſſances ſur cet objet ſont devenues très-importantes dans l'art de guérir ; & l'on ne peut diſconvenir que des recherches ſuivies ne contribuent beaucoup aux progrès de l'une & l'autre Médecine, en établiſſant des notions qui ſerviront à diriger le traitement des maladies, tant internes qu'externes.

Cet objet intéreſſant, pour l'humanité, a mérité l'attention de l'Académie de Dijon ; elle en connoît l'importance & l'utilité : & conſacrant particuliérement ſes travaux au bien public, elle veut encore y concourir d'une façon ſpéciale, en propoſant de déterminer.

1°. Ce que c'eſt que les Antiſeptiques conſidérés dans le ſens le plus étendu.

2°. D'expliquer leur maniere d'agir.

3°. De diſtinguer leurs différentes eſpéces.

4°. De marquer leur uſage dans les maladies.

Ce travail difficile à mettre dans un beau jour, mérite des recherches profondes, & la putréfaction qui en fait l'objet, doit être regardée comme une matiere des plus curieuſes, & même neuve à beaucoup d'égards. Pour traiter convenablement ce ſujet, beaucoup de connoiſſances ſont encore à deſirer ; &, par cette raiſon, il eſt difficile, peut-être même impossible, de parvenir à une théorie certaine. Cependant, malgré la difficulté, osons faire quelques tentatives; & si notre travail ne mérite pas des éloges; au moins l'Académie nous pardonnera nos efforts, en faveur du desir que nous avous eu d'entrer dans ses vues.

§. I.

Ce que c'est qu'Antiseptique pris dans le sens le plus étendu.

SI l'on consulte les Auteurs, particuliérement les Anciens, on ne trouve rien dans leurs Ouvrages sur les Antiseptiques; ils ne les ont pas même définis, & ils se sont plutôt attachés à nous faire connoître les substances septiques. Celse (1) & Galien (2) parmi les Anciens; entre les Modernes, Gorée (3), Col de Vilars (4), & autres (5), en font mention; mais en considérant le caractére des substances septiques qui corrodent les chairs, les fondent, les détruisent, ou les pourrissent, on conçoit suffisament ce que l'on doit entendre par Antiseptique.

Ainsi les Antiseptiques sont tous les remedes qui pris intérieurement, ou appliqués extérieurement, arrêtent la pourriture, en diminuent les effets, ou même la dissipent, soit en altérant les humeurs, soit en agissant sur les solides.

---

(1) *Aurel. Corn. Celsi de Medicinâ libri* 5. cap. 19.
(2) *Galenus,* lib. 5. *de simpl. medicament. facul.*
(3) *Gorai definitiones medica.*
(4) Dictionn. de Médecine & de Chirurgie.
(5) *Castell. Brunon. Lexicon Medicum.*

Pour

Pour déterminer la nature de ces remedes, & en apprécier l'ufage, il faut d'abord expofer ce que c'eſt que la Pourriture, comment elle peut être produite, quelles font les différentes efpéces de putridité dont les folides & les humeurs font fufceptibles, & quels en font les différens degrés.

Ce fujet traité complettement nulle part, ébauché feulement dans quelques Ouvrages, a paru très-intéreſſant à l'illuſtre Chancelier Bacon, qui, en indiquant le peu qu'on fçait, & l'immenfité de ce qui reſte à apprendre, n'a pas oublié l'hiſtoire de la putréfaction, comme une des connoiſſances les plus eſſentielles pour les progrès de la Phyfique & de l'Art de guérir. Le célébre M. Pringle a fait avec fuccès des recherches utiles fur les Antifeptiques(1). M. Macbride a parcouru depuis la même carriere avec difcinction, a mis dans un plus grand jour ce qui avoit été fait par M. Pringle, & a fourni des vues neuves fur la putréfaction & fur les remedes qui s'y oppofent (2). Enfin un Auteur anonyme, auſſi recommandable par les talens, que par la modeſtie & le defir de contribuer aux progrès de nos connoiſſances, a donné depuis peu un recueil d'expériences fur cette matiere (3). Ces travaux en nous éclairant dans une route difficile, ferviront à appuyer la doctrine que nous allons établir fur les Antifeptiques.

---

(1) Traité fur les fubſtances feptiques & antifeptiques, *tom. 2.* des Obfervations fur les maladies des armées. 1755.

(2) Eſſai d'expériences, traduit de l'Anglois, de David Macbride. Par. 1766.

(3) Eſſai pour fervir à l'Hiſtoire de la putréfaction. Par. 1766

I.

Ce que c'est que la Pourriture.

LA Pourriture est un état dans lequel les parties intégrantes des corps, en se décomposant par la dissolution ou la séparation des particules élémentaires dont elles étoient formées, passent à une disposition différente, & forment de nouvelles combinaisons. Cette décomposition n'est pas la désunion des parties les plus simples des corps, puisque la pourriture ne présente pas les parties élémentaires les plus simples, & que nous avons des produits différens selon la nature & les circonstances qui la déterminent ; de quelque cause qu'elle arrive, elle est toujours précédée de la fermentation (1), à moins que le corps ne se détruise par le desséchement ou par un feu violent. L'examen de la fermentation portée à un certain point, démontre la pourriture qui en résulte.

Dans la fermentation l'air tend à se dégager des corps ; cet air, qui dans son état fixe a contribué à l'union de leurs parties constituantes, & qui paroît être le principal agent de leur cohésion (2), ne peut ainsi se dégager, qu'il ne tende à désunir & écarter ces mêmes parties intégrantes. Cet écartement décompose leur texture, détruit leur disposition naturelle. Les parties ne pouvant se réta-

---

(1) Nous entendons, par Fermentation, un mouvement spontané, produit par la chaleur générale & par la chaleur particuliere, à chaque corps qui tend à dégager l'air intérieur contenu dans un mixte, qui lui permet même quelquefois de sortir avec violence, & que l'on peut regarder comme un commencement de pourriture.

(2) Hales. Statique des végétaux, *pag.* 266. Macbride, deuxiéme essai sur la nature & les propriétés de l'air fixe , *pag.* 44.

blir par elles-mêmes , elles cedent & reftent dans la défu_
nion ; l'air fe dégage de plus en plus jufque dans les dernieres parties , puifqu'il ne trouve plus la même réfiftance ;
il quitte fon état fixe , & reprend fa forme élaftique. Les
autres principes des corps fe dégagent , entrent dans de
nouvelles combinaifons par un mouvement inteftin , &
prennent les formes qui leur font propres : c'eft ainfi que
les corps fe détruifent, & cette décompofition naturelle eft
la pourriture.

Avant que les fubftances animales fe pourriffent , elles
fermentent d'abord, c'eft-à-dire , elles fubiffent un mouvement fpontané , par lequel l'air fixe tend à fe dégager.
Cette fermentation dure jufqu'à ce que l'air foit entiérement diffipé ; alors ce mouvement ceffe, & la pourriture
arrive. Une partie affectée de gangrene & le cadavre
d'un animal qui fe pourrit , fubiffent ces changemens ; &
ils font d'autant plus prompts, que la chaleur extérieure
eft plus confidérable.

Un cadavre dépofé dans l'eau ou dans la terre , même
laiffé à l'air , ne fe pourrit pas auffi-tôt après la mort de
l'animal. La chaleur qui lui étoit propre , eft éteinte avec
la vie ; il paroît froid relativement à fon état antérieur ;
il n'eft affecté alors que par la chaleur générale. Les liqueurs & toutes les parties font fans mouvement ; elles
n'ont plus la même force de cohéfion qu'elles avoient
pendant la vie , par conféquent la chaleur extérieure & générale qui pénétre le corps, agira fur l'air contenu dans
toutes les parties ; elle le dilatera , & dès-lors il divifera,
ou du moins fera effort pour divifer toutes les parties
dans lefquelles il eft renfermé. C'eft à raifon de ces ef-

fets que le corps s'enfle, qu'il devient plus léger; la peau se rompt, l'air sort avec force; & tout étant ainsi divisé, le corps se pourrit bientôt. On observe ces changemens dans les corps des Noyés; on voit quelquefois la terre s'entrouvrir dans les endroits où il y a des corps enterrés. Ces effets arrivent assez promptement dans les grandes chaleurs; alors la pourriture se fait beaucoup plus vîte, & tous les principes des corps se développent avec plus de violence.

La pourriture n'arrive pas seulement après la mort; elle peut encore avoir lieu même dans le corps vivant par des dispositions accidentelles, & on remarque qu'elle se fait quelquefois appercevoir dans l'état de santé, ou particuliérement dans l'état de maladie.

1°. Quoique nous jouissions d'une santé parfaite, les alimens à demi-fermentés dont nous usons, les substances végétales & animales, en séjournant dans l'estomac, y éprouvent une fermentation; & s'ils y séjournent trop, ils y subissent un commencement de pourriture. Si dans cet état ils se mêlent avec la bile & les sucs des premieres voies, leur putréfaction augmente, ils produisent une ardeur considérable dans les entrailles, des rapports presque ardens vers le gosier, des borborigmes, des coliques, des diarrhées fétides, & deviennent souvent le germe des maladies putrides : les indigestions portées à un certain point en fournissent des preuves.

2°. La pourriture se développe souvent dans certaines maladies, lorsque les liqueurs sont altérées par une action trop considérable des solides, ou par une acrimonie particuliere; alors, si par une cause quelconque elles son

arrêtées dans une partie, elles fermentent, elles se décomposent, & produisent ainsi des emphisèmes & la gangrene. Ces accidens se manifestent quelquefois dans les
fièvres ardentes & malignes, dans la petite vérole; la
mauvaise odeur des déjections annonce leur putréfaction;
les liqueurs, en se décomposant, laissent échapper l'air
fixe qu'elles contenoient, d'où résultent des emphisèmes,
des amas d'air dans les grandes cavités, la pourriture dans
quelques parties, & cette chaleur ardente qui se fait alors
sentir. Enfin, si la mort arrive, comme la pourriture a été
commencée pendant la vie, elle se développe fort promptement, & est portée en peu de tems au plus haut degré.

Ce qui vient d'être exposé, établit la facilité avec laquelle
la pourriture peut se développer dans le corps animal ;
mais, pour concevoir comment elle ne se fait pas continuellement pendant la vie, il suffit de sçavoir que, quoique l'air fixe contenu dans nos parties, y conserve un
état actif & répulsif, par lequel il tend à s'échapper, son
action est continuellement modérée & retenue, moins par
la structure des solides, que par la pression de l'air extérieur avec lequel il est toujours en équilibre, & en con-
séquence nos parties sont conservées dans un état sain.

Cette propriété de l'air fixe ne peut être révoquée en
doute. On pourroit seulement opposer que, selon la doctrine de Boerrhaave (1), l'air contenu dans les corps,
& particuliérement dans les fluides des animaux, y est dans
un état d'inertie, à raison de sa division en parties très-petites & solitaires, & qu'il ne peut reprendre son activité

____

(1) *Elemens. Chemia*, tom. 1. p. 519. 524. 525. Corol. 6. 7. & 8.

que quand fes parties fe réuniffent. Mais, outre les expériences de Hales (1), qui contredifent ce fentiment, il
fuffit d'y oppofer les effets qui réfultent dans un corps
fain & vivant, de l'application de la ventoufe, ou de
la pofition de ce corps fous la machine du vuide. La tuméfaction qui arrive par le défaut de preffion de l'air extérieur, démontre affez l'état actif & répulfif de l'air fixe
intérieur; comme réciproquement l'abfence de la tuméfaction par une nouvelle preffion de l'air, établit la néceffité de cette preffion & de cette réfiftance pour la confervation de nos parties.

C'eft cette efpece d'équilibre d'action de l'air intérieur
& extérieur qui entretient la vie; c'eft cette action réciproque qui facilite la circulation, qui conferve la per-
méabilite des plus petits canaux, qui empêche l'affaiffement des parties, qui donne de la vigueur aux folides;
c'eft elle qui, d'une autre part, défend les vaiffeaux de
la force expanfive de l'air qu'ils contiennent, &, d'une
autre part, les foutient contre la preffion immenfe de
l'athmofphere; enfin, comme cette action fubit continuellement des variations, de là ces ofcillations des parties,
mouvemens combinés, toujours différens, cependant dans
une égalité réciproque, fi utiles, fi néceffaires pour l'af-
fimilation de nos liqueurs, leurs changemens, leurs fécrétions; difons, pour l'œconomie animale.

La quantité d'air fixe contenu dans nos parties eft confidérable. Selon les expériences de Hales (2), un pouce
cubique de fang de cochon, diftillé jufqu'à ficcité, a pro-

---

(1) Statique des végétaux, *exp.* 34. & *p.* 186.
(2) *Ibid.* exp. 49. 50. & 51.

duit 33 pouces cubiques d'air. Moins d'un pouce cubique de fuif entiérement diftillé , en a donné 18 pouces cubiques. Demi-pouce cubique de l'extrêmité de la corne d'un daim , a fourni , après la diftillation , 117 pouces cubiques d'air. On fçait que l'urine humaine en contient une grande quantité ; & , felon les obfervations du même Auteur (1) , une pierre urinaire a donné 645 fois fon volume d'air ; & , par l'action du feu , plus de la moitié de cette pie. re fe convertit en air élaftique. Une pierre biliaire en a produit 648 fois fon volume.

Cet air , que l'on doit avec raifon regarder comme partie intégrante du corps animal , fe renouvelle continuellement ; & il y a lieu de croire , qu'outre celui qui peut paffer intérieurement par la refpiration , il entre encore principalement avec le chyle , & va s'affimiler aux parties. L'air fixe qui deviendroit bientôt furabondant , fe dégage par la voie des urines , de la fueur & autres excrétions ; forti du corps , il paroît fous la forme élaftique , prêt à reprendre fon état fixe en paffant dans d'autres corps.

La tranfmutation de l'air d'un état fixe à un état élaftique , & réciproquement , n'eft point équivoque , & elle paroît fuffifamment établie par un grand nombre d'obfervations. Hales fait voir , par différentes expériences , que l'air élaftique dégagé par la fermentation , peut être abforbé de nouveau , & rentrer dans les corps (2). La

---

(1) *Ibid.* chap. 6. exp. fur les pierres urinaires & de la véficule du fiel.

(2) *Ibid.* chap. 6. exp. 80. & fuiv.

fermentation des matieres minérales fournit de même des exemples de la grande quantité d'air que les mélanges peuvent ou produire ou abforber felon leurs différentes natures (1). Enfin , M. Macbride a porté fes vues plus loin , & il a démontré , par un procédé ingénieux , que l'air fixe paffe d'une fubftance animale qui fe pourrit , dans l'alcali volatil cauftique , & le rend doux & effervefcent (2).

La féparation d'une trop grande portion de l'air fixe paroît être la caufe immédiate de la putréfaction des corps vivans. Nous avons déjà remarqué que , dans les maladies putrides , il y avoit fouvent de la bouffiffure & de l'emphifème ; ces maladi s font quelquefois accompagnées de taches livides , de rupture de vaiffeaux & d'effufion de fang. La gangrene humide n'arrive jamais fans tuméfaction , qui paroît autant dépendre de l'air que des liqueurs retenues. M. Pringle a obfervé (3) que le *ferum* & le *coagulum* du fang humain fourniffent de l'air, après les avoir laiffés pendant quelque tems au feu de la lampe , avant qu'aucun degré de putréfaction s'y foit fait appercevoir.

Ces confidérations comparées avec ce qui arrive aux cadavres qui commencent à fe pourrir, prouvent que, dans tous ces cas , l'air fixe féparé , ou qui tend à fe féparer , devient la caufe de beaucoup d'accidens & de la putréfaction ; que c'eft lui qui, en fe dégageant le premier, facilite l'action de l'eau & la diffolution des autres parties élémentaires ; qu'il entraîne même une partie de ces principes , &

---

(1) *Ibid.* pag. 186.

(2) Effai fur la nature & les propriétés de l'air fixe , *exp.* 16.

(3) Traité fur les fubftances feptiques , *Mém. VII. exp,* 42.

qu'ainfi, agiffant fur les folides & les fluides, il altere, & il change entiérement leur nature.

De-là il fuit que la putréfaction atténue les humeurs ; qu'une fois commencée elle agit comme un ferment putride ; qu'elle les difpofe à une diffolution de leurs parties intégrantes ; qu'elle rend plus tendres & plus lâches les parties folides & fibreufes des animaux ; qu'en s'avançant elle er. détruit de plus en plus la cohéfion ; qu'enfin elle les décompofe, & rend leurs principes fugitifs fous différentes formes.

I I.

Quelles font les caufes qui peuvent produire la pourriture ?

APRES ce qui vient d'être expofé, il ne fera pas difficile d'établir les caufes qui peuvent produire la pourriture dans le corps vivant, & comment elles agiffent. Ces caufes, dont l'effet immédiat eft d'altérer la texture des parties & d'en féparer l'air fixe, peuvent fe ranger fous deux claffes ; les unes font internes, & les autres externes.

Si nous voulions parler le langage des Anciens, nous rapporterions les caufes internes de la pourriture aux différentes efpéces d'intempéries (1) ; mais, pour nous expliquer plus méthodiquement, nous dirons qu'elles dépendent des folides & des fluides, qui la produifent diverfement felon leurs difpofitions.

Le même mouvement qui nous fait vivre, mene néceffairement à la mort. L'action que nos parties exercent les unes fur les autres, tend à les décompofer. Les fluides

---

(1) *Fabricius Hildanus , de gangrenâ & fphacelo,* cap. 4.

continuellement battus, changés par l'action vasculaire,
prendroient une nature vicieuse, s'ils n'étoient réparés par
de nouveaux sucs; & rendus impropres à la nourriture du
corps par le seul mouvement de la circulation trop long-
tems continué, ils porteroient par toute la machine la contagion, au lieu de la vie. Les solides composés de parties
plus tenaces, ne seroient point eux-mêmes exempts de
ces effets pernicieux, & bientôt ils seroient atteints de maladie; ainsi, selon l'expression de Boerrhaave, le corps
se détruit bientôt par lui-même : *Hinc ex conditione suâ*
vivum corpus citò destruitur (1).

Si la seule action vitale peut produire ces mouvemens,
on conçoit qu'à plus forte raison ils peuvent résulter de la
tension ou de la laxité des solides. C'est un dogme reçu,
& l'Auteur, que je viens de citer, a établi sur ce sujet
une doctrine également utile pour éclairer la théorie & la
pratique (2).

L'observation de l'œconomie animale fait voir que l'action des vaisseaux forts & élastiques se communique avec
force aux fluides qu'ils contiennent; elle y produit de très-
grands frottemens, par conséquent une très-grande chaleur. La partie de nos humeurs la plus ténue est aisément dissipée; la partie rouge du sang est à proportion
plus abondante, elle se porte dans les plus petits vaisseaux,
s'y arrête, d'où suivent l'engorgement, la stase, l'inflammation. Si l'inflammation ne se résout pas par les
voies naturelles, ou par les secours de l'art, si l'engor-

─────────

(1) Inst. Medic. n°. 435.

(2) *Boerrhaave Aphor. de cognoscendis & curandis morbis. De*
morbis fibrâ debilis & laxâ . . . . rigidâ & elastica.

gement a lieu dans des parties membraneuses ou aponévrotiques; dont le tissu résistant étrangle les vaisseaux
engorgés, alors, la circulation des liqueurs étant arrêtée,
& le mouvement nécessaire à la vie étant éteint, les fluides
stagnans subissent des mouvemens spontanés, la partie se
tuméfie, la chaleur vitale cesse, la pourriture paroît &
forme la gangrêne humide.

Le mouvement trop augmenté peut encore produire
la pourriture, quoiqu'il n'y ait point d'engorgement local,
lorsque les liqueurs trop battues & changées ont contracté
une acrimonie, dont les effets se développent dans telle
ou telle partie, selon les dispositions accidentelles : ainsi
la pourriture peut également avoir lieu, ou par la rigidité trop forte des vaisseaux dans une partie seulement,
ou par l'action trop vive de ces mêmes vaisseaux dans
toute l'habitude du corps. Les inflammations vives auxquelles succedent quelquefois une gangrene locale, quelquefois une pourriture générale, en fournissent des preuves.

La laxité trop grande des solides peut aussi produire
des effets semblables, en agissant d'une façon opposée.
Lorsque les vaisseaux sont foibles & lâches, les fluides
qu'ils contiennent, n'éprouvent pas une action suffisante ;
le chyle & les autres liqueurs ne subissent pas les changemens nécessaires pour la nutrition ; la circulation rallentie n'est pas assez forte pour entretenir la chaleur vitale ;
pour opérer la sanguification, pour donner aux globules
du sang la couleur, la forme & la consistance requises ;
les sécrétions ne s'operent pas convenablement ; les liqueurs peu élaborées restent indigestes ; la lymphe & la
sérosité coulent avec peine dans les plus petits vaisseaux ;

s'y arrêtent, y féjournent, les diftendent; de là fuivent la cachéxie, la leucophlegmatie, les différentes efpéces d'œdème & d'hydropifie, les fiévres lentes, quelquefois même des fiévres intermittentes, &c. Si les humeurs, en féjournant, portent les vaiffeaux à la plus grande diftenfion poffible, l'action fyftaltique y fera auffi éteinte, & les vaiffeaux privés de la vie permettront un mouvement dans les humeurs, une dépravation, une acrimonie, defquels fuivent quelquefois des fiévres de mauvaife efpéce (1), mais plus fouvent des éré·pelles avec pourriture & la gangrene.

Le défaut d'action, de la part des vaiffeaux, produit encore les mêmes maux que leur laxité. Le même méchani me a lieu, & c'eft à cette caufe qu'il paroît qu'on doit attribuer la pourriture & la gangrene qui arrivent aux vieillards par le défaut de circulation, en conféquence de l'extinction du principe vital dans les extrêmités, les gangrenes par foibleffe extrême, celles qui arrivent par atonie à la fuite des contufions, celles qui ont lieu par compreffion, enfin la gangrene féche.

L'état des fluides a le plus grand rapport avec l'état des folides; & après ce qui vient d'être dit fur la rigidité & fur la laxité des vaiffeaux, il paroît que, de la premiere, fuit la denfité des liqueurs, &, de la feconde, leur diffolution. Ces difpofitions réciproques des folides & des fluides, fe trouvant prefque toujours jointes enfemble, elles pourront devenir caufe de pourriture par les raifons ci-devant expofées; mais, de plus, la denfité

---

(1) Huxam. Traité des fiévres, *pag.* 46. 3ᵉ. Edit 1765.

feule des liqueurs peut donner lieu à des engorgemens funeftes, comme leur diffolution en relâchant les parties ; & combinée avec un mouvement fpontané, elle peut en altérer la texture & déterminer la pourriture.

Les difpofitions des liqueurs, dont je viens de parler, doivent être regardées comme les plus fimples & les plus ordinaires ; mais elles font encore fufceptibles d'autres vices, que le célébre Boerrhaave a diftingués fous différentes claffes (1). Ces dépravations ne déterminent pas également la pourriture ; celle qui y contribue le plus, eft l'alcalin fpontané dont nos humeurs font fufceptibles. Ce vice étend fes effets dans toute l'habitude du corps ; il augmente la difpofition putride à laquelle tendent quelques liqueurs, telles que la bile ; il procure une diffolution âcre & putride du fang, d'où fuivent aifément des ardeurs d'entrailles, la diarrhée bilieufe, la putréfaction des matieres contenues dans les premieres voies, des inflammations internes, des fiévres putrides, la gangrene & la mort.

Nous croyons devoir diftinguer, d'avec l'alcalin fpontané, une efpéce d'acrimonie cauftique, qui agit avec plus de violence, qui produit fes effets dans quelques parties feulement, qui, dépofée dans un lieu, corrode les extrêmités des vaiffeaux, change abfolument la nature des folides & des fluides, forme des efcarres, & produit quelquefois une pourriture fubite, confidérable. On remarque ces effets dans certaines affections fcorbutiques, dans quelques efpéces de petite vérole, dans des tems d'épidémie ou de pefte, d'où réfultent des dépôts avec pour-

---

(1) Vid. *Aphor. de fimpliciffimis humorum vitiis & fpontaneis.*

riture , des antrax , la gangrene , & quelquefois une mort prompte , avec la pourriture générale & prefque fubite du corps.

Enfin , nous ajouterons à ces caufes les dépravations produites par différens vices , tels que le vénérien , le fcrophuleux , le fcorbutique , le cancéreux , dont le développement , plus ou moins grand , peut donner lieu à la pourriture dans telle ou telle partie , & quelquefois dans toute l'habitude du corps. Le vice fcrophuleux ne la produit que lentement & peu fouvent ; le vice vénérien porté à un certain point , étend fes effets contagieux à toutes les parties ; les vices fcorbutiques & cancéreux produifent fouvent un état de diffolution & de putréfaction du fang , tel qu'il en fuit des tâches livides , une puanteur infupportable de la bouche & des parties ulcérées , des hémorrhagies , des chairs baveufes & putréfiées , des efcarres putrides , & une diffolution fi active , que les os euxmêmes ne peuvent y réfifter : ce qui a été dit ci-devant , fuffit pour expliquer comment ces caufes agiffent.

Parmi les caufes externes de la pourriture , on doit dabord confidérer les mauvais effets de la plûpart des chofes non-naturelles ; & cette confidération eft d'autant plus importante , que leur ufage eft abfolument néceffaire pour la confervation de la vie.

L'air , ce fluide fi effentiel , non-feulement pour la refpiration , mais encore comme partie intégrante , ne contribue pas peu à la pourriture des corps animés , lorfqu'il eft altéré par diverfes circonftances. Outre les qualités nuifibles qu'il peut avoir , à raifon des molécules putrides ou contagieufes , émanées des différens corps , il devient encore dangereux par son humidité, par sa sécheresse, par sa chaleur, par le froid. Ces qualités quelquefois seules, quelquefois combinées plusieurs ensemble, produisent des effets funestes, & déterminent la pourriture.

L'expérience a appris que les exhalations animales corrompues sont fort pernicieuses. On a vu des maladies pestilentielles survenir par une grande quantité de sauterelles & par des baleines mortes. Beaucoup de cadavres enterrés, après une bataille, ont souvent donné lieu à des maladies épidémiques. Au rapport d'Ambroise Paré (1), un grand nombre de corps morts ayant été jetté en 1562 dans un puits profond, il s'en éleva deux mois après une vapeur puante & contagieuse qui se répandit dans le pays, & aux environs, dont plusieurs furent infectés de peste. Ce que nous dirons des corps putréfiés, peut se dire de même des matieres minérales ou végétales nuisibles; & l'on conçoit comment l'air ainsi altéré peut devenir en nous une cause de pourriture, en fournissant un ferment putride, qui porte la contagion dans toutes nos humeurs.

Un air trop humide produira le même effet, en relâchant trop les solides, par les raisons exposées ci-devant. C'est ainsi que l'on voit des œdèmes, des leucophleg naties, des gangrenes par relâchement dans les pays fort humides & marécageux. Si l'air est en même tems chargé de molécules salines, la pourriture & les affections scorbutiques seront plus communes; les habitations sur le bord de la mer, ou dans certaines isles, en fournissent des preuves.

La sécheresse de l'air produit plus difficilement la pour-

____

(1) Liv. 2. chap. 15.

riture, parce qu'elle eſt plus rarement portée à un degré ſuffiſant. Cependant, ſi elle a lieu, en privant le ſang & les humeurs de leurs parties les plus ténues, elle fera naître des engorgemens inflammatoires, des phlegmons de mauvaiſe eſpéce, des antrax. Si la chaleur eſt jointe à cette diſpoſition, le ſang & les humeurs en ſeront bientôt altérés, ils ſe putréfieront en peu de tems, & l'on verra naître tous les ſignes d'une maladie putride. Boerrhaave ayant obſervé que l'étuve d'une ſucrerie contient un air ſi ſec & ſi chaud, qu'il ne put à peine le ſupporter un moment, ſans un danger prochain de ſuffocation, crut devoir y expoſer des animaux, pour voir le degré de chaleur qu'ils pourroient ſoutenir. Un chien qui y avoit été renfermé, y mourut en peu de tems ; la maſſe des humeurs s'étoit corrompue à un point, qu'elles exhaloient une puanteur inſupportable ; la ſalive étoit teinte de ſang, & la fétidité étoit ſi pénétrante, qu'un homme vigoureux qui faiſoit l'expérience, ne put la ſupporter, & tomba en ſyncope (1).

L'impreſſion que le froid peut faire ſur nos parties, eſt quelquefois aſſez forte, pour ſuſpendre l'action organique des vaiſſeaux, pour y arrêter la circulation, & donner ainſi lieu à l'engorgement abſolu & à la gangrene humide. Thiery de Héry en a vu des exemples (2) ; mais, comme le remarque M. Queſnay (3), la gangrene par le froid peut être ſéche & ſans engorgement : c'eſt

---

(1) *Chemiæ*, tom. 1. cap. *de igne*, exp. 20. coroll. 16.
(2) Méthode curat. de la maladie vénér. *pag.* 141.
(3) Traité de la gangrene, *pag.* 294.

ce dont j'ai été témoin dans un vieillard. Dans le premier cas, la pourriture se fait par la dépravation des sucs stagnans; dans le second, par le resserrement des vaisseaux & l'extinction du principe vital.

L'usage immodéré des alimens stimulans, âcres, salés, rances, de mauvaise espéce, des substances spiritueuses, &c. détermine souvent dans les liqueurs une acrimonie pernicieuse, une dépravation, une dissolution, qui paroissent sous différentes formes, produisent des maladies malignes, & causent la pourriture.

Le mouvement excessif, les fatigues outrées pourroient concourir aux mêmes effets, pour peu qu'il y eût quelques dispositions vicieuses internes, soit par appauvrissement des liqueurs, soit par un engorgement.

L'action violente des corps contondans affoiblit, ou détruit la force organique des vaisseaux; cette force étant abolie, les sucs stagnans ne peuvent être expulsés, l'engorgement augmente. La vie étant éteinte, les fluides & les solides tombent en dissolution, & la pourriture arrive. Ajoutons que si le corps contondant a agi avec force, outre le délabrement local, la commotion transmise au cerveau, la stupeur dans laquelle tombe la partie, y produit une inertie absolue qui augmentera la putréfaction. De-là les suppurations putrides qui sont ordinaires aux plaies contuses, sur-tout par armes à feu, la gangrene plus au moins étendue, quelquefois la pourriture inévitable de tout un membre.

La lésion de nos parties par divers instrumens, sur-tout contondans ou piquans, étant souvent irréguliere ou insuffisante pour permettre un libre écoulement dés liqueurs, elle produit l'irritation, l'étranglement, l'infiltration & la pourriture. La douleur & l'irritation suivent nécessairement la lésion des parties plus ou moins sensibles ; mais, si ces accidens ne sont pas dissipés d'abord par les moyens convenables, une tension inflammatoire survient bientôt ; l'engorgement suit de près ; les tissus membraneux, les parties aponévrotiques, rétinentes & tendues, s'opposent à la circulation des sucs : de-là leur séjour, l'empâtement du membre, une infiltration, & comme la chaleur est considérablement augmentée, à raison de l'effort que font les vaisseaux libres voisins, les sucs stagnans tendent à se décomposer, & les solides eux-mêmes privés de l'action vitale, tombent en pourriture.

L'étranglement des parties solides n'est pas toujours la suite de l'inflammation ; il peut être aussi l'effet des ligatures, de la compression des vaisseaux par corps étrangers, par tumeurs ou par parties déplacées, &c. Dans ces cas il produit d'abord l'infiltration des sucs ; & la circulation étant arrêtée, la pourriture se manifeste plus tôt ou plus tard, selon les circonstances. M. Van Swieten en rapporte des exemples dans ses Commentaires (1).

L'étranglement & la pourriture peuvent encore arriver par un relâchement subit des parties auparavant distendues. C'est ainsi que des incisions trop profondes, faites indiscretement dans des parties contuses & stupéfiées, ne servent qu'à hâter la pourriture, parce que l'évacuation trop précipitée des sucs stagnans augmente l'inertie, & au lieu de rétablir l'action vitale, l'éteint entié-

---

(1) *Comment. in Aphor. Boerrhaavii,* n°. 422.

rement (1). De même une incifion profonde dans une œdème confidérable, en évacuant trop promptement les fucs infiltrés, procurera à la vérité l'affaiffement des cellules ouvertes ; mais en même tems cet affaiffement comprime les parties internes, les empêche de fe dégorger, les diftend & les étrangle. La pratique fait voir que la pourriture arrive prefque toujours dans ce cas.

Il réfulte de ces confidérations que l'infiltration peut également avoir lieu, & par étranglement & par inertie : ce qu'il importe effentiellement de diftinguer.

La morfure des animaux venimeux paroît produire des accidens, & par le déchirement qui fuit de la piquure, ou de la morfure, & par l'infertion d'une matiere pernicieufe. Le premier effet caufe l'irritation des parties nerveufes & fenfibles, leur inflammation, leur étranglement, des accidens fouvent funeftes : une fimple piquure ou la morfure d'un animal non dangereux en fourniffent des preuves. Si, à cette irritation, on ajoute l'action d'une matiere pernicieufe, on conçoit que, relativement à fon degré d'activité, & à fon efpéce, elle produira des accidens encore plus fâcheux, la pourriture de la partie, fouvent même une mort prompte.

Nous ne croyons pas devoir omettre parmi les caufes externes de la pourriture, les brûlures fort confidérables, l'application trop étendue de certains cauftiques liquides, &c. Ce n'eft pas que le feu produife par lui-même la pourriture, quand il eft appliqué convenablement, de

____

(1) Ce point de doctrine a été fçavamment difcuté dans le Traité de la gangrene de M. Quefnay, *chap.* de la Gangrene par contufion.

même que les cauſtiques. Nous verrons même dans la ſuite l'uſage qu'on en peut faire pour arrêter la pourriture ; mais quand, par accident, il y a des eſcarres trop étendues ou trop profondes, alors la circulation étant interrompue, les parties voiſines s'engorgent, l'irritation douloureuſe tranſmiſe excite une chaleur contre nature, d'où ſuivent la dépravation des ſucs arrê.és, & un état de pourriture.

L'application mal entendue de certains médicamens peut de même y contribuer, quoiqu'en général leur uſage ſoit ſalutaire dans quelques cas. C'eſt ainſi que les ſubſtances graſſes & âcres, les aſtringens, les répercuſſifs, les narcotiques, les ſtupéfians, appliqués indiſcretement ſur une inflammation vive, ſur un phlegmon, ſur un charbon, &c. dans certains tems de la maladie, éteignent l'action vitale de la partie, ſoit en reſſerrant les vaiſſeaux, ſoit en condenſant les ſucs, ou en augmentant l'irritation & l'acrimonie, & la font tomber en mortification.

Enfin il y a des ſubſtances nuiſibles, qui déterminent la pourriture dans la partie où on les applique, d'autres la cauſent dans les humeurs & dans tout le corps. La premiere eſpéce de ſubſtance a reçu le nom de ſeptique par les Anciens, & en effet elle corrode les chairs, y éteint la vie, & la fait quelquefois tomber en diſſolution putride, tels ſont l'arſenic (1), l'huile de vitriol, le beurre d'antimoine, l'orpiment. Sous la ſeconde eſpéce ſont les ſubſtances, qui, priſes intérieurement, deviennent ſu-

___

(1) Fabrice de Hilden rapporte des obſervations intéreſſantes ſur le danger de l'arſenic, *Tract. de gangrenâ & ſphacelo*, cap 5.

neftes ou par leur nature, comme la ciguë aquatique, l'aconit, le feigle ergoté (1) ; ou par leur quantité feulement, comme l'opium, dont l'ufage immodéré a caufé la pourriture de tout le corps : nous en rappellerons un exemple dans la fuite.

On voit, par ce qui vient d'être dit , qu'il n'eft pas indifférent de diftinguer la maniere dont agiffent les caufes de la pourriture. Cette diftinction eft d'autant plus effentielle, qu'elle feule peut fournir des indications curatives, & faire connoître quels remedes peuvent être antifeptiques, felon les cas. A la vérité l'affection des folides produit prefque toujours le vice des fluides : l'une & l'autres fe communiquent réciproquement. Mais il eft des cas fimples dans lefquels la pourriture pourroit dépendre exclufivement d'une caufe, & alors la deftruction de cet agent feroit fuffifante pour la faire ceffer, fans employer, pour ainfi dire , aucun remede. Un plus grand détail fur les caufes de la pourriture feroit ici fuperflu ; nous nous contenterons d'avoir expofé les plus ordinaires, auxquelles on peut en rapporter beaucoup d'autres.

I I I.

Quelles font les différentes efpéces de putridité des folides & des fluides.

QUOIQUE la pourriture confifte dans la diffolution des parties intégrantes des corps, elle fe préfente cependant

---

(1) L'ufage de ce feigle caufe la gangrene féche. V. Mém. de l'Académie des Sciences , ann. 1710 ; & le Traité de la gangrene de M. Quefnay, *pag.* 355.

fous des dehors différens relativement à la texture des parties, la nature des humeurs, aux caufes qui la produifent, & à différentes circonftances accidentelles, comme le chaud, le froid, le climat. Il s'en faut que nos connoiffances foient portées à un certain degré de perfection fur ces différens points ; beaucoup de chofes font encore à defirer ; mais recueillons ce que quelques Auteurs ont expofé fur cette matiere, & ce qu'une obfervation exacte & fuivie a pu nous apprendre.

Lorfqu'on examine la pourriture qui arrive aux parties, on voit qu'elle eft différente relativement à leur texture, & qu'elle n'eft pas la même dans les parties dures & dans les parties molles.

Les os paroiffent peu fufceptibles de pourriture à raifon de leur folidité ; cependant ils n'en font pas exempts. Nous voyons qu'après la mort étant expofés à l'air, ils exhalent une odeur putride, que l'on peut à la vérité attribuer à la putréfaction des fucs gras qu'ils contiennent ; mais, fans nous arrêter davantage fur ce point, nous remarquerons que, pendant la vie & dans certaines maladies, leur pourriture eft fenfible. Elle fe manifefte fous la forme de carie, tantôt féche, tantôt humide ; & cette derniere produit quelquefois une telle altération, que non-feulement l'os donne une odeur très-fétide, mais encore fa partie terreufe & crétacée étant elle-même dans un état de diffolution, il perd fa confiftance, il devient poreux, friable, & eft affecté de vermoulure. Cette difpofition morbifique eft fuffifamment connue, & elle n'eft pas rare dans les vices fcorbutiques & cancéreux. Dans ces cas la matiere terreufe & crétacée de l'os étant privée de ſes principes uniſſans , elle eſt réduite en poudre ; étant une terre abſorbante, elle peut agir comme la craie & les ſubſtances teſtacées, & augmenter par là la putréfaction (1).

Quoique la pourriture des parties molles ſoit le plus ordinairement accompagnée de diſſolution, produite par la ſurabondance des humeurs ſtagnantes, néanmoins elle peut encore arriver par la privation des ſucs néceſſaires à la vie ; de-là deux eſpéces de pourriture, l'une humide & l'autre ſéche, dont il eſt auſſi eſſentiel dans la pratique de diſtinguer les cauſes, que les effets.

La pourriture humide, plus ou moins étendue, eſt encore différente ſelon la nature des parties molles qu'elle attaque. La peau plus rénitente, d'une texture plus ſerrée, ſe diſſout plus difficilement, que le tiſſu cellulaire mol, lâche & rempli de ſucs ; en ſe pourriſſant, elle paroît enduite d'une eſpéce de vernis ou de mucoſité putride, elle forme des eſcarres plus ou moins larges & profondes, elle ſe ſépare par portion. Le tiſſu cellulaire tombe plus aiſément en diſſolution putride, & ſe détache par lambeaux. Les tendons, les aponévroſes, les ligamens ayant une texture denſe & ſerrée, ſubiſſent plus difficilement la pourriture ; & quand ils en ſont affectés, ils ſe ſéparent par lames plus ou moins épaiſſes. Enfin, dans les viſceres, la pourriture eſt différente, tant par la ſtructure, que par les ſucs qui s'y préparent ; la pourriture des reins, celle du foie dans différentes-maladies,

---

(1 Pringle , 7e. *Mém.*

& de ces viſceres après la mort, font appercevoir ces différences.

Dans la pourriture féche, la privation des ſucs ne permet pas les mêmes effets; les parties affaiſſées forment
une eſpéce d'eſcarre commune, & on diſtingue moins la
pourriture propre, dont chaque partie eſt ſuſceptible.

La pourriture varie de même ſelon la nature des humeurs des animaux. Le ſang, cette liqueur vivifiante, de
laquelle émanent preſque toutes les autres, en eſt lui-même
aiſément affecté, & on remarque que ſa pourriture ſe
développe ſous différentes formes. Le ſang le plus ſain,
expoſé à l'air, devient fétide & ſe pourrit; celui qui ſuinte
par les vaiſſeaux ouverts d'une plaie, échauffé dans l'appareil qui la recouvre, préſente bientôt une odeur de
putréfaction particuliere, que l'habitude fera toujours
diſtinguer, & que l'on reconnoît dans tous les cas où le
ſang épanché ſubit l'action immédiate de l'air. De-là il
ſuit que le ſang qui ſéjourne dans une partie où l'air peut
pénétrer, eſt expoſé à une putréfaction parfaite. Cependant une pourriture ſourde peut encore lui arriver, à la
vérité difficilement, quoiqu'il n'éprouve pas l'accès de l'air
extérieur, quand il eſt épanché dans une capacité, où
l'air qu'il contient peut ſe développer, & produire un
mouvement ſpontané, comme dans la poitrine ou le bas-
ventre (1).

Le ſang dépoſé dans un vaſe à ſa ſortie d'une veine,
s'y décompoſe naturellement en trois parties pour l'ordinaire, une ſupérieure gélatineuſe, quelquefois lympha-

____

(1) Mém. de M. Queſnay ſur le vice des humeurs. Acad.
royale de Chirurg. 1. *vol. pag.* 82.

tique qui forme la furface ; le caillot dans lequel eft principalement contenue la partie rouge , & la férofité. Ces trois parties du fang ne font pas également fufceptibles de pourriture ; & l'expérience a fait voir qu'étant éprouvées à un feu de lampe , la partie coueneufe du fang d'un pleurétique a été le plus promptement atteinte de putréfaction, la partie rouge plus lentement , enfin la férofité y a réfifté plus long-tems (1).

La diffolution & la putréfaction du fang peuvent arriver même pendant la vie , & quoiqu'il foit encore contenu dans fes vaiffeaux. Tel eft l'état de quelques fcorbutiques, qui, fans avoir à peine eu quelques legers accidens de cette maladie, font tout à coup couverts de taches violettes, livides, bleues ou noires, & éprouvent des hémorrhagies fouvent mortelles. Huxam en fournit des exemples (2). J'ai vu un Officier , bien conftitué en apparence , qui , ayant eu l'avant-bras amputé pour un coup de feu , eut quelques jours après l'opération , un fuintement fanguinolent par la furface de la plaie , qui ne put être arrêté par les fecours de l'art les mieux indiqués. Le fang étoit décoloré & n'avoit aucune confiftance : cet accident a paru être l'effet d'un vice fcorbutique.

La feule action vafculaire peut encore produire la pourriture du fang ; nous la voyons arriver dans les cas où il a beaucoup d'acrimonie dans les humeurs, & par cette feule caufe. La chaleur animale & le mouvement rendent les liqueurs alcalefcentes, & produifent la pourriture dans

---

(1) Pringle, *7e. Mém.* expér. 42.
(2) Traité des fiévres, *pag.* 57, *& fuiv.*

les perfonnes qui meurent de faim ; enfin, dans quelques cas, les fels des animaux deviennent actuellement alcalins, volatils, corrofifs, & capables de détruire les globules rouges & les petits vaiffeaux, même du vivant de l'animal (1).

Lorfqu'on examine dans ces cas le fang à fa fortie de la veine, on voit qu'il produit fur le linge une tache purpurine, livide & obfcure, quelquefois même violette. La férofité eft fouvent verdâtre, trouble & comme purulente; l'expérience a confirmé ce que l'infpection & la pratique démontrent. La partie rouge d'un fang bien conftitué, expofée au feu de la lampe, a pris une couleur livide; diffoute avec un peu d'eau, elle paroiffoit d'une couleur tannée. La férofité pure, après être devenue trouble, a dépofé un fédiment blanc & purulent, & a pris une couleur verte (2). M. Gaber a obfervé à peu près les mêmes changemens, en faifant des recherches fur la putréfaction des humeurs (3). La couleur du fang ainfi décompofé fe communique même à nos parties ; on la remarque dans certaines maladies, dans quelques gangrenes, & dans la putréfaction des corps remplis de fang, qui font dabord violets, livides, & enfuite quelquefois verdâtres.

La lymphe n'étant pas abondante en fels alcalefcens, & étant fufceptible de coagulation, elle n'eft pas auffi difpofée à la pourriture que le fang. Cependant en croupif

---

(1) Huxam, *ibid.* pag. 79.

(2) Pringle, 7e. *Mém.* expér. 47.

(3) *Mifcellanea Taurinenfia*, 2. vol.

fant ou par une action trop forte de la part des vaiffeaux,
elle n'eft pas exempte de putréfaction fourde; & quand
elle fe déprave, elle devient fétide, corrofive & parvient
à un degré de corruption, auquel les autres humeurs peuvent à peine atteindre. L'obfervation fui ie a fait voir
que les tumeurs formées par les fucs lymphatiques dégé-
néroient fouvent en cancers; & pour peu que l'on foit
verfé dans la pratique, on fçait que ces tumeurs ulcérées acquiérent une fétidité & une dépravation corrofive,
qui caractérifent cette maladie, & produifent les plus funeftes accidens (1).

Nos humeurs étant plus ou moins abondantes en différens principes, elles feront auffi plus ou moins fufceptibles de pourriture. On ne peut douter que l'action vafculaire ne les y difpofe, en travaillant diverfement les
huiles & les fels des animaux; mais en même tems la
putréfaction n'a véritablement lieu qu'autant qu'en féjournant, leur air fixe fe décompofe, ou lorfqu'elles font expofées à l'air. On fçait quelle efpéce de pourriture peut
fubir la bile; on la voit devenir fétide, âcre, irritante
dans les maladies; mais elle n'a ce caractere que dans le
canal inteftinal; celle qui eft contenue dans la véficule,
ne le préfente pas.

L'urine épanchée devient bientôt alcaline; elle irrite
par fa préfence les parties qu'elle touche : & fi elle fe
mêle avec les matieres purulentes, elle leur fait contracter une odeur putride. Cependant, felon l'obfervation de
Boerrhaave, l'urine retenue cinq jours pendant une ifchu-

---

(1) Quefnay, *Mém.* fur le vice des humeurs, *pag.* 81. &
fuiv. Académie Royale de Chir. *tom.* 1.

rie n'a point paru alcaline, ni atteinte de pourriture (1).

Le lait qui étant épanché se coagule & devient d'abord acide, passe ensuite à une dépravation rance & alcaline. Une fiévre un peu considérable suffit pour lui donner ce caractere; & quand il est ainsi dépravé, il porte promptement la pourriture dans les humeurs. On connoît le danger des fiévres qui attaquent les femmes en couches, & si elles meurent en cet état, une putréfaction rapide s'empare de leurs corps.

La moëlle & la graisse se corrompent lentement & plus difficilement; leur dépravation est rance. Mais, si leur pourriture est combinée avec celle des autres humeurs, elle devient alors plus active. C'est ainsi que des humeurs différentes étant épanchées dans le bas-ventre, on voit naître promptement une affection gangreneuse, qui attaque les visceres, & cause la pourriture & la mort.

La disposition acescente des humeurs, la proportion plus grande des sucs blancs, rendent dans l'enfance la pourriture plus rare & plus lente; elle sera au contraire plus commune & plus rapide dans les adultes, parce que les humeurs plus travaillées, & en proportion différente, tendent à s'alcalifer. Par ces raisons on conçoit que la pourriture doit varier, même dans les cadavres, & on sera moins surpris des différences qui se remarquent dans leur dissolution, dans leur odeur, &c.

Ce que nous venons de dire de quelques humeurs, arrive différemment à chacune selon son espéce; & on peut l'observer dans la pratique, en considérant attentivement

____

(1) *Element. Chemia.* tom. 1. pag. 37.

la nature & les effets d'un grand nombre de maladies.
Que d'obfervations feroient encore néceffaires pour établir cette vérité, & en tirer des conféquences utiles pour
la confervation des hommes!

Les caufes qui produifent la pourriture, ne contribuent pas moins à établir fes différentes efpéces. La tenfion inflammatoire, l'action vafculaire trop forte, l'alcalin fpontané, déterminent une décompofition prompte,
une pourriture rapide, fur-tout s'il y a de l'acrimonie;
alors l'odeur putride eft exaltée. Au contraire dans le cas
de laxité & d'inertie des folides, de diffolution des fluides, la pourriture eft lente, & il y a moins d'odeur.

La différence des vices intérieurs des humeurs fait auffi
varier la pourriture qui en réfulte. Elle arrive rarement
par le vice fcrophuleux; les fucs gélatineux fpécialement
affectés dans cette maladie en font plus difficilement fufceptibles; & dans le cas où elle auroit lieu, les progrès
en feroient lents.

Le vice vénérien porté à un certain degré, détermine
quelquefois la pourriture, pour peu qu'il y ait quelque
caufe acceffoire. Ainfi les parties génitales de l'homme
peuvent être attaquées de pourriture par caufe vénérienne.
Les ulceres qui viennent dans l'aîne, dégénerent quelquefois en ulceres putrides; la chair en eft pâle & bour-
foufflée, les bords font plus ou moins durs & élevés; la
matiere qui en coule, eft moins du pus qu'une fanie icho-
reufe, verdâtre, diverfement colorée; l'odeur qui en exhale eft fade, cependant pénétrante, pour peu qu'il y
ait eu de l'inflammation. Cette pourriture, pour l'ordinaire, fait lentement fes progrès; elle fe communique aux

os, qui quelquefois fe ramolliffent, quelquefois deviennent fragiles, fouvent font attaqués de carie. J'ai vu à un foldat une érofion fi confidérable à la fuite d'un bubon vénérien, que les vaiffeaux cruraux & l'arcade crurale étoient à découvert, les mufcules du bas-ventre étoient en pourriture, & la peau émincée étoit détachée dans une grande étendue.

La pourriture produite par le vice fcorbutique eft beaucoup plus fréquente, & eft remarquable par fes progrès. Elle n'épargne ni les folides ni les fluides; elle agit fur eux également, & produit des défordes funeftes. Des taches fur la peau, des échimofes, des douleurs, des laffitudes l'annoncent; l'érofion des gencives, la puanteur de l'haleine, la carie féche des dents, l'écoulement fanieux, fouvent fanguinolent des ulceres, les chairs fongueufes, livides, faignantes au moindre contact, la défignent; enfin, la fétidité en eft très-pénétrante. M. Poupart a configné dans les Mémoires de l'Académie des Sciences, année 1699, les étranges effets du fcorbut arrivé alors à Paris. Il rapporte qu'outre les accidens violens de la maladie, les os fe féparoient de leurs épiphyfes, étoient gonflés, d'autrefois étoient en vermoulure; les parties intérieures étoient pourries (1).

La pourriture cancéreufe a auffi fon caractere fpécifique; les chairs qui en font attaquées, font douloureufes, gonflées, livides, quelquefois blanchâtres & fouvent faignantes, & les bords des ulceres font renverfés. L'humeur qu'elle fournit eft âcre, corrofive, quelquefois blan-

---

(1) Voyez encore le Traité du fcorbut de Lind.

che, quelquefois fanieufe & toujours d'une odeur infupportable; elle détruit & ronge les chairs; elle porte fes
effets fur les os qu'elle carie, ou au moins qu'elle rend
fragiles par aridité (1).

Les fubftances feptiques ne produifent pas toutes une
pourriture femblable; elle eft différente relativement à la
nature & aux effets de ces fubftances. Un obfervateur peu
exact n'apperçoit pas ces variétés; mais celui qui eft attentif, en faifit la diverfité d'effet. Tous les cauftiques,
par exemple, produifent la pourriture dans le lieu où on
les applique, & forment efcarre; mais les uns, tels que
la pierre à cautère, le beurre d'antimoine, forment une
efcarre molle; les autres, comme le fublimé corrofif,
le précipité rouge, produifent une efcarre folide; l'alun
calciné, en rongeant, donne du ton aux chairs. Ainfi,
chaque cauftique a fa maniere d'agir, mais les connoiffances nous manquent fur cet objet, & ce travail peut
être digne d'occuper utilement les Praticiens éclairés,
pour déterminer l'ufage de ces remedes & la préférence
de tel ou tel, felon les cas.

. Les poifons méritent les mêmes confidérations. Les uns
coagulent, comme le venin de la vipere; d'autres crif-
pent l'eftomac & les inteftins, irritent, enflamment, produifent des taches livides, comme la ciguë aquatique,
(2); quelques-uns femblent agir en raréfiant les liqueurs,
comme l'*opium* (3). Chacun de ces poifons produit une

---

(1) Acad. de Chirurg. *tom.* 3. *Mém.* de M. le Dran, & auffi
Obferv. de M. Louis fur le vice cancéreux.
(2) Richard Mead. *Tentam. 4um. de vegetabil. venenofis.*
(3) Ibid. *Tentam. 5um.*

pourriture qui lui eſt propre ; & une expérience malheu-
reuſe a montré que l'*opium* pouvoit déterminer promptement une putréfaction particuliere & différente de toute
autre. Un jeune homme qu'on vouloit ivrer, ayant avalé,
ſans le ſçavoir, une dragme d'*opium* dans un verre de vin,
eut quelques heures après le délire, auquel ſuccéda un
ſommeil profond. Le lendemain il étoit ſans pouls, livide & moribond. Les remedes furent inutiles, il mourut
en quinze heures. Des tumeurs livides conſidérables
étoient ſurvenues aux bras & aux cuiſſes ; il y avoit une
puanteur inſupportable ; les chats y accourroient, lé-
choient le cadavre avec avidité, & l'euſſent dévoré, ſi
on ne les eût empêchés (1).

La pourriture peut encore éprouver des différences par
des cauſes accidentelles. Le chaud, l'humidité en accélerent
les progrès, la rendent plus conſidérable, & en font
l'eſpéce plus fâcheuſe ; le froid modéré au contraire peut
être utile & la rend moins dangereuſe. Le climat que l'on
habite, n'y influe pas moins ; l'habitation de certaines
iſles, où regne une humidité continuelle, produit des maladies putrides, le ſcorbut & une pourriture analogue.
Les voyages de long cours ſur mer cauſent les mêmes
effets : ainſi, outre les maladies ordinaires, chaque pays
a les ſiennes.

I V.

La Pourriture a divers degrés.

L A Putréfaction a des degrés différens qu'il ne faut pas
confondre, pour pouvoir y remedier. C'eſt pourquoi nous

______

(1) Mém. de l'Acad. des Scienc. *ann.* 1735. *Hiſt.*

diſtinguerons

diſtinguerons d'abord la Pourriture humorale, commençante & médiocre, d'avec la Pourriture déterminée. La
premiere peut arriver dans les corps vivans par la ſeule
action trop forte des vaiſſeaux; alors les humeurs perverties ſeulement par accident, ne ſe dépravent que peu,
& ſe rétabliſſent ſouvent bientôt par les ſeules forces de
la nature. On la remarque dans les fiévres putrides ſim-
ples ; on y reconnoît bien un peu de pourriture par l'odeur
des déjections, mais des boiſſons appropriées, en fourniſ-
ſant de nouveaux fluides & l'évacuation des humeurs
vicieuſes, ſuffiſent pour terminer la maladie, & rétablir
le corps par des criſes ſalutaires. La Pourriture déterminée
produit les déjections fétides, les taches de différentes eſpéces, ſouvent la gangrene & les accidens les plus funeſtes.

Lorſque les effets de la pourriture humorale s'étendent
aux ſolides, quelquefois ils produiſent ſeulement une diſ-
tention, une inertie, qui rallentiſſent la circulation, ſemblent même l'éteindre, & qui, cependant n'étant pas portées plus loin, permettent enſuite le rétabliſſement du principe vital. Tels ſont certains effets de l'infiltration des
fluides, qui ceſſent en procurant le dégorgement, & en
ſtimulant l'action des ſolides. Cet état eſt connu ſous le
nom de mortification, & nous le diſtinguons de la gangrene & de la pourriture.

Si la vie eſt éteinte, ſeulement dans une partie d'un
membre plus ou moins étendue, alors on reconnoît la gangrene qui ſouvent eſt accompagnée de pourriture, & qui
toujours y conduit; cependant, à parler exactement, elle
peut d'abord exiſter ſans pourriture, comme on le re-

marque dans le tems de la formation des escarres & dans le commencement de la gangrene séche.

Si la mort absolue a lieu dans tout un membre, on appelle cet état sphacele; & à moins que la partie ne soit séche, il y a toujours pourriture plus ou moins prompte. Cet état est plus fâcheux.

De plus nous distinguerons encore un premier degré de la pourriture, dans lequel le principe vital venant à s'éteindre, la partie se tuméfie, & l'air tend à se dégager; un second, dans lequel l'air supérieur par son action à la résistance des parties, s'échappe & les désunit; enfin un troisiéme & dernier, dans lequel les autres principes se séparent, & la dissolution totale a lieu.

§. I I.
Maniere d'agir des Antiseptiques.

POUR expliquer la maniere d'agir des Antiseptiques considérés dans le sens le plus étendu, il ne suffit pas d'examiner l'action & les effets de quelques remedes qui paroissent avoir spécialement une propriété antiputride. Il faut porter ses vues plus loin, & déduire de la connoissance des causes qui produisent la pourriture, les moyens qui peuvent en arrêter les effets. C'est par ces considérations seules que l'on peut déterminer l'action des remedes antiseptiques, leurs espéces différentes, & l'usage qu'on en doit faire dans la pratique.

Les Auteurs qui se sont occupés de la recherche de ces remedes, & qui ont expliqué leur action, ont fondé leur doctrine sur les effets qu'ils ont observés, en éprouvant la chair des animaux par diverses substances; mais ces expériences, quoique lumineufes , font illufoires à certains égards, ou au moins infuffifantes. Les chairs qui ont été mifes en épreuve, étoient celles d'animaux fains, morts avec violence, dans lefquels il n'y avoit plus d'action : cet état peut à peine être comparé avec celui des parties malades. Il n'en eft pas de même pour arrêter ou diminuer la pourriture dans les corps vivans ; en vain on employeroit les antifeptiques les plus accrédités , leur ufage feroit fuperflu, fouvent même préjudiciable, s'il n'étoit relatif à la nature & aux caufes de la maladie.

La féparation d'une trop grande quantité d'air fixe étant la caufe de la putréfaction dans les corps vivans, la principale action des Antifeptiques doit être d'empêcher que cet élément ne s'échappe , ou que le mouvement inteftin n'ait lieu , ou enfin de rendre aux corps actuellement en pourriture une portion de l'air fixe qu'ils auroient perdu. Tels font les effets que les expériences ont démontrés dans quelques fubftances, & qui peuvent avoir lieu dans les corps animés par l'ufage de différens moyens. Ainfi, pour avoir une idée des Antifeptiques , il ne faut pas feulement confidérer quelques remedes qui arrêtent la pourriture actuelle, mais encore ceux qui peuvent la prévenir ou la corriger , quoiqu'agiffant d'une maniere en apparence moins prochaine.

L'air fixe contenu dans les parties tendroit continuellement à s'en échapper, s'il n'en étoit empêché par leur ftructure. Tant que la fanté a lieu, l'action de l'un eft en équilibre avec la réfiftance des autres, & on n'apperçoit aucun changement ; mais fi l'action vitale eft éteinte , alors l'air agit avec d'autant plus de force : d'où il fuit que pour empêcher l'air fixe de s'échapper & la pourriture de se faire, on doit entretenir les parties solides dans un degré de force suffisant. Par ces raisons on connoît déjà pourquoi les astringens, les corroborans, les spiritueux sont Antiseptiques, & comment ils operent cet effet.

Pour que le mouvement qui nous fait vivre ne produise pas la pourriture, il faut que les sucs soient continuellement renouvellés; sans cela, l'action seule des vaisseaux en changeant leur nature, détermineroit leur altération, & permettroit ainsi divers mouvemens intestins. Pour les empêcher ou les prévenir, il convient de fournir nos liqueurs de nouveaux sucs, de préférer pour cet usage des substances qui contiennent beaucoup d'air, tels sont les végétaux en général, dont le choix, différent selon le cas, produit des effets si salutaires, particuliérement dans la pourriture humorale. L'application extérieure des substances gommeuses & résineuses, des huiles essentielles, des substances salines, en pénetrant dans les parties, devient de même utile, en ce qu'elles s'opposent à l'évaporation de l'air fixe & au mouvement intestin.

L'action des Antiseptiques ne se borne pas à empêcher les corps de tomber en pourriture, elle s'étend de plus à l'arrêter & à rendre la douceur aux substances réellement putrides. Pour parvenir à cette fin, il faut rétablir une portion de l'air fixe; mais si la dissolution des parties solides a lieu, on ne peut espérer cet effet; si la pourriture n'affecte particuliérement que les fluides, en corrigeant leurs dispositions vicieuses, on rétablira les parties dans leur état naturel. Différentes expériences ont fait voir que les acides & les alcalis détruisoient la pourriture, &

rendoient la douceur aux parties qui en étoient atteintes
(1). Les mélanges fermentans ont encore cette propriété
(2) ; mais ces avantages ne paroiffent pas avoir lieu dans
les corps vivans.

Les acides peuvent bien corriger la pourriture en- faturant & en fixant l'alcali putride ; ils font falutaires en
excitant une efpéce de fermentation ; mais en même tems
ils peuvent nuire aux folides qu'ils ramolliffent, & dont ils
défuniffent les particules terreufes, élémentaires : leur ufage
exige donc des précautions , & nous examinerons dans la
fuite les cas où ils conviennent.

Les alcalis qui corrigent la pourriture dans les corps
morts, n'ont pas la même vertu dans les corps vivans ; ils
augmentent l'acrimonie des liqueurs, ils alterent même
les folides. Cependant leur ufage intérieur pourroit être
admis quelquefois avec précaution ; & fi on les emploie
extérieurement dans certains cas , nous verrons qu'ils
agiffent comme ftimulans ou comme cauftiques , & qu'ils
ne font utiles qu'accidentellement.

Les mêlanges fermentans ont plus particuliérement une
qualité antiputride , ils font propres à rendre aux liqueurs
une portion d'air fixe , & ne portent aucun détriment à
la ftructure des folides. Ils méritent donc la préférence
dans la pourriture humorale , dont on ne peut arrêter les
fuites qu'en renouvellant entiérement les liqueurs , ou en
les faturant d'air fixe. Les boiffons appropriées operent
le premier effet ; les remedes évacuans, les fubftances ali-

____

(1) Macbride. Effai fur les vertus refpectives des Antifeptiques ,
pag. 177 *&* 180.
(2) Ibid. *pag.* 185.

mentaires, l'ufage des végétaux qui fermentent dans l'ef-tomac, la refpiration d'un air falubre, produifent le fe-cond, & nous concevons que les maladies putrides ne peuvent être entiérement guéries que par ces changemens falutaires.

La poffibilité de faturer nos liqueurs d'air fixe n'eft pas équivoque, & elle eft fuffifamment prouvée par la gué-rifon des maladies; mais on peut ajouter en preuves que l'air fixe tranfmis d'un corps fain dans un putride, le ré-tablit (1); & une expérience ingénieufe a fait voir que la chaux en diffolution dans l'eau, pouvoit reprendre fa forme de chaux & revenir vifible, fi on lui rendoit l'air fixe (2).

Il ne fuffit pas de confidérer en général la maniere d'agir des Antifeptiques, il faut encore établir plus particulié-rement comment des agens, qui de leur nature ne font pas antiputrides, peuvent cependant le devenir relative-ment aux circonftances.

Pour qu'une fubftance ou un moyen quelconque foit antifeptique, il faut qu'il agiffe d'une façon contraire à la caufe putréfiante. Cette action plus ou moins prompte, en rappellant les parties à leur état naturel, préviendra ou diffipera la pourriture; mais pour obtenir cet effet, en employant, felon les cas, divers moyens fouvent oppofés, dont l'ufage n'eft point indifférent, il faut avoir la con-noiffance des caufes; elle feule peut éclairer, réfoudre les difficultés, & diriger utilement dans la pratique.

------

(1) Macbride. Effai fur les Antifeptiques, *exp.* 25.
(2) Id. Effai fur la vertu diffolvante de la chaux, *exp.* 1.

Ces principes pofés, il eft évident que fi la pourriture a pour caufe une tenfion trop forte, ou une action
trop vive des folides, fi un mouvement trop violent,
communiqué aux fluides, tend à les décompofer, alors
tout remede qui relâchera les folides, & qui modérera
l'impulfion des fluides, aura néceffairement une action
antifeptique. Dans ces cas, les délayans, les émolliens,
les relâchans, les tempérans font indiqués, & produifent
l'effet qu'on s'étoit propofé.

La pourriture, caufée par le relâchement, ne peut cé-
der qu'à des remedes toniques & fortifians ; celle qui dépend du défaut d'action, ne fera attaquée avec fuccès que
par des ftimulans, des toniques, & quelquefois même
par des irritans ; les incraffans, les toniques, les ftimulans, les évacuans conviendront dans le cas de diffolution des liqueurs. Le relâchement, l'inertie & la diffolution, étant des difpofitions prefque toujours conjointes,
on conçoit comment agiffent les remedes que nous venons d'indiquer ; comment ils s'oppofent à la pourriture,
en empêchant la défunion des parties & la féparation de
l'air fixe, & comment ils deviennent Antifeptiques.

Si les liqueurs épaiffies & engorgées déterminent la pourriture dans une partie, la diminution de leur quantité,
par la faignée dans le cas de pléthore, les délayans fimples, les relâchans, les diaphorétiques préviendront cet
effet, en empêcheront les progrès, & feront antiputrides.
De même les acides, les fermentans, les fucs tirés des
végétaux, & les végétaux en fubftance, changent la nature d'un alcalin fpontané, combattent l'acrimonie cauftique, & arrêtent la putréfaction qui en réfulte.

M iv

Outre les indications générales que préfente la pourriture compliquée de différens vices , on doit encore mettre en ufage les fpécifiques que l'obfervation raifonnée , & même l'empirifme éclairé , nous ont appris à connoître. Ainfi le mercure employé avec méthode dans les maladies vénériennes détruit le vice qui infecte les humeurs , fixe la pourriture des folides , & contribue à les rétablir dans un état fain. Les fondans contre les fcrophules ; les antifcorbutiques, différens felon les tems & les caufes de la maladie ; quelques palliatifs , des incraffans , des ftupéfians , des narcotiques dans le cancer, font auffi utiles felon les circonftances, & paroiffent plus ou moins antifeptiques.

Le feul changement de l'air fuffit fouvent pour remédier à la putréfaction , qui dépend d'un air vicié ; ainfi le fcorbut de mer fe guérit fouvent aifément en mettant à terre, & en refpirant un air falubre. Il en eft de même d'un air trop fec ou trop humide, trop chaud ou trop froid : des difpofitions oppofées conviendront pour arrêter ou pour détruire les effets de celles-ci ; mais pour que l'action d'un nouvel air foit avantageufe , il y a des précautions à prendre , dont nous parlerons dans la fuite.

Le choix des alimens n'eft pas moins effentiel , fur-tout dans la pourriture qui réfulte de l'ufage immodéré des alimens ftimulans , âcres, falés, rances , des liqueurs fpiritueufes , &c. on aura recours aux fubftances farineufes , aqueufes , douces , incraffantes , végétales , aux chairs récentes des animaux , aux boiffons délayantes. En fourniffant les fucs néceffaires à la vie , elles changeront la nature des liqueurs , comtribueront à rétablir les folides,

& rendront cette quantité de nouvel air fixe, si nécessaire pour empêcher la putréfaction.

Lorsque l'action des corps contondans a affoibli la force organique, lorsque les fluides sont épanchés ou coagulés, alors il convient de stimuler les solides & de résoudre l'engorgement; dans ce cas, les résolutifs plus ou moins actifs, les dissolvans salins, les spiritueux animés, les boissons apéritives & stimulantes, en débarrassant la partie des liqueurs stagnantes, empêchent la pourriture & deviennent antiseptiques. Ces mêmes moyens employés avec des modifications différentes, pourront ranimer les parties dans le cas d'une distension excessive ou d'inertie.

La pourriture, causée par l'étranglement des parties membraneuses & aponévrotiques, celle qui est la suite de l'irritation, augmenteroit par des remedes stimulans. Le relâchement des parties est la seule indication que l'on doive avoir en vue, & la pratique démontre que les émolliens, les anodins, les relâchans, les incisions, la saignée, sont les moyens les plus propres à rétablir les parties. L'extraction des corps étrangers, & en général l'éloignement des causes qui gênent la circulation, sont de même les Antiseptiques les plus efficaces que l'on puisse opposer à la pourriture par compression des vaisseaux.

La morsure des animaux venimeux, en introduisant dans nos liqueurs une substance délétere, procure souvent en peu de tems des accidens funestes, & une pourriture que l'on attribueroit mal à propos à la seule irritation & à l'étranglement produit par la piquure. L'expérience a souvent fait voir que les remedes locaux les plus actifs ne pouvoient rien contre les progrès du mal, qui cédoit plus aifément à quelques remedes ufités par empirifme. Si l'on étoit affez inftruit pour connoître la maniere d'agir de ces venins, on auroit bientôt leur antidote, par conféquent les Antifeptiques les plus convenables en pareil cas. Ce que nous difons ici des venins, peut s'appliquer aux poifons, aux narcotiques, aux feptiques, &c. Cependant la maniere d'agir de quelquesunes de ces fubftances a déjà été obfervée, & nous examinerons dans la fuite les moyens que l'on peut y oppofer.

Ce n'eft pas affez de combattre la Pourriture par les agens, dont l'effet foit contraire à ceux qui l'ont déterminée; il faut encore fouvent mettre en ufage des moyens plus immédiats, qui arrêtent la pourriture actuelle & locale. Ainfi, tantôt pour arrêter les effets de la putréfaction, il convient d'évacuer une portion des liqueurs ftagnantes, de deffécher la partie affectée, & d'empêcher par là des mouvemens fpontanés; ce que l'on obtient par des incifions, par le cautere actuel, par l'application des huiles alkoolifées. Tantôt les liqueurs trop abondantes permettent les progrès rapides d'une pourriture humide; l'ufage des antiputrides balfamiques corrige une partie de ces effets, & s'oppofe à une plus ample dépravation. D'autrefoisfelon les indications, des Antifeptiques falins, des cathérétiques defféchans, quelques cauftiques, produiront mieux l'effet que l'on s'étoit propofé d'obtenir.

Enfin, l'action des Antifeptiques eft encore différente à raifon des formes fous lefquelles on les applique, & elle peut varier felon la différence des faifons.

Ce que nous venons d'expofer fuffit pour établir que la maniere d'agir des Antifeptiques n'eft pas la même dans tous les cas, qu'elle doit varier autant que les caufes & les efpéces de pourriture, & qu'il faut par ces confidérations diftinguer différentes claffes de ces remedes, dont le détail va faire l'objet de nos recherches.

§. III.

Quelles font les différentes efpéces d'Antifeptiques.

QUOIQUE par la pourriture on défigne prefque toujours la diffolution des parties, nous avons cru cependant ne pas devoir confondre cet état avec des difpofitions putrides, qui affectent fpécialement les fluides, & qui femblent s'y borner. A la vérité les rapports des folides & des fluides font fi intimes, qu'on eft tenté de croire que la putréfaction ne peut s'emparer de ceux-ci, fans fe communiquer aux folides ; mais l'expérience démontre le contraire, & nous voyons tous les jours des maladies avec putréfaction plus ou moins fenfible des liqueurs, telles que les fiévres malignes, les petites véroles de mauvaife efpéce, le fcorbut, dans lefquelles le mal parcourt tous fes tems, & fouvent fe guérit fans pourriture fenfible des folides, à moins qu'il ne foit porté à un très-haut degré.

Cette putréfaction des liqueurs a toujours été regardée comme le principe de la diffolution des parties; on a penfé qu'elle éteignoit l'action vitale, que c'étoit-elle qu'il falloit particuliérement combattre, & en conféquence que les remedes internes pouvoient fpécialement opérer ces changemens falutaires. C'eft fans doute par ces confidérations que les Anciens prefcrivoient contre la pourriture des cordiaux & autres alexipharmaques; ils regardoient ces remedes comme fpécifiques, & n'employoient extérieurement que quelques fpiritueux. Mais ayant diftingué ci-devant des caufes & des efpéces différentes de pourriture, il eft prouvé que l'on doit oppofer à cet état des remedes de nature & d'action différentes, quelque ufage que l'on en doive faire, foit intérieur, foit extérieur.

Galien, en traitant des médicamens alexiteres & alexipharmarques (1), dit qu'ils agiffent en altérant ou en évacuant, mais qu'ils n'operent leur effet que par une qualité contraire à la caufe dela maladie; enforte que, felon la nature de la fubftance délétere ou du venin, on doit oppofer un remede échauffant ou rafraîchiffant, relâchant ou defféchant, &c. Cette doctrine établie fur la connoiffance des caufes, méritoit toute l'attention des gens de l'art; il paroît furprenant qu'elle ait, pour ainfi dire, échappé jufqu'à nos jours, & elle fuffit pour convaincre qu'on doit combattre la pourriture, quelle qu'en foit la caufe, par des remedes contraires, qui deviennent, à raifon de leur action, véritablement antifeptiques.

Les différentes efpéces de ces remedes doivent donc fe déduire des effets qu'ils produifent pour s'oppofer aux

____

(1) *De fimpl. medicam. facult.* lib. 5. cap. 18. *Atque ea fanè (utilitas), quæ qualitatis contrarietate auxilio eft, manifefta eft. Nam fi frigidum fit medicamen deleterium, aut venenum animantis, ab excalefacientibus petendum remedium : fin calidum, à refrigerantibus, &c.*

caufes de la pourriture. Or, nous avons remarqué que la tenfion des folides, leur étranglement, leur action trop forte pouvoient éteindre dans une partie le principe vital ; donc, dans ce cas, pour arrêter les progrès du mal, on employera des remedes *relâchans*. Les *ftimulans* conviendront dans les cas de laxité ou d'inertie. Si les liqueurs tendent à fe décompofer, fi les fibres font lâches, les *aftringens* feront utiles. Les *balfamiques* corrigent la pourriture humorale & la diffolution putride des folides. La furabondance des humeurs putrides ftagnantes pourra être heureufement diffipée par les *defféchans*. Enfin, pour fixer les effets de la pourriture, les *cauftiques* même peuvent être employés.

Telles font les efpéces principales de remedes antifeptiques, auxquelles nous en rapporterons d'autres, dont les effets font analogues, & peuvent être rangées fous les mêmes claffes : nous en parlerons dans la fuite en traitant de l'ufage de ces remedes.

I.

Antifeptiques relâchans.

LA pourriture étant prefque toujours accompagnée de diffolution, on trouvera peut-être étrange que nous rangions les relâchans au nombre des Antifeptiques ; mais, en rappellant ce que nous avons dit des caufes, on peut fe convaincre que dans certains cas, ils en arrêteront les effets, & qu'alors leur action ne peut-être révoquée en doute. Ces remedes ont déjà été propofés dans les mêmes vues par des Praticiens éclairés ; leur ufage a eu les plus grands fuccès ; il feroit à fouhaiter qu'il fût plus connu, & l'on verroit moins d'accidens par l'adminiftration peu méthodique de quelques remedes confacrés par la routine dans le traitement de la pourriture.

La tenfion des folides, leur action trop forte, l'étranglement des vaiffeaux peuvent produire la putréfaction, en accélérant la circulation, en engorgeant les vaiffeaux, & en déterminant la ftafe, & fouvent la décompofition des liqueurs. Pour prévenir ou arrêter ces effets, les relâchans font indiqués, & nous croyons devoir ici en diftinguer différentes efpéces.

S'il s'agit feulement de diminuer la tenfion des folides, de réfoudre un engorgement plus ou moins vif, de prévenir la rupture des vaiffeaux, de rendre aux liqueurs épaiffes leur fluidité, on employera de préférence les relâchans émolliens, particuliérement ceux qui abondent en eau & en mucilage, & qui contiennent très-peu de fel : tels font, l'eau tiede, les différentes efpéces de bette, les épinars, les mauves, le féneçon, la guimauve, l'oignon de lis, les feuilles de bouillon blanc, la pariétaire, la mercuriale, la branc-urfine, la graine de lin, la mie de pain, le lait, les bouillons de tripes, &c. Ces Médicamens feront mis en ufage fous la forme de lotions, de fomentations & de cataplafmes.

Nous aurions pu ajouter les huiles douces & récentes, comme le beurre frais, l'huile d'amandes douces, celles de lis, d'olives & autres ; elles font relâchantes, humeétantes, & conviennent dans la rigidité fimple ; mais s'il y a une inflammation vive, leur action eft peu fûre ; elles ranciffent par la chaleur animale, & à moins qu'on

n'ait foin de les renouveller fouvent, elles deviennent ir-
ritantes, & acquierent une acrimonie qui détermine la
pourriture. Leur ufage, tant intérieur qu'extérieur, mérite donc la plus grande attention dans les difpofitions inflammatoires & putrides.

Les relâchans, anodins & calmans, conviendroient dans
le cas de douleur, pour lever le fpafme & faciliter la réfolution. Les médicamens dont nous venons de parler,
auxquels on joindra quelques anodins, rempliront cette
intention; on préférera les fleurs de fureau, le fafran,
le camphre, la cynogloffe, &c. & l'on évitera les narcotiques & les ftupéfians.

Ces mêmes remedes peuvent être adminiftrés intérieurement, & fourniront des boiffons délayantes, relâchantes & émollientes. On pourroit même ajouter pour l'u-
fage intérieur, les boiffons qui temperent le mouvement
du fang, telles que le petit lait, les émulfions, les rafraîchiffans, les doux évacuans, dont les effets peuvent
coopérer avec les relâchans extérieurs.

La tenfion des folides & leur action trop forte ne dépendent pas toujours de la rigidité de leurs parties; elles
font fouvent produites par la trop grande quantité des
fluides, & fur-tout du fang. Dans ce cas la faignée devient néceffaire; elle diminue la pléthore générale & particuliere; en produifant la fpoliation de la partie rouge
du fang, elle modere l'impétuofité de ce fluide; elle facilite la dimotion de fes molécules ftagnantes; enfin elle
relâche véritablement les parties tendues, quand la tenfion eft l'effet de la pléthore & de l'inflammation.

La Pourriture produite par étranglement exige des

secours plus actifs. Elle feroit des progrès rapides, malgré l'usage des remedes déjà proposés, & les incisions font les moyens les plus efficaces pour dissiper la tension des parties ou leur irritation; elles relâchent, elles dégorgent, elles rétablissent la circulation, & empêchent la stagnation des sucs.

L'étranglement peut encore admettre des secours différens, relativement à ses causes; ainsi il est évident que s'il dépend de la présence d'un fragment d'os, d'un corps étranger, outre les incisions, l'extraction de ces corps est nécessaire. Il en est de même dans les cas de fracture, de compression, de ligature des vaisseaux; l'éloignement de ces causes sera le moyen le plus relâchant & le plus utile.

On voit par ce que nous venons d'avancer, qu'outre les relâchans proprement dits, il y a encore d'autres secours accessoires qui produisent le même effet, & qui ont ainsi une action antiseptique.

I I.

Antiseptiques Stimulans.

IL n'est pas rare de voir la pourriture arriver dans les corps vivans par la laxité des solides, par leur inertie, par leur engorgement La laxité peut même quelquefois être un accident consécutif de la distension, quoique dans le principe la maladie ait été inflammatoire, ainsi qu'on l'observe dans la gangrene humide, portée à un certain degré. Alors l'indication est à peu près la même, & pour peu qu'il y ait encore quelqu'espérance de ranimer la par-

tie ,

tie, il convient d'avoir recours à des remedes ftimulans, dont l'action plus ou moins vive foit relative à l'état d'atonie & de foibleffe, dans lequel font les folides; les Antifeptiques ftimulans doivent donc être diftingués en différentes efpéces.

Lorfqu'une partie a feulement perdu une portion de fon reffort, lorfque les fluides ftagnans diftendent les vaiffeaux, les réfolutifs légérement ftimulans fuffiront pour prévenir un plus grand relâchement, pour augmenter le mouvement des liquides, & empêcher les effets qui pourroient réfulter d'une plus longue diftenfion. Ainfi on mettra en ufage avec fuccès, fous la forme de lotion, de fomentation, de cataplafme, de bain, de douche, le mélilot, la camomille, le fureau, l'anis, les fcrophulaires, la fcabieufe, les farines de fêves, d'orobe, de lupin, d'orge, de fenugrec, &c. les huilles de camomille, de rhuë, de menthe, de laurier, de fcorpion. Plufieurs de ces médicamens, employés en boiffons, produiront de même des effets falutaires, & rendront plus facile la réfolution des fluides engorgés.

L'ufage de ces remedes fuppofe encore un peu d'action dans la partie; mais fi elle eft confidérablement diminuée, fi la fibre eft lâche, alors on joindra aux réfolutifs mentionnés ci-deffus, des fubftances toniques & fortifiantes, qui, en rendant l'élafticité & la force aux folides, rappelleront en même tems l'action vitale. Telles font le vin, les liqueurs fpiritueufes, les plantes aftringentes, vulnéraires, & en général toutes celles qui abondent en huile effentielle.

L'atonie & la diftenfion portées à un point extrême,

peuvent être regardées comme une difpofition très-prochaine à la pourriture, s'il arrive rupture aux vaiffeaux, ou s'il furvient quelque mouvement fpontané; il faut dans ce cas faire avec précaution un dernier effort pour ranimer l'action vafculaire, & les ftimulans un peu irritans font feuls capables de produire ces effets. On aura donc recours aux plantes aromatiques, telles que la bétoine, le bafilic, la menthe, le calament, le thin, le romarin, la fauge, le ferpolet, la lavande, l'hyfoppe, le fthécas, la farriette, la marjolaine, le laurier, l'origan, la camomille, &c. que l'on pourra employer, cuites dans le vin, ou animées avec quelques liqueurs fpiritueufes, & quelque fel incifif & pénétrant, tels que le fel marin & le fel armoniac. Ces remedes agiffent non-feulement comme ftimulans fur la partie, mais par leur odeur pénétrante, ils étendent leur action, jufqu'au principe vital.

Si l'atonie fe trouve être compliquée d'engorgement, fi les liqueurs font dans un état d'épaiffiffement ou de coagulation, les ftimulans fpiritueux feroient nuifibles; & les ftimulans diffolvans, ou du moins qui aident la réfolution des humeurs, méritent la préférence. Telles font quelques plantes âcres ou ameres, chargées de principes fort actifs, comme l'alliaire, le fcordium, l'abfynthe, la matricaire, la tanafie, le marrube, la rhuë, la grande chélidoine, la petite centaurée, la perficaire, la racine d'aunée, la racine vierge, auxquelles on joindra le fel marin ou le fel armoniac. Ces remedes, en irritant les folides, procureront le mouvement des fluides, empêcheront la féparation de l'air fixe, & la diffolution des parties.

On peut encore ajouter aux Antiſeptiques ſtimulans l'uſage des ſavons naturels ou artificiels, qui, compoſés d'une huile âcre, jointe à un ſel lixiviel, donnent un remede irritant, & propre particuliérement à diſſiper les engorgemens d'humeurs lentes & viſqueuſes. L'application extérieure de quelque alcali fixe ou volatil produira encore le même effet; on pourroit même dans certains cas d'épaiſſiſſement des liqueurs, admettre, avec réſerve, l'uſage interne de quelque alcali fixe ou volatil.

Le bain, la douche des eaux thermales, la leſſive des cendres de quelques plantes, donneront de même un antiſeptique ſtimulant, propre à réſoudre certains engorgemens lymphatiques, avec pourriture.

Enfin, comme l'évacuation des humeurs ne peut ſe faire ſans une action vaſculaire augmentée, quelques remedes évacuans, les diaphorétiques, les ſudorifiques, les cordiaux employés ſelon les indications convenables ſeront eux-mêmes des Antiſeptiques ſtimulans.

I I I.

Antiſeptiques aſtringens.

L A décompoſition des parties & la diſſolution des fluides étant les effets ordinaires de la pourriture, toutes les ſubſtances qui pourroient reſſerrer les fibres, s'oppoſer à la déſunion de leurs molécules intégrantes, augmenter leur force de cohéſion, donner de la conſiſtance aux fluides, les retenir dans leurs diſpoſitions naturelles, empêcher les changemens auxquels ils tendroient par des mouvemens ſpontanés, ſont les Antiſeptiques les plus efficaces qui conviennent dans ces cas. Différentes efpéces de remedes fourniront ces fecours, & nous les rangeons fous la même claffe, à raifon de l'analogie de leurs effets : telles font les aftringens auxquels nous joignons les abforbans & les acides.

Quoique l'action des aftringens paroiffe fpécialement relative aux folides, elle s'étend cependant fur les humeurs en même tems. L'aftriction de la fibre rend fon action plus forte fur les fluides, par conféquent contribue à les changer; mais, d'une autre part, la pénétration du remede, y produira auffi une altération falutaire. On conçoit par là comment les aftringens font fouvent Antifeptiques, quoique les Antifeptiques n'ayent pas toujours une vertu aftringente. On peut même dire, en faveur de l'action antifeptique des aftringens, qu'elle eft telle que, felon les expériences (1), elle a rendu la viande inaltérable. Leur application peut donc être de la plus grande utilité contre la mortification & la pourriture.

Les aftringens les plus convenables font la bugle, la fanicle, les balauftes, la pervanche, le fumac, la grande confoulde, la paquerette, le cyprès, le chêne, le plantin, la tormentille, la biftorte, le bec de gruë, les orties, les rofes rouges, le myrte, le chêne vert, le fang d'agon, le tacamahaca, la noix de gale, le vitriol, l'alun. Ces remedes pourront être employés en lotion, fomentation, cataplafme, & on pourra augmenter leur action, en y joignant le vinaigre, le vin rouge, le gros

____

(1) Effai pour fervir à l'Hiftoire de la putréfaction, 32°. claffe pag. 444. & fuiv.

vin, l'eau-de-vie, l'esprit de vin. L'eau de chaux peut de même être regardée comme un Antiseptique astringent : les expériences les plus exactes le prouvent (1); & si elle n'a pas paru telle à M. Pringle (2), il y a lieu de croire que cet effet doit être attribué à la maniere dont la tentative a été faite.

Si les astringens, en excitant le froncement des fibres, & en augmentant leur force de cohésion, sont Antiseptiques, les substances qui ont une grande affinité avec l'eau, & qui absorbent celle qui est infiltrée dans le tissu d'une partie putrescente, produiront le même effet, parce qu'en privant la partie de son humidité, non-seulement la dissolution n'aura plus lieu, mais encore les élémens des solides se rapprocheront, la fibre deviendra plus ferme, & la pourriture sera arrêtée. Par ces raisons les absorbans peuvent être regardés comme Antiseptiques, & leur action sera d'autant plus relative à celle des astringens, qu'ils auront en même tems de leur nature une vertu astringente.

Nous entendons ici par absorbans, les substances séches, plus ou moins austeres, résineuses & aromatiques, fournies particuliérement par le regne végétal, qui se chargent facilement des humidités superflues. Telles sont toutes les substances végétales, desséchées & pulvérisées, dont nous venons de parler; le quinquina en poudre, son extrait, l'extrait d'*opium*, le poivre, le gingembre, le safran, la racine de contrayerva, la rhubarbe, la men-

---

(1) Macbride. Essai sur les Antiseptiques, *exp. 5.*
(2) Exper. 27.

N üj

the, l'angelique, la racine de valériane sauvage, le gayac épuifé à fec. La gomme arabique, & la gomme adragant en poudre produifent le même effet; cependant elles font feptiques en diffolution (1). Enfin la chaux vive en poudre eft antifeptique & abforbante, en défféchant, quoique propre à produire la pourriture avant fa calcination. Lorfqu'elle a fubi l'action du feu, fes parties deviennent folubles dans l'eau, elles s'infinuent dans la texture molle des fubftances animales, & elles fe joignent à l'air fixe de ces corps qu'elles confervent ainfi, & qu'elles défendent de la putréfaction, en empêchant le mouvement inteftin. Les abforbans tirés du regne animal, tels que les teftacés; ceux qui font fimplement terreux, comme la craie, & les terres calcaires, accélerent la pourriture, & ils ne deviennent Antifeptiques, qu'autant qu'ils font réduits en chaux.

Les médicamens qui font en même tems abforbans & aftringens, ont une action antifeptique plus prompte & plus remarquable, puifqu'ils ont la propriété de donner une rigidité, une aftriction particuliere aux fibres, en même tems qu'ils leur ôtent leur humidité furabondante. La noix de gale en poudre, le quinquina, l'alun, le fel de tartre à fec, le vitriol bleu; les fels métalliques, comme le fel de plomb nitreux, le plomb corné, le fel de faturne, le vitriol de mars, les cryftaux de lune, produifent fenfiblement ces effets, & il paroît que leur action dépend particuliérement de l'aftriction.

Les acides, en faturant l'alcali putride, arrêtent les

____

(1) Effai fur la putréfaction, *pag.* 450.

progrès de la putréfaction, & contribuent par là à conserver les parties ; mais ils n'agissent avec efficacité, qu'autant qu'ils sont concentrés, qu'ils sont plus forts, & qu'ainsi ils fermentent plus promptement : alors ils retiennent l'air fixe, rétablissent les fluides, s'opposent à la décomposition des solides, leur rendent un peu de rigidité & paroissent les reserrer considérablement ; par là ils ont une analogie avec les astringens.

Les acides foibles, abondans en eau, ont peu d'action antiseptique, & ils conviennent mieux pour l'usage intérieur, que pour la pourriture locale. Par ces raisons on préfere les acides minéraux aux acides végétaux ; ceux-ci sont en général plus foibles, au lieu que les autres ont une action plus forte, & que d'ailleurs suivant les observations, les acides minéraux combinés avec les alcalis, ont plus de pouvoir antiseptique, que les acides végétaux combinés avec les mêmes alcalis.

L'expérience a démontré que les acides du tartre, du citron, du vinaigre, du sel marin & du vitriol étoient antiseptiques (1) ; à la vérité leur action n'a pas été égale ; les acides minéraux ont paru l'avoir plus forte, & les acides vitrioliques sur-tout résistent puissamment à la putréfaction par la rigidité des fibres qui résulte de leur application. Leur action même est telle, qu'elle peut détruire l'état de putréfaction, & les rétablir à peu près dans une disposition qui paroît contraire (2). On concevra par ces considérations comment les acides végétaux peuvent être résolutifs, comment les acides minéraux deviennent

______

(1) Macbride. Essai sur les Antiseptiques, 1. *exper.*
(2) Macbride. *Ibid.* exper. 6.

répercuſſifs, enfin comment ils ſont antiſeptiques aſtringens.

Tous les autres acides produiſent les mêmes effets que
ceux dont nous venons de parler ; ainſi on pourra de
même avoir recours à l'acide nitreux, à l'eau de Rabel,
à l'eſprit de ſoufre, &c. mais l'acide vitriolique paroît
le plus puiſſant. L'uſage de ces remedes mérite des attentions qui nous occuperont dans la ſuite.

I V.

Antiſeptiques balſamiques.

Pour conſerver les parties attaquées de putréfaction,
empêcher leur décompoſition, & même les rétablir, on
ne peut trop s'oppoſer à la dépravation des ſucs, & à la
déſunion des parties ſolides élémentaires qui les conſti-
tuent. Les ſubſtances balſamiques paroiſſent avoir ſpécialement ces propriétés ; & ſous ce titre nous comprenons
les huiles tant eſſentielles que volatiles, les réſines, les
gommes, les gommes réſines, les huiles alkooliſées, &
toutes les ſubſtances végétales qui ont quelques-unes de
ces qualités, ou qui fermentent.

Les ſubſtances balſamiques pénétrantes poſſedent une
action antiſeptique dans un plus haut degré. Elles ſont
formées d'huiles plus ou moins tenaces, entiérement in-
diſſolubles à l'eau, & elles contiennent des ſels purement
acides, ſi immédiatement unis au principe huileux, que
l'humidité ne peut avoir aucune priſe ſur eux, ni empêcher leur effet. Ainſi, d'une part, elles diminuent la dépravation des ſucs, & même l'empêchent par l'acide qui

leur eft propre, & qui, joint à une huile tenue, s'oppofe à la diffipation de l'air fixe ; d'une autre part, elles
défendent le principe huileux de nos parties contre l'alcalefcence, elles le préfervent de la dégénération putride;
& en pénétrant dans la texture des folides, elles donnent
plus de force de cohéfion à leurs parties, elles les mettent en état de réfifter à la décompofition, & même à
raifon de leur action, elles ftimulent & rappellent les
chairs à la vie. Tels font les effets que produifent les huiles volatiles effentielles, comme l'huile de thérébentine,
les huiles effentielles diftillées des plantes aromatiques &
réfineufes, comme celle de romarin, de lavande, d'anis;
&c. le fel volatil de fuccin, qui, acide & huileux tout
à la fois, agit plus fortement que le fel marin (1) ; enfin
le camphre, dont la vertu a été jugée par M. Pringle (2),
à peu près trois cens fois plus grande que celle du fel
marin, pour réfifter à la putréfaction. Les huiles âcres
& pénétrantes, comme celle de gérofle, &c. peuvent
auffi être employées, mais avec circonfpection, parce que
les chairs étant ranimées, elles deviendroient bientôt nuifibles.

Les matieres réfineufes étant de leur nature moins propres à pénétrer le tiffu des parties, elles agiffent en défendant l'accès de l'air extérieur; elles empêchent la diffipation de l'air fixe ; elles confervent la furface qu'elles
recouvrent, & par là elles font antiputrides. La thérébentine, la poix, la myrrhe, l'aloës, l'affa fœtida, le fa-

____

(1) Pringle. Exp. 9. *pag.* 179. Et effai fur la putréfaction, *p.* 303.
(2) *Ibid.* pag. 181.

gapenum , le ftyrax liquide, le ftorax calamite, le ben-
join , le maftic , le baume du Pérou & les autres baumes naturels, agiffent ainfi, étant employés fimplement ;
mais fi leurs principes font développés, étant en diffolution dans les liqueurs fpiritueufes , alors par cette nouvelle combinaifon , ils deviennent plus pénétrans, plus
antifeptiques, & prefque auffi puiffans que les huiles volatiles effentielles.

Les gommes-réfines peuvent auffi être regardées comme
antifeptiques balfamiques , mais beaucoup plus foibles.
Etant en poudre, elles agiffent comme les abforbans; fi on
les diffout , leur partie réfineufe , unie à quelque liqueur
fpiritueufe , aura plus d'activité, comme on l'obferve dans
la gomme ammoniac, la farcocole , la gomme animée ,
la gomme lacque, la gomme élemi, & autres. Mais les gommes fimples , telles que les gommes arabique, adragant,
&c. étant dépourvues de parties réfineufes , elles ne peuvent défendre de la pourriture ; auffi, comme nous l'a-
vons remarqué ci-devant, elles ne font Antifeptiques
qu'en abforbant, & qu'autant que par leur grande quantité , elles retiennent l'humidité , & forment fur les parties une croûte ou une efpéce de vernis ; en diffolution
dans l'eau , elles font feptiques.

Les huiles alkoolifées , ou les efprits ardens, ont beaucoup de rapport avec les fubftances balfamiques. Ces
huiles tirées des végétaux par la fermentation , ou par la
diftillation, font d'autant plus efficaces, qu'elles font dé-
phlegmées; elles contiennent un acide enveloppé dans
une huile tenue & facile à évaporer. A raifon de ces principes, elles font ftimulantes, aftringentes, donnent de

la fermeté aux folides, condenfent ou durciffent les humeurs, & empêchent ainfi la diffolution des uns ou
des autres. Le vin, l'eau-de-vie, l'efprit de vin, celui de
bierre, ont ces propriétés; elles font foibles dans le vin,
plus fortes dans l'eau-de-vie; mais elles font remarquables
particuliérement dans l'efprit de vin & de bierre. Ces huiles, jointes à des fubftances pénétrantes, comme le fel
marin, le camphre, le fel armoniac, &c. forment les
plus puiffans Antifeptiques.

Les fubftances végétales, qui abondent en parties gommeufes & réfineufes, ont de même une grande vertu antifeptique; elles font ftimulantes, balfamiques, & quoique
de leur nature elles contiennent une plus grande quantité d'eau, néanmoins elles ont affez de principes aĉtifs
pour s'oppofer à la pourriture. La décoĉtion des fommités
de fapin a été louée pour attaquer les affeĉtions fcorbutiques. L'eau de goudron a été recommandée comme
un puiffant antiputride tant intérieur qu'extérieur. L'expérience a auffi démontré que les propriétés antiputrides
exiftoient éminemment dans le gayac, le poivre, le gingembre, le fafran, la racine de contrayerva, la fauge,
la rhubarbe, la racine de valériane fauvage, la menthe,
l'angélique, le lierre terreftre, le fenné, le thé verd,
l'abfynthe, la moutarde, le raifort (1); l'infufion de
fleurs de camomille, de ferpentaire de virginie, a même
fait voir une aĉtion que M. Pringle a évalué cent vingt
fois plus forte que celle du fel commun. Enfin le quin-

______

(1) Pringle, *pag.* 182. *exper.* 11.

quina a paru posséder la vertu antiseptique au plus haut degré.

L'usage de ces substances ne se borne pas à la pourriture locale ; elles sont encore très-utiles pour attaquer & détruire l'affection putride des liqueurs. Leur action principale paroît dépendre alors de ce qu'elles fermentent dans le corps , & qu'elles fourniffent intérieurement une grande quantité d'air fixe. Cette maniere d'agir est d'autant plus probable , que beaucoup de végétaux ont cette même propriété , quoiqu'ils foient d'une nature différente, comme le fucre , la moutarde , le raifort fauvage , le navet , la carrotte , l'ail , les oignons , le choux.

Malgré les avantages qu'on peut tirer d'un grand nombre de fubstances végétales , pour l'ufage intérieur ou extérieur , nous croyons que l'on doit toujours préférer celles qui abondent en gomme-réfine. Non-feulement elles diffipent la pourriture & l'odeur fétide , mais encore elles ont par deffus les autres la propriété de rendre aux fibres leur fermeté naturelle , ce que ne font pas les acides , qui fouvent ramolliffent la fibre , fi on les continue long-tems (1).

V.

Antifeptiques defféchans.

LORSQUE les parties attaquées de pourriture font engorgées , qu'elles font prêtes à tomber en diffolution , & que l'on a lieu de craindre que les humeurs putrides en refluant dans la maffe , n'étendent dans tout le corps les

------

(1) Macbride. Effai fur les vertus refpectives des Antifepti- ques, *expér.* 19.

effets de la contagion, alors il convient de dissiper les humeurs putrides stagnantes, de dessécher autant que l'on peut la partie, de former une escarre pour défendre les chairs voisines, & d'empêcher par là une plus grande putréfaction de celles qui ne sont pas immédiatement exposées à l'action de l'air extérieur. Les absorbans seroient trop foibles en pareil cas; la pourriture continueroit ses progrès; il faut avoir recours à des remedes desséchans plus efficaces, telles que le feu & l'huile bouillante.

Le feu, ou cautère actuel, a été connu, pour ainsi dire, de tous les tems, & les Anciens qui en ont étendu l'usage à un très-grand nombre de maladies, l'employoient aussi avec succès dans ce cas. Ce seroit sortir de notre objet, qne d'exposer l'usage qu'ils en ont fait, & celui qu'on en peut faire; il suffira d'examiner pourquoi & comment il est utile contre la pourriture.

Hippocrate & Arétée ont proposé le feu dans beaucoup de maladies; mais Celse paroît être le premier qui en ait recommandé l'usage dans l'érésipele avec pourriture, dans la gangrene, le charbon, la morsure des animaux enragés (1). Depuis eux, Galien, Paul d'Ægine & Albucasis ont aussi parlé de ce remede, & Marc Aurele Severin est un de ceux qui l'a recommandé avec le plus d'éloge. Il rapporte fort au long dans sa Pyrotechnie Chirurgique les propriétés du feu, & il croit avec Galien que le feu est le moyen qui détruit le plus sûrement la pourriture (2).

---

(1) Lib. 5. cap. 26. 27. & 28.
(2) Cap. 1. *Ustio est ex his quæ putrium vitiorum substantiam exinaniunt.*

Le feu en agiſſant ſur la partie qu'il touche , ſemble étendre plus loin ſes effets ſalutaires ; il fortifie les parties voiſines , il atténue & diviſe les humeurs , il fixe la matiere putride ; par ces raiſons on doit le regarder comme un des plus puiſſans Antiſeptiques , & on n'eſt plus ſurpris que les Anciens ayent porté la confiance en ce remede , au point de pratiquer l'amputation avec un couteau rougi au feu , dans l'intention d'empêcher la pourriture de s'étendre plus loin. Paré , Fabrice d'Aquapendente , & depuis pluſieurs Auteurs modernes , ont auſſi reconnu les avantages du feu , pour arrêter la pourriture ; mais les abus que l'on peut avoir fait de ce remede , ne doivent pas le faire regarder comme moins efficace dans ce cas.

La cautériſation par l'huile bouillante , comme on la pratiquoit autrefois dans les plaies d'arquebuſades, a beaucoup de rapport avec la cautériſation par le feu ; elle agit de même à peu près , & ſouvent on l'a crue préférable , parce qu'outre les propriétés actuelles du feu , on a penſé que les huiles devoient encore produire des effets relatifs à leur nature. Ainſi l'uſtion avec l'huile bouillante , & ſpécialement avec celle de thérébentine , a paru propre à calmer les accidens produits par léſion de parties nerveuſes , les grandes douleurs & les convulſions ; mais, ſi elle a ces avantages ſur le cautère actuel , elle peut auſſi nuire quelquefois en s'inſinuant trop avant , & agiſſant plus loin qu'on ne ſe l'étoit propoſé.

Cette pratique a été fort long-tems en uſage dans le traitement des plaies d'armes à feu ; elle étoit encore conſacrée du tems de Paré ; mais cet Auteur recommandable, qui nous a tranfmis fes regrets & fes inquiétudes pour fes malades, ayant manqué d'huile dans une occafion (1), éclairé par cet heureux hafard, l'a enfuite profcrite du traitement de ces plaies.

On voit par cet expofé que l'action principale du feu ou de l'huile chaude, confifte dans l'exficcation de la partie touchée, & qu'il eft Antifeptique en détruifant l'humidité putride, & en ftimulant un peu l'action organique des parties voifines.

V I.

Antifeptiques cauftiques.

PROPOSER les cauftiques comme Antifeptiques, c'eft avancer que la pourriture peut s'arrêter par la pourriture même. Cette propofition paroît d'abord un paradoxe, mais elle ceffera de paroître telle, en confidérant non-feulement l'action immédiate des cauftiques fur la partie où on les applique, mais encore leurs effets fur les parties voifines.

Un cauftique éteint à la vérité le principe vital dans la partie qu'il touche, y produit une efcarre plus ou moins molle relativement à fa nature & à fon action ; & par cette confidération les Anciens le regardoient comme une fubftance feptique. Cependant on fera perfuadé qu'il peut produire un effet contraire, quand on fçaura que fouvent il agit en defféchant, qu'il donne plus de confiftance à des parties qui tendent à la diffolution, qu'il fixe les fucs

---

(1) Des plaies par Hacquebutes. 1. *Difcours.*

putrides , & les empêche de se communiquer, qu'en irritant les parties voisines , il rappelle l'action vitale , qu'il procure des inflammations salutaires , détermine une suppuration louable, dissipe la mortification, & s'oppose ainsi à la pourriture.

L'usage de tel ou tel caustique n'est point indifférent ; il convient de les distinguer , & par un examen attentif on sera convaincu de la diversité de leur action & de leurs effets.

Quelques caustiques semblent agir en crispant, en donnant de la tension aux solides, en coagulant, & forment une escarre séche; tels sont les acides minéraux & ceux qui y sont analogues. L'esprit de nitre & celui de sel marin desséchent la peau qu'ils cautérisent , & n'agissent sur elle que lentement & foiblement. Ces mêmes acides produisent plus promptemement leur effet sur les chairs , ils y forment une escarre plus épaisse, & ils conviennent particuliérement dans certaines pourriture humides par inertie. Il en est de même de l'esprit de vitriol & de l'esprit de soufre, qui peuvent convenir pour cautériser des chairs gangrenées & putrides. L'alun calciné, quoique beaucoup plus foible , fournit un caustique qui donne du ton & de l'astriction.

Les substances minérales combinées avec les acides minéraux produisent des caustiques beaucoup plus puissans. Elles sont plus actives sous la forme séche , telles sont les précipités de mercure, le sublimé corrosif , l'arsenic blanc, la lune cornée , la pierre infernale , le verdet , &c. Les escarres qui résultent de leur application, sont séches ; elles agissent mieux sur les chairs ; le sublimé

corrosif

corrofif peut être excepté, il forme efcarre fur la peau.

L'ufage de ces mêmes fubftances fous la forme liquide, n'eft pas fans inconvénient; elles s'infinuent alors trop aifément dans la texture des parties, elles les pénetrent, & portant leur action plus loin qu'on ne fe l'étoit propofé, elles caufent des douleurs & divers accidens. Les eaux phagédénique & mercurielle, l'huile de vitriol, font de ce nombre; & pour les employer fans danger, il faut feulement toucher les parties avec précaution, ne pas les y laiffer féjourner, & empêcher qu'elles ne fe mêlent avec les autres liqueurs.

L'acide minéral paroît être la caufe principale qui donne tant d'activité à ces cauftiques, qui rend les efcarres folides, qui donne aux chairs une couleur affez vive. Nous remarquons encore que quelques préparations dans lefquelles entre une fubftance minérale unie à un acide végétal, tel que l'onguent ægyptiac, produifent un cauftique propre à animer les chairs. Le beurre d'antimoine, quand il agit fur des parties graffes, forme des efcarres qui ont peu de confiftance.

Les cauftiques compofés avec des alcalis agiffent d'une façon oppofée. Quand on applique la pierre à cautere, l'efcarre qu'elle forme fur la peau, eft quelquefois folide d'abord; mais cette folidité dure peu, l'efcarre s'amollit & elle tombe en diffolution; appliquée fur les chairs, elle les rend molles, & ces efcarres different abfolument de celles qui font produites par d'autres cauftiques : il en eft de même de l'huile de tartre par défaillance.

Ces effets paroiffent conformes à ce que nous avons

déjà dit fur la pourriture ; les acides cauſtiques conſer-
vent leurs propriétés, même en cautériſant, & ſemblent
modérer l'alcali putride ; au contraire les alcalis cauſtiques portent la diſſolution dans les humeurs, & augmentent la pourriture.

---

§. IV.

Uſage des Antiſeptiques dans les maladies.

Pour déterminer dans toute ſon étendue l'uſage des
Antiſeptiques, il faudroit examiner toutes les maladies
dans leſquelles il peut y avoir des affections putrides.
Cette diſcuſſion paſſeroit les bornes d'une diſſertation.
Nous croyons ſuffiſant d'expoſer les principaux uſages de
ces remedes, pour en déduire ceux qu'on en peut faire
dans un plus grand nombre de cas. L'ordre que nous
avons ſuivi dans la diviſion de leurs eſpéces, nous gui-
dera dans l'expoſition de leurs uſages.

I.

Uſage des Antiſeptiques relâchans.

L'inflammation portée à un certain degré eſt regardée avec raiſon comme une diſpoſition qui peut déterminer la pourriture, & qui la produiroit même néceſſairement, ſi on n'en arrêtoit les progrès. Dans cette maladie l'action trop forte augmente le mouvement des liquides ; les ſolides tendus réſiſtent à cette impulſion ; mais
leur action n'étant pas en raiſon de la quantité des li-

queurs pouffées dans la partie, elle produit engorgement, obftruction & ftafe, auxquels fuccedent bientôt la
rupture des vaiffeaux, l'épanchement des liqueurs, leurs
dépravation & la pourriture.

Pour prévenir ces accidens ou empêcher leurs progrès,
il convient de diminuer la tenfion des folides, de réfoudre l'engorgement, & de rendre aux liqueurs la fluidité
qui leur eft néceffaire. Les relâchans émolliens appliqués fur
la partie paroiffent propres à remplir ces indications, pourvu
qu'on y joigne en même tems l'ufage des boiffons & des
remedes intérieurs convenables. Nous avons remarqué
ci-devant fous quelles formes ils pouvoient être employés.

On préférera les relâchans aqueux & mucilagineux ;
ils pénetrent plus facilement la texture des parties, ils
humectent efficacement les folides, & fourniffent du
véhicule aux humeurs. Les remedes gras ne produifent
pas les mêmes avantages ; ils obftruent les pores de la
peau, s'oppofent à la tranfpiration, & quoique les huiles douces & récentes foient relâchantes, on a obfervé
que fouvent elles ranciffent par la chaleur de l'inflammation ; alors elles irritent, & ne fervent qu'à accélérer la
mortification. L'ufage de ces remedes eft, par ces raifons,
fufpect dans les inflammations vives & brûlantes, dans
l'éréfipele, dans les charbons, & dans certains phlegmons
qui menacent de pourriture ; il peut devenir dangereux
par les circonftances, & il exige la plus grande circonfpection.

Les remedes relâchans conviennent pour diffiper le
froncement des parties enflammées, diminuer la rigidité

des vaiffeaux, rétablir leur élafticité, lever les obftructions, & empêcher l'accroiffement d'un engorgement qui
pourroit fuffoquer le principe vital dans la partie. Les remedes internes ne font pas moins néceffaires dans ces
cas.

Les éréfipeles brúlantes, les inflammations gangreneufes par étranglement, la tenfion des parties membraneu-
fes, tendineufes & aponévrotiques, l'irritation produite
par la léfion des nerfs, par la préfence des corps étrangers, par des piquures, par la brúlure, exigent de même
l'ufage des remedes relâchans; mais, pour qu'ils foient
falutaires, il faut que l'inflammation ne foit pas portée à
un trop haut degré, qu'il n'y ait pas déjà de rupture des
vaiffeaux, ni d'épanchement confidérable; que la partie foit encore fufceptible de quelque action, que la pourriture ne foit point étendue; fans ces conditions, ces remedes auront quelques inconvéniens.

La douleur eft un accident qui accompagne fouvent
l'étranglement & l'inflammation, & qui même contribue
à les augmenter. Les relâchans peuvent lui être de quelque fecours; mais comme ils ne la calmeroient pas affez
vîte, on peut utilement aider leur action, en y joignant
celle des anodins & des calmans, particuliérement de
ceux qui portent leur impreffion fur les nerfs par leurs
parties odorantes & volatiles, comme le fafran, les fleurs
de fureau, le camphre, &c. Ces remedes en calmant la
douleur, facilitent en même tems la réfolution, & ils ne
conviennent que quand la douleur eft médiocre. Les narcotiques ftupéfians ne feroient pas auffi efficaces, ils font
au contraire dangereux; ils calment à la vérité la dou-

leur, mais ils jettent la partie dans la stupeur, augmente l'inertie des vaisseaux, & par là peuvent déterminer la pourriture.

Les topiques relâchans agissent trop lentement, & leur effet ne s'étend pas assez avant, si la tension est extrême, si l'étranglement est considérable & profond, & met la partie en danger par le resserrement des vaisseaux, si l'irritation & la douleur sont vives ; ces remedes seroient alors insuffisans. L'art offre des moyens plus prompts, plus sûrs pour détendre & relâcher les parties : ce sont les incisions. Elles calment sur le champ la douleur par la destruction des parties nerveuses ; elles font cesser la tension des parties membraneuses, tendineuses & aponévrotiques ; elles dégorgent les vaisseaux & rétablissent leur action ; elles levent les obstacles de la circulation ; elles facilitent l'issue des liqueurs & l'extraction des corps étrangers. La Chirurgie fournit trop de preuves de leur efficacité, pour nous y arrêter plus long-tems ; & il suffira de dire qu'il faut beaucoup de connoissances anatomiques & pathologiques, pour sçavoir les employer convenablement, & distinguer les cas où elles sont nécessaires.

Enfin, s'il y a compression des vaisseaux, si, après une fracture, des parties d'os irritent, les moyens les plus certains pour relâcher seront la réduction & l'éloignement de toutes les causes qui ont dérangé l'état naturel.

Les remedes dont nous venons de parler, ne seroient pas aussi efficaces, si leur action n'étoit aidée pas l'usage des boissons délayantes, relâchantes & émollientes. Ce sont elles qui portent dans le sang les véhicules nécessaires pour entretenir la fluidité des humeurs, qui temperent leur

acrimonie, qui, en les adouciffant, diffipent la tenfion &
l'irritation. Les rafraîchiffans, en modérant l'action vafculaire trop forte ; les évacuans, en diminuant la quantité
des liqueurs, peuvent auffi cooperer à la même fin, fur-
tout fi on y joint la faignée, remede peut-être le plus
certain & le plus néceffaire pour affurer le fuccès des autres moyens.

La faignée confidérée comme remede relâchant, mérite les plus grands éloges. Quand elle n'agiroit que
comme évacuative, elle diminue la pléthore, par conféquent elle rend l'action vafculaire plus libre. Elle ne
peut diminuer la pléthore, fans rendre moindre proportionnellement la quantité de la partie rouge du fang;
ainfi la partie blanche étant furabondante, les vaiffeaux
feront moins irrités & plus lâches. Si les vaiffeaux moins
pleins ont une action plus libre, la preffion moindre de
la part du fang permettra le déplacement des liqueurs engorgées ; ainfi, fuivant les circonftances, la faignée deviendra le remede le plus généralement utile, en procurant ces différens effets (1), & elle fera plus ou moins
répétée felon l'âge du fujet, fes forces, fon tempérament, la nature de fa maladie, &c.

Les topiques relâchans ne pouvant avoir lieu dans les
maladies internes avec inflammation ou étranglement,
la faignée, les boiffons & quelques évacuans font les
feuls remedes que l'on peut y oppofer. La pratique démontre fuffifamment leurs ufages dans la pleuréfie, la

____

(1) Quefnay. Traité de la faignée.

péripneumonie, l'hépatite, l'inflammation du bas-ventre, &c. & l'on voit que si la saignée n'a pas été employée à tems, & en quantité suffisante, si les boissons n'ont pu suppléer à ses effets, la gangrene & la pourriture sont la terminaison de ces maladies.

Si une partie affectée d'étranglement & d'inflammation est déjà en pourriture dans une portion de son étendue, on appliquera des balsamiques, ou tel autre remede convenable sur l'endroit putréfié, pour empêcher, autant qu'on le peut, la contagion putride; mais malgré cette disposition, les relâchans ne sont pas moins indiqués, ni moins nécessaires sur les parties voisines, pour les conserver & même les rétablir.

On voit, par ce que nous avons dit, que les relâchans conviennent pour dissiper l'inflammation, la tension des solides, leur étranglement par irritation, par compression, pour diminuer l'épaississement des liqueurs & leur acrimonie.

I I.

Usage des Antiseptiques stimulans.

POUR faire un usage convenable des remedes stimulans contre la pourriture, il est nécessaire de distinguer les différens degrés de laxité, d'inertie, de distension & d'engorgement des solides. On croiroit mal à propos qu'il suffit de stimuler les parties, pour rappeller en elles le principe vital, & qu'il est indifférent d'employer tel ou tel remede. La raison & l'expérience convainquent du contraire, & elles ont appris qu'il faut opposer des remedes, dont l'action soit relative à la cause de la pourriture, & au degré d'inertie ou de laxité.

Les réfolutifs légérement ftimulans feroient le plus fouvent trop foibles, pour diffiper l'engorgement qui accompagne la pourriture. Ces remedes ne font fuffifans, qu'autant que l'action organique fubfifte, & qu'elle a feulement été un peu débilitée. Ainfi, quand après une inflammation vive avec un commencement de pourriture
les accidens diminuent, quand la partie fe relâche, & préfente une légere tuméfaction œdémateufe, effet inévitable
d'une diftenfion trop forte; quelquefois même dans les
maladies par congeftion, avant que l'engorgement foit
porté à un certain degré, pour faciliter la réfolution des
liqueurs engorgées, & rétablir l'action vafculaire : ces
remedes font très-utiles.

Par ces raifons, ils conviennent fur la fin des éréfpeles
gangreneufes, des charbons, qui, après la formation des
efcarres, laiffent un engorgement pâteux dans leur circon-
férence, pour les tumeurs critiques avec gonflement œdémateux, pour les œdèmes commençans & avant qu'il
y ait épanchement, fur les contufions médiocres qui fe réfolvent avec peine par le peu d'action des vaiffeaux. De
même dans les étranglemens, lorfque l'engorgement commence à fe borner, lorfque la diminution des accidens fait
connoître que la conftriction des folides eft moindre, quoique les relâchans aient d'abord été néceffaires, leur ufage
plus long-tems continué deviendroit préjudiciable, & les
remedes réfolutifs plus ou moins actifs, felon que la tenfion
diminue, terminent heureufement la cure.

La pourriture produite par la laxité naturelle ou acciden-
telle des folides, ou par une diftenfion, en conféquence
d'une caufe interne & relâchante, ne céderoit pas aux fim-

ples réfolutifs; elle exige que leur action foit aidée par des fubftances toniques & fortifiantes, qui rendent la force & l'élafticité aux folides, dans la proportion que les humeurs engorgées fe diffipent. En vain on employeroit pour guérir un œdème ancien& de caufe interne, les réfolutifs, les apéritifs, les évacuans, fi la partie affoiblie ne reprend fon reffort; les feuls remedes toniques & fortifians, tels que le vin, les liqueurs fpiritueufes, les aftringens, &c. font propres à refferrer les parties élémentaires qui conftituent les vaiffeaux, & à rétablir leur action élaftique, quand .ils font peu diftendus. Ils conviennent donc dans cette efpéce d'œdème feulement, & dans les diftenfions avec inertie; on doit éviter leur ufage dans celles qui feroient compliquées d'étranglement, de douleur & d'inflammation.

Les caufes externes qui produifent la diftenfion & l'atonie, agiffent quelquefois avec tant de violence, que l'action organique en paroît prefque éteinte. Les vaiffeaux affoiblis ne peuvent plus réfifter; leur rupture, l'épanchement, la dépravation des liqueurs & la pourriture ar rivent bientôt, fi les remedes ftimulans, même un peu irritans, ne rappellent la vie dans la partie, & ne diffipent l'engorgement en rétabliffant l'action vafculaire. Tel eft l'avantage que procurent les fubftances aromatiques, animées par les fpiritueux, les toniques & quelques fels incififs.

La pratique démontre leur utilité pour ranimer le principe vital languiffant, & prefque éteint dans les plaies contufes, fuivies de ftupeur; l'engorgement de la partie & l'efpéce d'infenfibilité qu'elle éprouve, font craindre la mortification; mais on ne peut la prévenir ou la diffiper, qu'en ranimant tant intérieurement qu'extérieurement. Les

cordiaux , les médicamens qui fermentent dans les premieres voies, comme la décoction de quelques plantes vulnéraires, le quinquina , &c. satisfont à la premiere intention ; & les topiques animés accompliront le reste , en rappellant peu-à-peu la chaleur naturelle , que l'on pourra
augmenter par le secours des briques échauffées , ou des
bouteilles remplies d'eau chaude. Les incisions profondes
seroient dangereuses , dans ces circonstances , pour dégorger la partie ; en évacuant les sucs, elles détermine-
roient l'affaissement absolu des vaisseaux & la pourriture.
S'il paroît nécessaire de dissiper une partie de l'engorgement, on se contentera de quelques incisions superficielles;
elles évacuent par degrés , & l'action des remedes en devient plus efficace. Cette conduite réussit dans la pourriture qui accompagne l'œdème de cause interne , & dans
celle qui arrive par inertie à des parties engorgées.

Les stimulans spiritueux, quoique convenables pour rétablir l'élasticité & diminuer l'atonie, ne seroient pas
aussi utiles dans le cas d'épaississement ou de coagulation
des liqueurs engorgées ; ils augmenteroient ces dispositions vicieuses. Les stimulans dissolvans sont alors préférables ; leur action s'étend également sur les solides & sur
les humeurs , & en augmentant l'action des uns , ils procurent la résolution des fluides épaissis. Les plantes âcres
auxquelles on ajoute quelques sels, tels que le sel marin
ou le sel armoniac, ont ces propriétés , & on a remarqué qu'elles sont Antiseptiques dans un très-grand nombre
de cas , comme dans les contusions anciennes , dans les
plaies contuses avec engorgement , ou avec épanchement
de sang ou de lymphe , & dans quelques engorgemens

ſcorbutiques & ſcrophuleux. Le ſel marin diſſout dans l'eau, eſt même ſeul un très-puiſſant diſſolvant ; on l'emploie avec ſuccès ſur les contuſions, les plaies contuſes; celles d'armes à feu, & ſon uſage eſt d'autant plus préférable, qu'il n'eſt pas irritant. Galien a regardé le ſcordium comme propre à préſerver de pourriture même les cadavres (1). On en a vu les plus grands effets en topiques ſur les parties gangrenées, & dans l'intérieur pour les maladies putrides. Fabrice de Hilden a loué l'alliaire còmme auſſi puiſſant que le ſcordium, qu'il lui préfere cependant (2).

On lit dans les Commentaires de Van Swieten ſur les Aphoriſmes de Boerrhaave (3) l'exemple d'une gangrene après une fracture aux deux jambes par une roue de voiture, avec dilacération des parties, guérie par l'uſage de ces topiques ſtimulans.

On peut appuyer ce fait d'une obſervation de la Motte (4), qui rapporte qu'un garçon de billard ayant reçu un coup de bâton ſur la partie externe de l'avant-bras droit, éprouva une contuſion qui s'étendoit depuis le coude juſqu'au poignet, avec une douleur très-vive. Le malade ſe contenta d'abord d'y appliquer un linge trempé dans l'eau-de-vie. Peu après la douleur augmenta vers le coude, & diminua à la main qui devint froide & inſenſible. Pluſieurs coups de lancette ſur la main ne cauſerent aucune douleur,

____

(1) *De Antidot.* lib. 1. cap. 11.
(2) Obſ. chirurg. *Cent.* 2. *obſ.* 94.
(3) N°. 338.
(4) Tom. 3. *pag.* 404.

& ne firent pas fortir de fang. Cette partie, jufqu'au poignet, fut humectée avec de l'eau-de-vie, dans laquelle on avoit diffout du gros fel & de l'onguent ægyptiac, & recouverte d'un cataplafme fait avec les farines réfolutives, les poudres aromatiques & le gros vin, appliqué chaud. Le fentiment & la chaleur revinrent à l'avant-bras jufqu'au poignet; la main refta encore froide pendant dix jours, quoique arrofée d'huile de *fpica* & de thérébentine; cependant la chaleur revint à la main, & le malade guérit avec la perte de deux doigts, qui demeurerent pliés dans la main, & les autres reprirent un peu de mouvement.

Les favons naturels ou artificiels produifent le même effet que les ftimulans diffolvans dont nous venons de parler, dans les engorgemens d'une humeur lente & vifqueufe. Leur action eft analogue, & nous pouvons feulement ajouter qu'ils réuffiffent de préférence dans les congeftions glaireufes des articulations, dans les pourritures à la fuite des engorgemens lymphatiques, dans les tumeurs lymphatiques & fcrophuleufes. L'huile âcre & le fel lixiviel qui les compofent, donnent un remede très-pénétrant, fur-tout en l'animant de quelque liqueur fpiritueufe dans laquelle on le diffout. Sa vertu eft fpécialement connue dans les engorgemens de cette efpéce, & il n'auroit pas la même utilité, fi l'engorgement étoit compliqué d'acrimonie.

Les alcalis fixes feuls, en diffolution dans l'eau, font auffi très-propres pour réfoudre certains engorgemens pâteux, & ranimer les parties. On obferve ces effets par l'application, le bain, ou la douche d'une leffive de cendres de farment, de chêne, de sel de tartre. Ces topiques en procurant la résolution des humeurs stagnantes, arrêtent l'espéce de pourriture que l'on remarque dans les vieux ulceres, qui affectent des membres engorgés, & qui deviennent souvent funestes avec l'âge. Le bain & la douche des eaux thermales peuvent de même être utiles en pareils cas.

Ce n'est pas assez d'employer extérieurement des Antiseptiques stimulans, il faut encore aider intérieurement l'action de ces remedes par les évacuans, les diaphorétiques, les sudorifiques, les cordiaux. Les alcalis pourroient même aussi être administrés utilement.

Les évacuans irritent le canal intestinal, procurent la diminution de la masse des humeurs, augmentent l'action vasculaire, favorisent la résolution ; ils conviennent dans la pléthore humorale, & lorsque l'amertume de la bouche, la bouffissure du ventre, des coliques, des déjections fétides, annoncent la dépravation des humeurs contenues dans les premieres voies.

Les diaphorétiques & les sudorifiques en augmentant les évacuations cutanées, rendent l'action des vaisseaux plus libre, atténuent les humeurs, contribuent à la résolution des fluides stagnans & épaissis ; ils sont utiles dans les œdèmes & les tumeurs blanches avec inertie. Les apéritifs, les diurétiques peuvent aussi concourir à la même fin.

Les cordiaux rétablissent particuliérement l'action organique languissante, & ils sont indiqués dans l'atonie, la distension trop forte, la stupeur. Ils ont presque toujours été regardés comme de très-efficaces Antiseptiques ; mais leur administration demande beaucoup de prudence, & il seroit dangereux de les continuer trop long-

tems. Du reste, l'usage de ces remedes doit varier, &
être différemment combiné selon les circonstances.

Des alcalis fixes ou volatils ne doivent pas être donnés
intérieurement sans une grande circonspection. Leur quantité seroit nuisible, & elle augmenteroit la putridité des humeurs. Huxam a observé que l'abus de ces sortes de remedes, sans qu'il y ait eu de contagion, produit la dif-
solution & la corruption du sang, des fiévres pestilentielles & péthéchiales, même dans les personnes qui jouis-
soient de la meilleure santé (1). Mais, quoique en général ils soient nuisibles & propres à accélérer la pourriture
par acrimonie, ils pourront cependant convenir dans celle
qui sera l'effet de la coagulation, de l'épaississement, ou
de l'inertie, s'ils sont donnés avec discrétion.

L'expérience a même fait voir qu'on pouvoit les regarder comme spécifiques dans certains cas. On sçait les
accidens qui résultent de la piquure de la vipere, dont le
venin paroît agir en coagulant. Le gonflement de la partie piquée, la pourriture, la mort en sont souvent les
suites. Les remedes usités en pareil cas, les cordiaux semblent irriter le mal; en vain on incise, on brûle, on emploie des ligatures; la maladie cede à peine après des
progrès rapides. Les alcalis volatils peuvent arrêter sur le
champ ces accidens; & il étoit réservé à M. de Jussieu,
dont les lumieres & les talens sont connus, de nous apprendre que l'usage de l'eau de Luce, ou d'un alcali volatil donné intérieurement aussi-tôt, & appliqué sur la bles-

----

(1) Essai sur les fiévres, *pag. 165.*

fure , pouvoit guérir en très-peu de tems & fans danger la morfure de la vipere (1).

Les alcalis peuvent encore convenir contre les poifons acides & corrofifs. Kunkel a confeillé la leffive de tartre dans l'eau , bue à grande dofe , pour arrêter les accidens du fublimé corrofif ; & Mead rapporte en avoir vu les meilleurs effets en lotion fur la tête d'un enfant , qui étoit en très-grand danger pour avoir été frotté avec une pommade dans laquelle entroit ce poifon. Les accidens furent appaifés en peu d'heures (2)

I I I.

Ufage des Antifeptiques aftringens.

LES aftringens, en referrant les folides, s'oppofent aux mouvemens fpontanés ; ils donnent de la confiftance aux fluides, & font très-propres à empêcher ou arrêter la putréfaction locale. Ils ont moins d'action pour corriger celle des humeurs ; cependant ils conviennent dans certaines pourritures , ou lorfqu'on fait concourir en même tems l'ufage des remedes intérieurs néceffaires pour changer la difpofition morbifique des fluides.

Les effets qui réfulent des aftringens , méritent beaucoup d'attention ; ils font Antifeptiques en empêchant la diffolution des folides , en les durciffant, en les défendant contre l'humidité putride; mais l'aftriction qu'ils produifent , quoique néceffaire jufqu'à un certain point , ne doit point être trop long-tems continuée , parce qu'elle dégénéreroit en rigidité. Les toniques , les ftimulans fortifient

____

(1) Hift. de l'Acad. des Scien. *année* 1747.
(2) Mead. *Tentam* 4. *de venenis.*

les folides & augmentent la circulation ; les aftringens augmentent leur force en les refferrant , mais ils n'accélerent pas leur mouvement : au contraire ils agiffent plutôt en le diminuant. C'eft par ces raifons qu'ils font répercuffifs , & que leur ufage trop long , ou indifcretement placé, devient dangereux, & eft même propre à éteindre le principe vital , fi fon action étoit languiffante.

Les aftringens peuvent être utiles dans les pourritures où il y a laxité des folides , mais en même tems dans lefquelles les vaiffeaux confervent encore une partie de leur action ; ils en empêchent les progrès , & guériffent en rétabliffant les parties dans leur état naturel. Ils conviennent encore pour amortir l'action du feu dans les brûlures , fur-tout celles de la peau , pour prévenir l'engorgement des chairs , pour s'oppofer à la rupture des vaiffeaux affaiffés dans le commencement d'une contufion médiocre , pour diffiper la diftenfion variqueufe & les échimofes. Pour en rendre l'ufage plus certain , il convient de joindre aux aftringens quelques fubftances aromatiques & ftimulantes , qui facilitent la réfolution des humeurs , dans la proportion que les vaiffeaux fe refferrent. Mais ces remedes feroient nuifibles , s'il y avoit beaucoup d'engorgement , fi après une contufion violente , les folides étoient affaiffés & fans action, dans la ftupeur, dans les inflammations malignes gangreneufes , dans l'engorgement qui fuit l'étranglement. Alors en refferrant trop les vaiffeaux engorgés, ils en procureroient la rupture, ou au moins en arrêtant les liqueurs , ils y détruiroient la vie.

On peut encore admettre les aftringens pour l'ufage
intérieur ;

intérieur; ils opposent un remede salutaire à la dissolution du sang & des humeurs; mais il faut prendre garde à leur impression sur les premieres voies. Par ces raisons on préfere les acides aux astringens proprement dits. Les incrassans, comme le riz, le sagou, la gelée de corne de cerf seront aussi employés pour la même fin.

Les absorbans ne peuvent servir que pour l'usage extérieur; ils sont particuliérement destinés à absorber l'humidité putride, & à conserver les parties en les desséchant. On les emploie peu dans la pratique; cependant ils seroient utiles pour empêcher le progrès de la pourriture humide, dans le cas d'infiltration, lorsqu'on veut conserver un membre qui est en putréfaction, en attendant que la gangrene soit bornée, ou que le malade puisse supporter l'amputation, ou enfin lorsque les parties intérieures étant saines, on veut les préserver de la contagion putride, & sécher les parties gangrenées, en attendant une suppuration louable.

Les acides appliqués sur des substances en putréfaction, ont démontré beaucoup d'analogie d'effets avec les astringens. Ils resserrent de même les fibres; mais ils ont de plus l'avantage de saturer l'alcali putride & d'en détruire l'action. Ils conviennent donc comme topiques contre la pourriture, & l'expérience a établi leurs propriétés.

Les acides affoiblis sont employés avec succès, pour modérer l'ardeur des inflammations vives; mais il faut être circonspect dans leur usage; ils auroient les inconvéniens des astringens. Ils sont plus utiles sur les chairs des ulceres putrides, pour préserver de la pourriture les sucs qui les engorgent. L'essence de Rabel, l'esprit de nitre dulcifié, font excellens dans ces cas ; & fi là pourriture étoit très-active, on pourroit même avoir recours aux efprits acides purs, qui réduiroient les chairs en efcarres.

L'ufage intérieur des acides paroît plus étendu. On les a prefque toujours regardés comme fpécifiques dans les maladies putrides, & on a cru qu'ils étoient propres à changer la nature des humeurs ; cependant leur vertu antiputride eft fort bornée même dans ces cas, & elle ne paffe pas au-delà des premieres voies. Ces médicamens font neutralifés par la fermentation avec les fluides qui y font contenus ; ils ne peuvent donc agir comme acides fur toute l'habitude du corps. Il feroit même dangereux qu'ils paffaffent dans le fang fous leur forme acide ; ils porteroient une action diffolvante, qui ramolliroit les os, &, en attaquant la terre élémentaire, détruiroit la texture des folides.

Quoique l'action des acides paroiffe bornée aux premieres voies, elle eft néanmoins toujours fort efficace ; elle neutralife la matiere putréfactive qu'elle rencontre, elle en change la nature, elle l'empêche d'entretenir & de porter dans le fang la contagion, elle altere les fluides qui forment le chyle, & au moins elle donne le tems à la nature de corriger les difpofitions vicieufes, ou d'attaquer la maladie par d'autres remedes.

Entre plufieurs obfervations, Huxam rapporte un cas fort remarquable, qui prouve l'utilité des acides, des aftringens & du quinquina dans la diffolution putride du fang (1). Un homme d'un tempérament foible & dé-

____

(1) Effai fur les fiévres, *pag.* 87.

licat, mais accoutumé à beaucoup d'exercice, fut attaqué d'une efpéce de fiévre lente avec une foibleffe extrême. Son haleine devint infupportable; une fanie puante couloit des gencives, & le corps étoit couvert de taches livides, violettes & noires. Il y avoit hémorrhagie par la langue, les lèvres, les gencives, avec écoulement ichoreux & fanguinolent par le nez. Il y eut auffi un flux diffenterique, avec des déjeƈtions d'une odeur infoutenable. M. Huxam, après quelques remedes généraux, calma une partie de ces accidens avec l'élixir de vitriol donné à petite dofe & fouvent répété, la teinture de rofe, l'eau de canelle, la décoƈtion d'écorce d'orange & de cachou rendue acide, le vin rouge, le vin d'Oporto, & autres fecours. L'acrimonie putride ayant été ainfi corrigée jufqu'à un certain point, il obtint une guérifon complete par le régime convenable & l'ufage du quinquina. Le détail de cette obfervation eft intéreffant & la pratique de l'Auteur mérite d'être méditée.

On peut encore voir le fuccès d'un traitement femblable dans un cas prefque auffi défefpéré, rapporté par M. Macbride (1).

Les acides donnés avec connoiffance & ménagement préviennent les maladies putrides, & peuvent beaucoup contribuer à les guérir. Ainfi la liqueur anodine minérale d'Hoffman, l'eau de Rabel, l'efprit de nitre du'cifié, corrigent la pourriture des premieres voies, foulagent certaines diarrhées, arrêtent la fermentation putride, & calment efficacement les accidens, en abforbant la furabon-

---

(1) Effai fur les Antifeptiques, *pag.* 218.

dance d'air qui tend à se dégorger. Ils fourniffent encore un remede affez certain contre l'opium & certaines fubftances nuifibles, comme les champignons de mauvaifes efpéces, &c. Les Anciens regardoient le vin en pareil cas, comme un antidote (1), & on ne peut lui accorder cette propriété que comme aftringent aigrelet.

I V.

Ufage des Antifeptiques balfamiques.

LES remedes balfamiques méritent avec raifon un rang diftingué entre les Antifeptiques ; ils réfiftent puiffamment à la pourriture, employés tant intérieurement qu'extérieurement, & leur ufage eft d'autant plus avantageux, qu'il s'étend fur les folides & fur les fluides en même tems.

Quoiqu'en général les fubftances balfamiques ne fo'ent pas diffolubles à l'eau, elles font cependant mifcibles avec les liqueurs animales, auxquelles elles s'uniffent plus ou moins à raifon de leur nature. Cette facilité à s'unir à nos parties affure leur propriété : auffi remarquons - nous qu'elles ne bornent pas leur action au lieu où on les applique ; elles femblent l'étendre à tout le corps.

Les fubftances balfamiques pénétrantes ont une action remarquable contre la pourriture. Appliquées fur les chairs putrides, elles les rendent plus fermes, elles facilitent la chûte des efcarres, elles corrigent la dépravation

---

(1) Mead. *Tentam 5. de opio.*

des fucs, & rendent leur odeur moins défagréable ; tels font les effets de l'huile de térébenthine, de la teinture de myrrhe & d'aloës, du baume de Fioraventi. Le camphre paroît encore plus puiffant, & fes fuccès dans les gangrenes les plus dangereufes, juftifient fes ufages. On lit dans les ephémérides d'Allemagne (1), qu'un enduit d'huile de térébenthine a confervé pendant cinq mois une jambe gangrenée, qùi ne s'ouvrit point, & devint féche comme une mumie. J'ai employé le même procédé pour défendre de la pourriture humide le pied d'un vieillard fcorbutique, en attendant que la nature eût tracé la ligne de féparation, qui fe fit dans l'articulation du pied avec la jambe.

L'ufage intérieur de ces fubftances fournit auffi les plus grands fecours. L'huile de térébenthine prife intérieurement corrige la pourriture des premieres voies, elle déterge les ulceres intérieurs, & elle fe mêle fi intimement avec nos liqueurs qu'elle fe fait fentir dans les urines. Quelques gouttes d'huiles effentielles, le fel volatil de fuccin, mêlés dans les véhicules convenables, produifent de même des effets très-falutaires ; enfin le camphre, en s'oppofant à la pourriture, ranime en même tems le principe vital, & remédie aux accidens qu'elle a pu caufer.

La nature moins pénétrante des matieres réfineufes femble en borner l'ufage à l'extérieur. Elles conviennent pour favorifer la fuppuration, elles forment une efpéce d'enduit qui défend les plaies de l'impreffion de l'air, elles raniment les chairs des plaies contufes, celles qui

______

(1) Dccad. 3. *ann.* 5. *pag.* 215.

font pâles & languiſſantes, & éloignent la pourriture. Mais comme nous l'avons remarqué ci-devant, ſi leurs principes ſont développés étant en diſſolution dans des liqueurs ſpiritueuſes, elles deviennent preſque auſſi puiſſantes que les huiles volatiles eſſentielles, & ſont alors propres pour l'uſage intérieur. Ainſi l'élixir de propriété, celui de Garus, la teinture de myrrhe & d'aloës, offrent des remedes utiles pour corriger la putridité des liqueurs. Quelques-unes même de ces ſubſtances, comme la térébenthine, l'aſſa fœtida, le ſtirax liquide, les baumes naturels, peuvent être employées ſimplement, & rempliſſent les mêmes fins, avec cette différence ſeulement qu'elles ſont moins actives, & par là ſouvent préférables.

Les gommes-réſines ayant une action plus foible, on en fait moins d'uſage. On en emploie ſeulement quelques-unes qui ſont inciſives & ſtimulantes, telles que la gomme ammoniac & la gomme lacque; & étant en diſſolution dans quelques liqueurs ſpiritueuſes, elles agiſſent & par elles-mêmes & à raiſon de leur véhicule. La teinture de gomme lacque eſt ſpécialement utile dans les ulceres ſcorbutiques, & elle oppoſe un remede efficace dans la pourriture des gencives, pourvu qu'il n'y ait pas de phlogoſe & d'irritation.

On a preſque toujours regardé les huiles alkooliſées ou les eſprits ardens, comme de puiſſans Antiſeptiques; l'expérience a ſouvent prouvé leur utilité, & les Praticiens peu éclairés ont cru devoir l'étendre à tous les cas. S'ils ne réuſſiſſent pas toujours, il faut en accuſer l'uſage déplacé qu'on en fait, & l'obſervation réfléchie démontre que s'ils ſont utiles dans certains cas, ils doivent néceſfairement nuire dans d'autres. Ces remedes qui agiffent en ftimulant, en durciffant la fibre, en coagulant, conviennent dans l'atonie, dans la diffolution des humeurs, dans les tumeurs œdèmateufes, dans le premier tems des contufions, dans les pourritures par inertie, pour réveiller l'action organique languiffante, pour s'oppofer à la diftenfion, pour diffiper la ftupeur, fur-tout quand on y joint des fubftances pénétrantes, tels que le camphre, le fel armoniac, &c. Ils peuvent fervir de véhicule aux réfines & aux fubftances balfamiques, pour les rendre plus actives intérieurement ou extérieurement.

Ces efprits ardens produifent des effets contraires fur les parties enflammées, fenfibles & douloureufes, fur les pourritures avec étranglement, fur les plaies contufes, quand la ftupeur eft diffipée. On en a reconnu l'abus dans le traitement des plaies d'armes à feu, & par ces raifons on les y emploie rarement. Il n'eft donc pas furprenant que la pourriture faffe des progrès malgré leur ufage; ils peuvent même quelquefois l'augmenter. Si les indications prefcrivent l'application de ces remedes, on ne doit en ufer qu'autant que la maladie l'exige; continués plus long-tems, ils deviendroient nuifibles. Leur action trop forte doit de même rendre réfervé fur leur ufage intérieur; on ne peut les employer qu'en petite quantité & dans peu de cas, & on s'en fert plutôt comme véhicule, ou comme menftrue, que comme remede.

La comparaifon des effets des huiles alkoolifées, avec ceux des fubftances balfamiques, affure fans contredit la préférence à ces dernieres; mais, malgré leurs avantages, l'expérience a démontré encore une puiffance antifeptique plus grande & plus falutaire dans les fubftances végétales qui abondent en parties gommeufes & réfineufes. Ces fubftances employées par extrait, en infufion ou en décoction, paflent dans nos humeurs fans danger, & s'y mêlent utilement ; & fi elles communiquent, ainfi préparées, affez de vertu pour corriger la pourriture, données en nature, elles en auront davantage, leurs principes étant plus folubles dans le corps, par le moyen de la falive & de la bile ; d'ailleurs elles agiffent également fur les folides & fur les fluides (1).

La chair putréfiée ayant été rétablie dans fon premier état par l'application ou l'infufion de ces fubftances (2), on ne peut douter de leur action antifeptique pour l'ufage extérieur ; mais, pour qu'elles foient bien efficaces, il faut les appliquer immédiatement fur les chairs, & ne point ufer d'autres médicamens gras ou onctueux, qui empêcheroient une partie de leurs effets. Il y a lieu de croire que c'eft par le défaut de cette attention qu'elles n'ont pas paru auffi puiffantes qu'on pouvoit le defirer dans le panfement des plaies. Les infufions de fafran, de fauge, d'angélique, d'abfinthe, de ferpentaire de Virginie, de camomille, de quinquina, fimples ou animées, peuvent convenir comme topiques, ainfi que l'eau de goudron, de laquelle on a obfervé de grands effets.

L'ufage intérieur de ces fubftances n'eft pas équivoque, & la pratique confirme ce que les épreuves ont démontré. Quoiqu'elles foient toutes utiles pour corriger la dé-

---

(1) Pringle, *exper.* 13. & 14.
(2) *Ibid.* Pringle, & Macbride, Effai fur les Antifeptiques, xper. 22.

pravation des humeurs, le quinquina a paru mériter la préférence, & posséder la vertu antiseptique dans un plus haut degré. Ce remede recommandé d'abord dans les transactions philosophiques (1) & dans les Mémoires d'Edimbourg (2), a été négligé comme peu certain, jusqu'à ce que l'expérience suivie ait établi son efficacité ; mais aujourd'hui les faits multipliés déposent en sa faveur, & ne permettent pas de douter de ses propriétés.

Le quinquina éprouvé sur des substances animales putrides, corrige leur putréfaction, les rétablit & empêche leur pourriture, si elles sont saines. Mêlé avec elles il fermente, & par cette fermentation il fournit une matiere subtile, ou air fixe, qui a la vertu de diminuer l'alcali putride, & de rendre la douceur aux substances animales, d'où il suit que sa propriété médicinale dépend en grande partie de sa qualité fermentative.

Cette maniere d'agir du quinquina paroît démontrée par l'utilité, dont il est dans les gangrenes avec relâchement des vaisseaux & dissolution du sang, dans les ulceres avec pourriture & accompagnés d'inertie, sur le déclin des fiévres malignes, de la petite vérole, en général dans toutes les maladies avec affaissement & dissolution des humeurs, & enfin dans les fiévres intermittentes, dont la cause paroît devoir être attribuée à une espéce de pourriture humorale. Outre ces propriétés sur les fluides, il a encore l'avantage de stimuler les solides, de les resserrer, de les fortifier & d'augmenter leur action. On voit par

----

(1) Année 1732, *n°. 426. art. 5.*
(2) Tom. 5.

ces raifofis qu'il ne convient point dans les pourritures avec inflammation, ni dans les maladies aigues, à moins qu'on n'ait auparavant beaucoup vuidé les vaiffeaux, ou qu'il n'y ait beaucoup de relâchement.

Ce remede peut être adminiftré fous différentes formes; quelquefois on le donne en nature, & alors il agit plus fur les premieres voies; fouvent on le joint à quelques doux laxatifs. Si on l'emploie feulement avec les amers en infufion, il eft plus propre à paffer dans nos liqueurs. M. Macbride recommande fa teinture aqueufe par un procédé qui lui eft particulier (1), & la regarde comme plus efficace; dans certains cas il préfere fa folution par l'eau de chaux, pour augmenter fa vertu.

S'il étoit néceffaire de prouver les effets falutaires du quinquina, pour rétablir la confiftance du fang & corriger fon acrimonie, je pourrois rappeller les obfervations déjà citées dans l'art. précédent & quelques autres; mais fon utilité eft aujourd'hui trop connue, & je me contenterai de dire en avoir plufieurs fois éprouvé des effets marqués dans le traitement des gangrenes par engorgement, dont les accidens étoient très-urgens.

L'ufage de ces remedes n'exclut pas ceux qui peuvent d'ailleurs être indiqués felon les tems de la maladie.

Il fuit, de ce nous avons dit, que les balfamiques font véritablement Antifeptiques tant intérieurement qu'extérieurement, que leur ufage eft en général falutaire, & par ces raifons, qu'ils méritent la préférence dans le plus grand nombre de cas.

---

(1) Effai fur la vertu diffolvante de la chaux vive, *pag.* 315.

V.

Usage des Antiseptiques deſſéchans.

LE feu, ou cautere actuel, trop employé par les Anciens dans beaucoup de maladies, paroît avoir été trop négligé par les Modernes dans le traitement de la pourriture. Cependant on ne peut douter de ſon efficacité dans cette maladie; & ſi la timidité des malades, ou une complaiſance mal entendue, n'en rendoient l'uſage rare, on en verroit ſouvent de très-bons effets.

L'application de ce remede, en torréfiant les chairs mortes, de façon que celles qui ſont ſaines & vives, n'en ſoient point léſées, établit à la pourriture une eſpéce de terme, donne lieu à l'inflammation des parties environnantes, qui détermine une ſuppuration louable, & permet d'attendre ſans crainte la ſéparation de ces chairs deſſéchées, qui ne peuvent plus contribuer par la dépravation de leurs ſucs aux progrès de la mortification.

Le feu ne réuſſiroit pas également dans toutes ſortes de pourritures; il convient particuliérement dans celles qui ſont humides, & par inertie, pour abſorber les humidités putrides, & empêcher leur communication avec les parties ſaines. Les Anciens avoient recours à ce remede dans les gangrenes des parties humides & graiſſeuſes, & on l'a vu réuſſir dans des cas, où des remedes cauſtiques ne faiſoient qu'irriter le mal. Tulpius rapporte que des Chirurgiens traitoient inutilement une gangrene à la verge avec les remedes les plus puiſſans; mais le mal faiſant des progrès, ils eurent enfin recours au cautere actuel , dont l'application réitérée eut de grands succès (1).

On peut encore employer utilement ce remede contre les tumeurs malignes , dont on veut fixer le levain putride , dans les antrax, dans la gangrene locale avec pourriture humide , dans les cancers locaux , dont les chairs font fongueufes & en putréfaction , contre les ulceres malins , certains ozènes , les carcinomes des os maxillaires ; enfin fur les morfures des animaux venimeux dans les premiers tems, pour arrêter les progrès du venin. Il agit fur le champ, autant qu'on le veut , il ne touche qu'à la partie qu'on a deffein de brûler , & il a l'avantage de ne point nuire confécutivement aux parties voifines.

Fabrice de Hilden eftime même qu'en amputant un membre dans les chairs mortes avec un couteau ardent , on peut réveiller par ce moyen l'action organique & faciliter la guérifon (2). Nous ne penfons pas que dans les gangrenes de caufes internes , on puiffe efpérer le même fuccès par le feu , le vice n'étant pas fufceptible d'être borné.

L'ufage du feu feroit fans doute falutaire dans les cas dont nous venons de parler ; on ne fçauroit trop le recommander ; mais, malgré l'utilité dont il peut être , on ne l'emploie guères aujourdhui qu'au traitement des caries humides & des exoftofes abfcédées , compliquées de fongofités & de carie, dans lefquelles il fert à borner les progrès du mal, à hâter les exfoliations , & produit les plus heureux effets.

---

(1) Obf. med. *lib.* 4. *obf.* 34.
(2) *De gangrænâ & fphacelo.* cap. 19.

La cautérifation par huile bouillante ne conviendroit pas dans un auffi grand nombre de cas. La difficulté de la porter dans des parties profondes, d'en étendre l'action feulement autant qu'on le veut, peut rendre réfervé fur fon ufage. Cependant, lorfque les chairs font peu vives & fenfibles, lorfqu'elles font dans un état de ftupeur, lorque les fucs engorgés deviennent putrides, lorfqu'on ne craint pas d'irriter les parties, ou que l'irritation même peut être utile, cette efpéce de cautérifation devient avantageufe, & même préférable à tout autre procédé; ainfi on pourroit la pratiquer dans certaines plaies d'armes à feu, accompagnées de ftupeur & de contufions confidérables, dont on ne connoît pas l'étendue; les grandes incifions en pareils cas ne feroient qu'augmenter l'inertie, & n'empêcheroient pas la fuppuration putride, au lieu que la torréfaction s'y oppofe & excite dans les chairs affoiblies une inflammation qui procure plutôt une fuppuration louable. Ce procédé peut donc fervir à éviter des incifions prématurées, dangereufes & fouvent inutiles, en attendant que le tems prefcrive celles qui font véritablement indiquées & abfolument néceffaires.

V I.

Ufage des Antifeptiques cauftiques.

LES effets des cauftiques ont beaucoup de rapport avec ceux du feu actuel; ils forment efcarre, ils éteignent la vie dans la partie qu'ils pénétrent. A la vérité le feu agit promptement, autant qu'on le veut, fans danger;

& par ces raifons on pourroit le croire préférable aux cauftiques. Mais quoique ceux-ci agiffent plus lentement, & que leur ufage ne foit pas exempt d'inconvéniens, ils n'en font pas moins utiles dans certains cas. Nous pouvons même dire que la gradation & la continuité de leur action eft fouvent néceffaire pour ftimuler des parties languiffantes, & pour exciter par degrés dans les vaiffeaux une augmentation de mouvement, qu'une action trop fubite n'y produiroit pas fans danger. D'ailleurs les particules cauftiques, en paffant dans les liqueurs, y caufent felon leur nature diverfes altérations, dont les effets s'étendent quelquefois à toute l'œconomie animale. Ces principes pofés, on conçoit comment les cauftiques peuvent être utiles.

Il n'eft pas rare dans les maladies putrides ou peftilentielles, quoique la putréfaction foit répandue dans toutes les humeurs, de voir la nature tenter une crife & porter la matiere morbifique au dehors, en la dépofant fur quelque partie. Mais fes efforts font fouvent impuiffans dans ces cas; le tiffu de la partie réfifte, l'action organique trop foible ne permet pas à la matiere de fe dépofer complettement; les accidens de la maladie la font refluer; & on remarque des dépôts qui deviennent fenfibles pendant quelque tems, & fe diffipent de même. Il convient alors de déterminer la crife, & d'aider la nature, furtout quand la matiere fe porte au dehors; & comment peut-on mieux répondre à cette indication, finon en caufant une inflammation plus vive & un engorgement plus confidérable dans le lieu qu'elle s'eft elle-même choifi? les cauftiques par l'irritation graduée & continuée opéreront ces changemens falutaires, & produiront le dépôt critique fi néceffaire pour la terminaifon de la maladie.

L'ufage des cauftiques eft donc indiqué pour augmenter les inflammations lentes, malignes, pour accélérer la formation des efcarres dans les antrax avec pourriture, pour déterminer l'éruption des bubons peftilentiels qui ont peine à paroître, pour fixer la matiere dans les parotides critiques. On les employera, lorfque la formation de ces dépôts eft équivoque, lorfqu'on craint leur difparition, & que les forces organiques paroiffent infuffifantes pour opérer la crife. J'ai vu plufieurs fois leurs effets falutaires fur les parotides qui fe manifeftent à la fin des fiévres malignes.

Si la fuppuration d'une partie fe fupprime, & fe porte fur quelque partie effentielle, ou fi une fuppuration interne fe porte au dehors, & tend à former des dépôts, les cauftiques feront encore utiles, foit pour empêcher la métaftafe, foit pour la déterminer vers un lieu, en y caufant une inflammation & en y fixant, pour ainfi dire, la matiere morbifique. Cette reffource feroit infructueufe dans la mortification féche, lorfque les vaiffeaux font privés d'action & que le fang eft appauvri. Ces confidérations font de la plus grande importance pour ne pas abufer des cauftiques, ni en proftituer l'ufage.

Les cauftiques ayant une maniere d'agir différente felon leur nature ; & les alcalis cauftiques étant plus difpofés à augmenter la diffolution putride des humeurs, on préférera les acides cauftiques, comme plus propres à modérer l'alcali putride. Les acides minéraux peuvent être employés dans cette vue, & font utiles particuliérement fur les chairs ulcérées. Riviere y a eu recours dans une gangrene du bras, occafionné par une faignée, des fcarifications profondes n'ayant produit aucun effet, il y fit mettre l'efprit de foufre, pour cautérifer les chairs gangrenées. Les progrès de la mortification s'arrêterent peu d'heures après, l'efcarre fe fépara quelques jours enfuite, & la cure fut terminée heureufement (1).

L'onguent ægyptiac paroît encore un des cauftiques qui conviennent le mieux contre la pourriture; les Anciens en ont fait l'éloge, & j'en ai ufé avec fuccès pour fixer dans un point la pourriture qui menaçoit tout un membre.

Un homme pléthorique, âgé d'environ foixante-dix ans, avoit des éréfipeles qui fe renouvelloient fur les extrémités, & une difpofition vicieufe à la peau du corps. Quelque tems après, un furoncle vint fur la poitrine ; ces maladies furent traitées par les remedes convenables. Environ un an après, la jambe gauche devint tout à coup éréfipélateufe, fort gonflée, couverte de taches livides & de phlictenes ; la tenfion augmenta jufqu'aux genoux, la pourriture fe manifefta, & il fe forma une échymofe affez confidérable à la partie poftérieure & inférieure de cette jambe ; le poulx étoit foible & quelquefois intermittent. Les mouchetures & les cataplafmes antiputrides furent d'abord employés utilement ; mais la pourriture paroiffant s'étendre, j'accélérai la formation de l'efcarre à l'endroit de l'échymofe par l'application de l'onguent ægyptiac. Une fuppuration abondante fe fit dans ce lieu ;

---

(1) *Lazari Riverii* obf. centur. 2. obf. 84.

la pourriture ne parut plus faire de progrès : il y eut cependant quelques autres légeres escarres & quelques petits dépôts. Les bouillons de vipere, les antiscorbutiques, le quinquina furent administrés avec succès pendant ce traitement, auquel succéda une tumeur à la parotide gauche avec gonflement des gencives, qui furent dissipés par différens remedes que la nature de la maladie paroissoit exiger. Ce malade guérit complettement.

Ce fait & beaucoup d'autres que je pourrois rapporter, prouvent que l'action des caustiques est utile dans certaines pourritures, & qu'ils méritent quelquefois la préférence sur le feu. Nous observerons seulement en finissant cet article, qu'on doit éviter ceux dans lesquels entre l'arsenic, & que l'usage du sublimé corrosif exige aussi la plus grande circonspection, à raison des effets qui peuvent en résulter intérieurement.

L'air & les alimens méritent un rang distingué parmi les Antiseptiques. Leur action est si puissante qu'elle suffit souvent pour détruire la pourriture & en guérir les suites ; nous pouvons même dire que sans leur concours, l'action des autres remedes seroit inefficace ; mais, comme leur maniere d'agir est analogue aux Antiseptiques dont nous venons de parler, nous ne les avons pas distingués ; & nous en rappellerons seulement quelques effets.

L'air est un des principaux mobiles de la vie pour la respiration ; mais, outre cet usage, étant contenu en grande quantité dans toutes nos parties, & étant continuellement respiré, il influe beaucoup sur la santé ou sur les maladies par ses qualités accidentelles. Ainsi, sans

confidérer ici fes propriétés effentielles , & les changemens qui en réfultent dans nos corps , nous remarquerons feulement qu'un air pur , fain , libre , continuellement renouvellé , peut corriger l'acrimonie putride de nos
humeurs , & que relativement à fes qualités , comme le
chaud ou le froid , le fec ou l'humide , il produira des
effets différens , qui peuvent êtres utiles ou nuifibles. La
féchereffe de l'air eft en général oppofée à la pourriture ,
& l'humidité la favorife ; la premiere diffipe l'humide furabondant & refferre , la feconde relâche ; cependant ces
deux difpofitions oppofées font quelquefois néceffaires ,
& peuvent convenir chacune féparément comme remede.
De même le chaud & le froid portés à un certain dé-
gré font nuifibles ; & cependant, felon les circonftances ,
il faudra oppofer l'une de ces qualités à l'autre , pour guérir les altérations que l'une des deux aura caufées.

La direction de l'ufage de l'air demande des précautions , & il feroit quelquefois dangereux d'expofer le corps
à des changemens fubits.-Ainfi l'expérience a appris , &
la raifon fait concevoir que dans la mortification caufée
par le-froid , un air chaud auquel on feroit fubitement
expofé , feroit nuifible , & augmenteroit la pourriture ,
tandis qu'un air un peu moins froid d'abord , & enfuite
par degrés moins froid , la diffiperoit & deviendroit falutaire. L'air en agiffant diverfement peut donc corriger
certaines difpofitions putrides , & eft Antifeptique. La
guérifon du fcorbut de mer, par le feul changement d'air ,
en fournit une preuve. De même il eft effentiel de renouveller l'air des hôpitaux , des prifons , des navires , foit
par des ouvertures pratiquées convenablement , foit par

le moyen du ventilateur, ou enfin en le changeant par le feu ou par l'exhalation de différens corps. Un plus grand détail me feroit fortir de mon sujet ; ces remarques fuffifent pour preuves.

Les alimens n'influent pas moins contre la pourriture ; & , felon leurs efpéces, ils agiffent comme remede. Les uns aqueux, mucilagineux, farineux, incraffans ; les autres aigrelets, acides, fpiritueux, fermentans, analeptiques, fortifians, produifent dans nos liqueurs des changemens falutaires , en les fourniffant & de fucs convenables, & en même tems d'une quantité d'air fixe , qui a été préparée par la fermentation dans l'eftomac. On remarque qu'en général les végétaux oppofent un remede plus certain à la pourriture; la quantité d'air dont ils abondent, paroît être la caufe de leurs effets avantageux.

Nous reconnoîtrons encore quelques remedes, que l'on peut regarder comme Antifeptiques fpécifiques ; tels font le mercure contre le vice vénérien; les antifcorbutiques de différentes efpéces , felon les tems & les degrés du fcorbut ; les préparations d'antimoine & les fondans contre les fcrophules , &c. Mais l'adminiftration de ces remedes, toute efficace qu'elle foit , n'exclut pas l'ufage de ceux que nous avons expofés comme antifeptiques, & leurs fecours réciproques combinés n'en font pas moins néceffaires.

Enfin l'amputation d'une partie tombée en pourriture pourroit être regardée comme un moyen antifeptique extrême qui a fouvent réuffi ; mais elle n'aura véritablement cette propriété qu'autant que la pourriture fera de caufe externe, ou qu'elle fera bornée. Si elle dépendoit du

vice des humeurs, fi elle faifoit des progrès rapides, l'opération n'auroit plus la même efficacité, & on auroit la
douleur de voir le mal continuer fes ravages malgré fon
ufage.

Nous avons fait nos efforts pour réfoudre la queftion
propofée par l'Académie. Si nous ne fommes pas affez
heureux pour réunir fes fuffrages, au moins nous au-
rons eu le defir d'entrer dans fes vues & de fervir l'humanité.

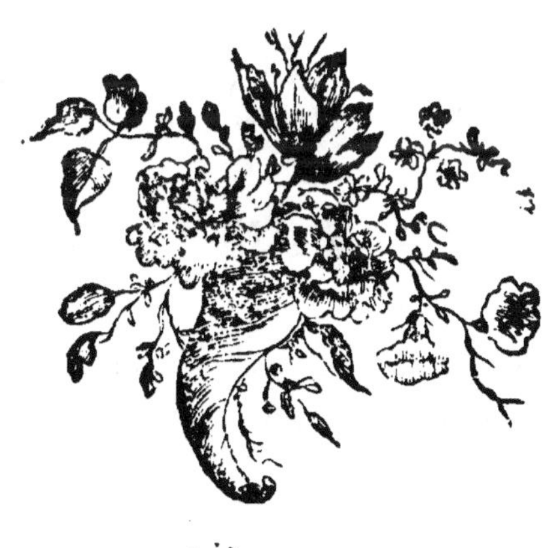

SEPTICOLOGIE

OU

DISSERTATION

SUR

LES ANTISEPTIQUES;

CONSIDÉRÉS DANS LE SENS LE PLUS ÉTENDU.

PAR M. GODART, Docteur en Médecine, de résidence à Vervier, près Liége.

VIDETUR autem ex materiâ humidâ omnis putredo fieri, ex causâ verò efficiente extraneo & præter naturam calore, simul autem augeri ab immobilitate. Galen. Commen. 3. in lib. III. Epidem.

INTRODUCTION.

S YDENHAM se repréfentoit l'homme dou-
ble, ou, ce qui revient aú même, compofé de
deux corps ; l'un fait tout de nerfs, qu'il appel-
loit l'homme intérieur ; l'autre formé de chair
& d'os, qu'il nommoit l'homme extérieur :
Quemadmodum enim, dit-il, *homo quidam exte-*
rior confpicitur ex partibus fenfui obviis compa-
ginatus, ità procul dubio, eft interior quidam
homo è debitâ fpirituum ferie & quafi fabricâ conf-
tans folo rationis lumine contemplandus (1).
Ces différentes fortes d'être ont chacune leurs
maladies: *Celles de l'homme intérieur* font le *fpaf-*
me & l'atonie. Celles de *l'homme extérieur, l'in-*
flammation & la pourriture.

L'Académie choifit en 1763, pour fujet de
fon prix, une matiere relative à la confervation
de l'homme intérieur : il s'agiffoit des remedes
antifpafmodiques. Aujourd'hui elle porte fes vues
vers l'homme extérieur, en propofant *de déter-*
miner ce que c'eft que les Antifeptiques confidérés
dans le fens le plus étendu.

____

(1) *Thoma Sydenham opera omnia differt.* Epiftol.

D'expliquer leur maniere d'agir.
De diſtinguer leur différentes eſpéces.
De marquer leur uſage dans les maladies.

La ſolution de ce problême ſuppoſe la connoiſſance des cauſes & des effets de la pourriture ; & l'on ne peut acquérir ces notions, qu'en interrogeant la nature par diverſes expériences : c'eſt pourquoi il m'a paru qu'il convenoit de placer ici quelques-unes de celles, qui, devant appuyer ce que j'ai à dire, n'auroient pu entrer dans le corps de l'Ouvrage, ſans interrompre le fil du diſcours, vu ſur-tout que par cet arrangement je puis, ſans tomber dans l'inconvénient des digreſſions, raiſonner ces expériences, c'eſt-à-dire, accompagner leur récit des motifs qui me les ont fait imaginer, des raiſons qui m'ont guidé dans leurs exécutions, des remarques qu'elles m'ont fournies. On peut d'ailleurs conſidérer ces expériences comme un ſupplément à celles du Docteur Pringle, ou comme en étant la continuation.

EXPERIENCES N°. I.

M. Pringle met le ſel marin employé en petite quantité, au nombre des cauſes de la pourriture (1); j'ai voulu m'aſſurer par ma propre expérience d'un fait ſi contraire à l'idée que l'on a de la vertu antiſeptique de ce ſel.

---

(1) Traité ſur les ſubſtances Septiques & Antiſeptiques : *Expérience xxvj.*

J'ai donc, à l'imitation de ce Sçavant, comparé les pourritures de différens morceaux de viande, dont les uns étoient dans de l'eau pure, les autres dans de l'eau falée par cinq grains de fel commun fur l'once, ce qui doit être la proportion la plus feptique ; mais mes réfultats ont tellement varié que, après mes premieres épreuves, j'ai eu lieu de douter de ce que je croyois auparavant très-certain fur une autorité d'un fi grand poids ; car c'étoit tantôt l'eau falée & le morceau qui y étoit plongé, qui donnoient les premieres marques de pourriture ; d'autres fois la corruption fe manifeftoit en premier dans le verre de l'eau non falée. Etonné de cette bifarrerie, à laquelle je ne devois pas m'attendre, après que M. Pringle affure (1) avoir vu conftamment la viande fe corrompre plus vîte dans l'eau falée, que dans celle qui ne l'étoit pas. Je me fuis mis à chercher la raifon de cette difcordance, & je n'ai pas tardé à la trouver ; j'ai reconnu que je pouvois à mon gré faire que l'une ou l'autre fe corrompît la derniere ; qu'il n'y avoit pour cela qu'à la tirer plus fouvent de fon eau, ce qu'il m'arrivoit de faire en l'examinant trop fouvent.

L'on ne fera pas furpris qu'une caufe auffi légere produife de la différence dans le tems de la pourriture, quand on fçaura que des morceaux de viande, qui commencent à puer, cef-

____

(1) *Ibid.* Mém. 16.

fent abfolument de le faire, fi après les avoir tirés de leurs eaux, on les laiffe à fec pendant
quelques fecondes, qu'on peut même confidérablement retarder la pourriture, en enlevant
feulement la pellicule qui fe forme fur l'eau :
c'eft un fait dont je me fuis particuliérement affuré par l'expérience fuivante, que j'ai répétée
crainte d'erreur.

Le thermomètre de M. Reaumur marquant
depuis huit jufqu'à dix degrés fur zéro, j'ai mis
deux morceaux de maigre de veau, du poids
d'une dragme chacun, dans une once d'eau pure,
à deffein d'enlever la pellicule à l'une de ces
eaux, & de la laiffer fubfifter à l'autre. A la 37ᵉ
heure j'ai apperçu un nuage au haut des eaux
que j'ai regardé comme l'élément des pellicules
à naître; en effet à la 52ᵉ ces pellicules étoient
formées; je l'ai enlevée de deffus l'une des deux
eaux avec la barbe d'une plume. A la 76ᵉ heure
l'eau chargée de fa pellicule étoit louche, commençoit à puer, tandis que l'autre avoit confervé fa tranfparence, & n'avoit aucune odeur
fenfible.

Or, dans le doute où j'étois fi M. Pringle
avoit fait fes expériences en tirant les viandes
de leurs eaux, j'en ai fait plufieurs autres, le
thermomètre étant à la même hauteur que ci-
deffus, & j'ai eu l'attention de ne pas brifer
les pellicules, ni d'expofer les morceaux à l'air.

Dans celles-ci, les eaux non falées fe font
colorées, obfcurcies, couvertes d'une pellicule

épaisse, poudreuse, blanchâtre au commencement, couleur d'Iris à la suite (1), ou, ce que
je crois être le même, ont donné des marques
de pourriture, plus de 24 heures avant les salées;
& ayant examiné les morceaux de chair, dès
que les eaux salées ont eu aussi donné ces signes
d'altération, j'ai trouvé que ceux des verres d'eau
pure étoient plus blanchâtres, plus flasques, plus
mollasses que ceux des eaux salées. Cependant
j'ai remarqué que, lorsque la pourriture est bien
établie, l'eau salée est ordinairement plus fétide,
plus louche que l'autre, & la piéce d'expérience
plus molle, plus blafarde. Mais qui ne voit que,
sans prouver que le sel marin avance la pourriture, ce phénomène indique seulement que
les masses salines qui n'ont pu résister ultérieu-
rement à la putréfaction, participent au mouvement intestin, brisent par leur solidité, atténuent davantage les principes de la mixtion, &
rendent la pourriture plus violente (2). Ce qui
se confirme par la même exhalation de la pourriture que produisent le nitre & le sel ammoniac, à la quantité d'un grain sur l'once d'eau,

---

(1) Je distingue cette pellicule lépreuse produite par la corruption, d'une autre mince, soyeuse, brillante, qui se
forme du mucilage de la viande, que l'eau ou certains sels dis-
solvent

(2) Cette remarque rend raison de l'origine du scorbut, qui
a coutume de se manifester sur la fin des longues navigations,
lequel, je crois, est produit en partie par l'usage des viandes,
qui, étant salées depuis long-tems, commencent à se gâter.

comme on le verra par les expériences N°. II.
Or la putridité se manifestant d'autant plutôt,
& étant d'autant plus vive, que la chaleur est
considérable, il paroît que c'est de la différence
des degrés de chaleur, que provient celle des ré-
sultats de nos expériences; en effet M. Pringle
a fait les siennes avec une chaleur de 28 à 30
degrés sur zéro du thermomètre *de Reaumur*,
tandis que je n'en ai employé que 10 à 12, &
la corruption est si animée par les degrés de chaleur auxquels les viandes ont été exposées dans
les expériences du Docteur Anglois, que la
portion du sel marin en question, loin de pouvoir l'arrêter, n'a fait qu'augmenter sa violence,
au lieu que celle qui n'est fomentée que par 10
ou 12 degrés, étant plus foible, s'en laisse retarder & modérer.

Expériences N°. II.

Lorsqu'on fait ces expériences à une très-
douce chaleur, & que les liqueurs comparées
sont claires & transparentes, on peut aisément
reconnoître, au moyen de l'indice dont nous
avons parlé, laquelle des deux se corrompt la
première; mais il n'en est pas de même, lorsqu'on procede plus brusquement, ou qu'on a
affaire à des putrescibles opaques. Il est bien difficile de distinguer à la vue & au tact les légeres
différences de couleurs & de consistance des
corps, dont les pourritures se suivent de si près,

ou qui diffèrent si peu dans leur commencement; & il y a encore plus d'incertitude, lorsqu'on veut juger de l'état des choses par les impressions de l'odorat. Voici ce que j'ai observé à cet égard.

Quand le mouvement intestin commence, les eaux répandent une odeur qui est celle des substances qu'elles contiennent, odeur exaltée par le premier degré de putréfaction. Cette odeur n'est ni constante ni permanente, elle se fait sentir tantôt plus, tantôt moins, & disparoît même quelquefois entiérement, d'où il est évident qu'elle s'élance par bouffée. J'y ai souvent reconnu quelque chose d'aigre, lorsque de la viande de bœuf ou de veau servoit à l'essai; à cette odeur succede la puanteur, qui est également inconstante; car ce qui a pué une heure, ne sent point mauvais pendant l'heure suivante, de sorte qu'à moins d'avoir le nez continuellement sur les verres, on ne peut être assuré que ce qui pue le dernier, n'ait pas pué le premier, ou en même tems que l'autre; cette variabilité se soutient même lorsque la pourriture est fort avancée, & fait que le mélange qui puoit le plus dans un tems, pue moins que l'autre quelque tems après, comme on peut le remarquer dans les expériences suivantes.

Le thermomètre marquant dix degrés sur zéro, j'ai mis de semblables morceaux dans différens bocaux avec pareille quantité d'eau; mais ajoutant à l'eau d'un des bocaux cinq grains de fel marin ; à celle d'un autre cinq grains de fel ammoniac ; à celle du troifiéme cinq grains de fel polychrefte; à celle du quatriéme un grain de nitre , & à celle du cinquiéme un grain d'alun, j'appelle ces eaux du nom de leurs fels, pour abréger.

A la 61e heure, le nitre commence à avoir de l'odeur , & le fel marin en répand fi peu, qu'il met dans le doute.

A la 61e ½ le nitre a beaucoup d'odeur , & l'eau pure femble vouloir commencer à en donner

A la 63e , nuage fur l'alun .... l'eau pure , le nitre, le fel marin ont autant d'odeur les uns que les autres.

A la 70e , le nitre commence à puer ; l'odeur des autres eft diffipée, au rapport même d'une perfonne à laquelle je les fis flairer.

A la 74e , pellicule fur l'alun & le fel polychrefte .... l'eau pure recommence à avoir de l'odeur; le fel marin & l'ammoniac n'en ont point. Le nitre pue fenfiblement.

A la 84e , l'alun a un peu d'odeur.

A la 86e , cette odeur a difparu.

A la 90e , je n'apperçois plus la puanteur du nitre.

A la 92e , l'alun paroît reprendre un peu d'odeur, ainfi que l'eau pure & le fel ammoniac. Le nitre a repris fa puanteur; le fel marin pue auffi.

A la 108e , l'alun pue un peu, le fel polychrefte & l'ammoniac ne puent pas du tout ; le nitre & le fel marin puent fort ; enfuite ils ont tous pué, quoique peu confidérablement, & l'odeur du nitre a de nouveau paru & difparu plufieurs fois.

Les eaux étant verfées, le morceau qui avoit été dans l'eau falée par l'alun, ne puoit pas ; fa chair avoit confervé fa confiftance, il nageoit dans un précipité blanc ; le morceau de l'eau pure puoit & étoit ramolli, celui du nitre ne puoit guères, il étoit cependant ramolli ; celui du fel polychrefte, dont l'eau puoit à peine en la verfant, étoit notablement fétide, & il étoit ramolli ; ceux du fel marin & du fel ammoniac puoient & étoient ramollis.

Le thermomètre étant entre 15 & 20 degrés fur zéro, j'ai délayé un jaune d'œuf dans trois onces d'eau, & j'ai mis une once de ce mêlange pur dans un verre couvert d'un carton.

Une autre avec cinq grains de fel marin.

Une avec un grain de nitre.

Une avec un grain de fel ammoniac.

A la 28e heure, l'eau nitrée fembloit avoir un peu d'odeur.

A la 38e, elles en avoient toutes un peu.

A la 51e, elles puoient toutes les quatre, la nitrée plus que les autres, puis l'eau pure, enfuite celle qui tenoit en diffolution le fel marin, & celle où le fel ammoniac étoit diffous : dans la fuite l'eau nitrée a toujours pué le plus, & les eaux marines & ammoniacales l'ont emporté fur l'eau pure. Finalement ils se sont surpassés réciproquement en puanteur dans des tems différens; ceux qui avoient d'abord pué le plus , quelque tems après puoient le moins, ensuite redevenoient plus fétides ; cependant la nitrée a plus de fois surpassé les autres en fétidité , qu'elle ne l'a été elle-même. Cette expérience m'a paru mériter d'être répétée, & même poussée encore plus loin. Aussi le thermomètre étant comme ci-devant, j'ai fait les mêmes dispositions que j'ai décrites ci-dessus.

A la 34ᵉ heure , tous les mêlanges mis en expérience , commencent à donner de l'odeur ; mais l'eau nitrée en donne le plus, & l'eau pure le moins.

A la 39ᵉ, l'eau pure & la nitrée répandent de l'odeur.

A la 41ᵉ, elle est à peu près égale dans tous les mêlanges.

A la 43ᵉ, l'eau pure sent moins que les autres.

A la 45ᵉ, l'ammoniacale est la moins odorante, & la nitrée l'est le plus.

A la 46ᵉ, la marine & l'eau pure sentent également & le plus, puis la nitrée, ensuite l'ammoniacale.

A la 67ᵉ, l'eau marine, la nitrée, l'ammoniacale commencent à puer dans un degré proportionné à l'ordre dans lequel je les ai citées; l'eau pure ne pue pas encore.

A la 72ᵉ, l'eau marine , la nitrée & l'ammoniacale

moniacale ne puent plus, mais répandent une odeur senfible, & toujours proportionnellement à l'ordre dans lequel elles font nommées ; l'eau pure en répand auffi , mais moins que les autres.

A la 84ᵉ, elles fentent toutes également.

A la 88ᵉ, l'ammoniacale a le plus d'odeur.

A la 90ᵉ, elles puent toutes, l'ammoniacale plus que les autres, puis l'eau pure, enfuite la marine ; la nitrée pue le moins.

A la 92ᵉ, l'ammoniacale pue le plus, puis l'eau pure, enfuite la marine & la nitrée qui ont une égale fétidité.

A la 96ᵉ, l'ammoniacale, la marine, l'eau pure, la nitrée puent dans l'ordre felon lequel je les ai placées ici.

A la 103ᵉ, l'ammoniacale & la marine puent le plus, l'eau pure & la nitrée le moins.

A la 112e, l'ammoniacale, l'eau pure, la marine ont le plus de fétidité ; la nitrée le moins, la fétidité fe manifefte dans toutes, mais dans l'ordre fuivant.

A la 124e, l'eau pure , l'ammoniacale, la marine & la nitrée.

A la 128e, l'eau pure & l'ammoniacale puent très-fort ; la marine & la nitrée beaucoup moins.

L'eau pure & l'ammoniacale ont continué plu-fieurs jours de puer fi horriblement, qu'il eût , je penfe, été dangereux d'approcher le nez de trop près des verres mis en expérience. Pendant ce tems-là, la nitrée qui n'avoit prefque pas d'odeur, en a donné une de moifi, &, ce qui n'eft prefque pas croyable, la marine a ceffé de puer & même d'avoir de l'odeur. Cette puanteur exécrable a diminué enfuite dans l'ammoniacale, continuant toujours dans l'eau pure, & pendant ce tems-là la nitrée & la marine ont pué derechef; la fétidité a auffi diminué par la fuite dans l'eau pure, & leur puanteur a été pendant plufieurs jours dans cet ordre defcendant, ou du plus au moins; eau pure, ammoniacale, marine & nitrée.

On voit par ces expériences que les mouvemens de la putréfaction font analogues à ceux de la déflagration; les odeurs fimples & les fétides s'élancent pour ainfi dire par intervalle des matieres en putréfaction, à l'*inftar* des éruptions des Volcans; les eaux falées corrompues font plus fétides que les eaux non falées, par la même raifon par laquelle le feu de la houille & des charbons eft plus ardent que celui de la paille. Les odeurs des putrefcens varient d'intenfité dans des momens différens, comme la flamme d'un bucher qui n'eft pas égale en tout tems: un morceau de viande qui ne fait que commencer à puer, ceffe de le faire fi on le tire de fon eau, comme un tifon qui ne fait que de s'allumer, s'éteint, fi on le tire du foyer; enfin la corruption finit par la confomption de fon aliment, précifément comme le fait l'inflammation, & l'une & l'autre de ces opérations ont leur marc, fçavoir les cendres dans la déflagration, le fédiment purulent dans la pourriture.

EXPÉRIENCES N°. III.

VOULANT reconnoître si la pourriture alcalise les sels, j'ai mêlé de la férosité pourrie avec du sirop de violette, & j'ai obtenu la couleur verte (1); mais comme ce signe est équivoque, puisqu'au rapport de *M. de Haën* (2); & d'après l'expérience que j'ai faite, le blanc d'œuf frais & la serosité non pourrie verdissent également ce sirop ; j'ai mêlé ma férosité putride, tant avec de l'esprit de nitre affoibli, qu'avec le vinaigre distillé, pour voir s'il se feroit une effervescence. Voici ce qui m'est arrivé.

Si on se sert d'un esprit de nitre trop peu affoibli, la férosité devient laiteuse, paroît chargée d'une écume qui pourroit faire croire qu'il se passe quelque effervescence dans le mêlange ; mais en y regardant de près, on reconnoît que cette apparence d'écume n'est autre chose qu'un amas de petits flocons produits par le caillement, lesquels surnageant le liquide, font paroître la surface écumeuse ; en effet, si on em-

---

(1) M. Pringle, *expér.* 1. dit que la férosité putréfiée, à laquelle il ajouta ce sirop, ne lui donna point cette couleur, ce qui apparemment provenoit de ce que le sirop, dont cet illustre Sçavant s'est servi, étoit trop fort en couleur, & qu'il n'étoit pas assez détrempé pour recevoir l'impression de la férosité, dans le peu de tems qu'il aura mis à cette expérience ; car ce changement de la couleur bleue en verte, ne manque pas d'arriver d'abord, ou en peu de minutes, lorsqu'on emploie un sirop foiblement coloré & délayé.

(2) *Ratio medendi :* ex tom. 1.

R ij

ploie un esprit de nitre, un peu moins délayé, les caillots sont alors plus visibles, se précipitent bientôt, & décclent la cause de la lactescence par des traînées opaques.

Lorsqu'on verse dans un verre de la sérosité corrompue de quelques jours, elle lache bientôt une partie de son air, sous la forme de très-petites bulles, qui tapissent les parois du vase, & nagent sur la surface du liquide. Si on mêle l'esprit de nitre très-foible, ou le vinaigre distillé, avant que cet air se soit dégagé, on voit monter sur le moment une grande quantité de bulles d'air, qui font paroître la liqueur en fermentation, & qui, cependant, ne font, pour la plûpart, que celles que la pourriture auroit déposées sur la parois du verre, si la sérosité n'avoit pas été remuée par l'addition de l'esprit acide.

Mais, si l'on emploie de l'esprit de nitre assez affoibli, ou du vinaigre distillé, pour ne pas occasionner de précipité, & qu'on ait la patience de laisser corrompre la sérosité pendant neuf à dix jours, d'un tems qui marque environ quinze degrés sur zéro, au thermomètre de Reaumur, ou 5 à 6 jours, si la chaleur approche de vingt degrés, on obtient alors réellement l'effervescence écumeuse, dont parle *M. Gaber* dans les actes de la société de Turin (1), & cette effervescence est aussi sensible que la fermentation d'un vin qui pétille légérement.

____

(1) Extrait des Journaux, *Mars 1766.*

Après ce tems, l'esprit acide qu'on y mêle, ne produit plus d'effervescence, d'où il semble qu'on peut conclure qu'il faut à la pourriture un tems déterminé pour alcaliser les sels, au point d'acquérir la propriété de faire effervescence avec les acides, que ces sels ne conservent cette faculté que jusqu'à ce que la corruption ait par ses progrès développé une certaine quantité de phlogistique, qui, les enveloppant de toute part, les garantit de l'action tumultueuse des acides, de sorte que si l'on ajoute à de la sérorisité parvenue à ce terme de corruption, l'esprit de nitre ou de vinaigre, elle sera pour un tems dans le cas de ces eaux minérales, qui donnent des indices d'alcalis & d'acides, & restera telle jusqu'à ce que les sels de différente nature se soient rencontrés, ce qui s'effectue avec trop de lenteur pour faire paroître l'effervescence. Je conçois donc trois différens états dans les sels d'un corps qui se putréfie ; dans le premier, les sels non encore altérés sont dans une agitation intestine, qui peut donner lieu à quelque peu d'acide de se dégager & de s'exhaler, s'il en entre du tout formé, ou prêt à le devenir dans la composition du mixte, ou si une fermentation antérieure y en a produit. Tel est l'état du bouillon, qui, en se corrompant, commence par s'aigrir. Tel est encore celui des excrémens des personnes en santé ; car un tuyau de fer-blanc, qui traversoit une latrine, a été entiérement rouillé par la vapeur qui s'élevoit du cloaque ; un crapaud s'est totalement dissout en se pourrissant dans une phiole, & un fil d'archal qui passoit à travers le bouchon, & dont le bout approchoit de cette bouë putride, s'est également chargé de rouille.

J'ai très souvent apperçu dans des morceaux de viande de veau, une odeur sub-acide, qui annonçoit leur corruption prochaine; *M. Navier*, en distillant de la viande entiérement putréfiée, eut d'abord une liqueur qui teignit foiblement en rouge le papier bleu, & qui néanmoins donna de l'alcali volatil par l'addition d'un alcali fixe (1), d'où il paroît que la pourriture développe & exalte l'acide, lorsqu'il y en a avant d'avoir changé sa nature. Que l'on ne croie cependant pas que je veuille confondre la putréfaction avec la fermentation, il n'est plus permis de le faire, depuis que Boerrhaave a établi si solidement la différence de ces deux opérations (2). Les sels deviennent acides dans la fermentation, parce qu'ils subissent le mouvement intestin dont le mixte est agité; ils se montrent sous leur état acide dans la putréfaction, parce qu'ils éludent l'efficace de ce mouvement. Il en est donc ici comme de la déflagration, qui n'est pas certainement une fermentation, & qui cependant, tandis qu'elle

---

(1) Gaber. *Ubi suprà.*
(2) Element. chim. *tom.* 4. *pag.* 166.

alcalife la portion de fel qui eft foumife affez long-tems à l'action du feu, en laiffe échapper avec la fumée une autre portion qui fe trouve acide ou ammoniacale dans la fuie de la cheminée. Ajoutons que cet acide peut-être l'effet de la fermentation excitée par les particules putrides, qui, felon les expériences *de M. Pringle,* font la fonction des fermens.

Dans le fecond état, tous les fels du mixte par la continuation du mouvement putréfactif, acquierent la nature alcaline, & font affez libres pour faire une efferveftence manifefte avec l'acide qu'on ajoute à la liqueur corrompue.

Enfin, dans le troifiéme, ces fels alcalifés fe trouvent tellement embarraffés dans le phlogiftique, que l'acide qu'on verfe dans le *magma*, ne peut les atteindre que petit à petit, & avec une lenteur qui cache l'efferveftence; ainfi, quoique la puanteur devienne plus confidérable par l'abondance du phlogiftique qui fe développe dans ce troifiéme période, on ne peut plus néanmoins appercevoir l'efferveftence qui fe manifeftoit auparavant. Au refte, de ce que la putréfaction alcalife les fels, on ne doit pas inférer que les alcalis foient feptiques à tous égards, on fçait même qu'ils fe font montrés Antifeptiques dans les expériences *de M. Pringle* (1), & il n'y a en cela rien de plus étounant que dans la qualité antifermentable *du gas fauvage,* de

____

(1) Traité fur les fubftances feptiques & antifeptiques; *Mem.* 1.

l'alcohol & *du vinaigre* , qui font des créatures de la fermentation , comme les alcalis volatils en font de celles de la putréfaction.

Mais aussi de ce que ces sels concentrés font antiseptiques à l'égard des corps morts , qu'on ne conclue pas qu'ils ont la faculté de résister à la pourriture des corps vivans, étant pris , délayés & affoiblis par quelque véhicule ; car il en est de ces sels comme du sublimé corrosif, des précipités blancs & rouges , & autres sels mercuriels , qui font de puissans Antiseptiques , relativement aux viandes qu'on fait tremper dans leurs dissolutions, & qui néanmoins deviennent des dissolvans très-putrides , lorsqu'ils circulent avec la masse du sang ; ainsi la découverte *de M. Pringle* ne détruit nullement les dogmes Boerrhaaviens *de alcali spontaneo* (1), & c'est à tort que le Traducteur de l'Ouvrage du Docteur Anglois taxe d'erreur à ce sujet les sçavans Auteurs du Dictionnaire Encyclopédique (2). En effet les seuls alcalins ne conviennent dans les maladies putrides , que lorsqu'il s'agit de fondre des viscosités, & d'exciter des sécrétions , dont la suppression favorise la pourriture ; car , malgré leur qualité antiseptique, ils font apéritifs comme les autres sels, & propres à augmenter la corruption, lorsque leur vertu se laisse vaincre par la pourriture, ou qu'ils obéissent à ses mouvemens. Qu'y a-t-il de plus antiseptique

---

(1) *Aphorismi de cogno. & curand. morb.* §. 76. & suiv.
(2) Avertissement, *pag.* 7.

que le nitre ? Cependant, qui oſeroit en faire uſage dans le dernier période de l'étiſie ? N'eſt-il pas évident qu'employé dans ce cas, il augmenteroit la fonte des humeurs ?

Experiences N°. IV.

E N traitant l'expérience précédente, j'ai reconnu que les liquides parvenus à un certain degré de corruption, dépoſent un ſédiment, qu'on hâte cette précipitation, & qu'on l'augmente par le mêlange d'une liqueur acide ou alcaline, concentrée, & j'ai déduit la raiſon de ces phénomènes de l'expérience même, qui a donné lieu de les obſerver.

En effet le tems limité de l'efferveſcence des liqueurs putréfiées avec les acides, faiſant connoître que l'alcaliſation des ſels eſt bientôt ſuivie d'une copieuſe exaltation des ſoufres; il eſt aiſé de comprendre que ces principes devenus libres & volatils abandonnent la portion terreſtre, & que celle-ci déſunie de ces ſoutiens & de l'air qui la tenoit ſuſpendue dans le liquide, doit s'en précipiter.

Du ſel alcali peu délayé, ou un eſprit acide concentré, qu'on ajoute à une liqueur putride, accélere cette précipitation, & l'augmente ſi elle eſt déjà commencée, parce que les ſels coagulent ou condenſent les maſſes putrides, & augmentent leur peſanteur ſpécifique, par laquelle elles ſont entraînées au fond du liquide.

Qu'on juge après cela de l'opinion de ces Médecins, qui, attachés à l'ufage des teftacées, prétendent prouver que la matiere peccante des catharres, eft acide, parce que la folution du fel de tartre, & l'efprit du fel ammoniac occafionnent un départ dans l'urine que l'on rend dans les fiévres de ce nom. Le fait eft vrai ; mais la conféquence n'eft pas jufte, puifque cette précipitation arrive auffi par les acides. D'ailleurs j'ai trouvé que de l'urine d'une perfonne en fanté, repofée depuis quelque tems, fe trouble & fe précipite également, lorfqu'on y mêle de l'alcali : d'où il eft évident que cette difpofition des urines catharreufes à dépofer, eft l'effet d'un degré de pourriture, qui, privant les molécules terreftres d'une partie de leur foufre volatil, & de leur fel, les rend moins folubles, & fait que la moindre condenfation qu'elles reçoivent de la part des acides ou des alcalis, les précipite. On conçoit au furplus que ces molécules devenues moins folubles, ont befoin, pour être tenues en diffolution, de toute la force diffolvante du véhicule ; &, par conféquent, que fi l'on fait fervir une partie de cette force à diffoudre l'acide ou l'alcali ajouté, le véhicule ne pourra plus retenir les molécules terreftres, & les laiffera fe précipiter, d'où je conclus que le départ qui fe fait dans les urines catharreufes à l'occafion de l'alcali, indique la nature putride des maladies de ce nom, & qu'ainfi cette précipitation prouve précifément le contraire de ce que l'on en veut inférer.

Ce raifonnement fuppofant une analogie entre le fédiment des urines & celui des liquides qui fe corrompent, il convient de placer ici les expériences qui l'appuyent, & qui me l'ont fait reconnoître.

Je fçavois que l'urine rediffout fon fédiment, lorfqu'on lui rend le degré de chaleur qu'elle avoit au fortir du corps; j'ai voulu voir fi, en échauffant de la férofité pourrie, elle reprendroit auffi le fédiment qu'elle avoit dépofé; mais quelque degré que je lui aie donné, elle ne l'a pas diffout.

Frappé de cette différence, il m'eft venu en idée que la raifon pour laquelle la férofité ne diffout point fon fédiment, comme le fait l'urine, c'eft qu'il eft plus corrompu avant de fe précipiter, que celui de ce dernier liquide, & j'ai penfé que la différence dans la confiftance des liquides pouvoit en mettre dans les degrés de pourriture néceffaires à la précipitation. En effet, ayant fait l'expérience avec l'urine d'un pulmonique parvenu à l'état de colliquation, j'ai trouvé que la chaleur n'en faifoit pas difparoître le fédiment. Pour être de plus en plus affuré que la pourriture étoit la caufe de cette infolubilité, j'ai laiffé corrompre pendant plufieurs jours une urine fédimenteufe, qui, ramenée au degré de la chaleur naturelle reprenoit fon fédiment; & j'ai vu que, lorfque la pourriture a été bien établie, cette urine n'a plus diffout fon fédiment, quelque chaleur que je lui aie communiqué.

Cette expérience, en prouvant l'analogie des deux fédimens dont il eft queftion, donne à

connoître que la putréfaction est une vraie dis-
tillation, qui dissipant les parties volatiles, laisse
pour marc la portion terrestre dépourvue de ses
sels & de ses soufres. D'après cette idée, l'é-
néoréme de l'urine n'est autre chose que l'élément
de ce marc, c'est-à-dire, le produit d'un premier
degré de putridité, en un mot, une substance à
qui la corruption ayant déjà enlevé une partie de
ses sels, requiert la chaleur de l'urine pour être
tenue en dissolution : voici une observation qui
sert à le prouver.

Lorsqu'on laisse reposer en hiver une verrée
d'urine sur l'appui d'une fenêtre, son nuage se
place toujours à l'endroit le plus éloigné de la
vitre ; cela est si constant, que j'ai souvent étonné les gardes malades, en leur disant que quelqu'un avoit examiné l'urine avant mon arrivée,
ce que je reconnoissois par la situation du flocon
qui se trouvoit du côté de la fenêtre, parce qu'on
avoit tourné le verre en le remettant. La raison
de ce phénomène est que la portion d'urine la plus
avancée dans la chambre (1), est moins réfroi-
die, que celle qui avoisine la fenêtre, & que
cette légere différence dans la température d'un
même liquide, suffit pour en produire dans celles
du tems & de l'intensité de la corruption.

Expériences N°. V.

D'après l'idée que je m'étois formé de la
nature de la pourriture, la compression devoit

---

(1) Je parle d'une chambre échauffée par un poële, ou par du
feu fait sous la cheminée.

avoir une vertu antifeptique, & c'eft en conféquence que j'ai fait les deux expériences fuivantes.

Le 10 Mars, à fix heures du foir, le thermomètre étant de 8 à 10 fur zéro, j'ai mis deux
morceaux de maigre de veau, d'égal poids, dans
une même quantité d'eau, mais contenue dans
deux bouteilles de différente hauteur; à fçavoir,
l'une de deux pouces & demi, l'autre de trois
pieds y compris le tuyau que j'y avois adapté;
j'appellerai la premiere bouteille, la petite, &
l'autre, la grande. J'ai bouché la petite avec un
bouchon de cire, percé d'un trou égal à l'ouverture du tuyau.

Le 14 à la même heure, on voyoit de l'air
dégagé dans la bouteille des deux pouces & demi; il n'en paroiffoit rien dans l'autre.

Le 15, à onze heures du matin, le morceau
de la petite bouteille flottoit, & fon eau étoit
louche; on voyoit dans l'autre quelques bulles,
mais en bien moindre quantité que dans la petite, & fon eau confervoit fa tranfparence.

Le 17, à 6 heures du foir, le nombre des
bulles de la petite bouteille étoit beaucoup
augmenté; le morceau continuoit d'y flotter,
tandis qu'il n'y avoit rien de changé dans
l'autre.

Le 22, à 7 heures & demie du matin, l'eau
de la petite bouteille puoit bien plus confidérablement, & étoit beaucoup plus louche que
celle qui étoit au fond de la grande; car l'eau
contenue dans la partie fupérieure & dans le

tuyau, n'avoit pas reçu la moindre altération. La même différence avoit lieu dans les puanteurs de leurs viandes ; mais ces dernieres puanteurs ont disparu, dès que les morceaux tirés de l'eau ont été exposés à l'air pendant quelques secondes. Si l'on fait attention que la viande de la petite bouteille étoit entourée d'un plus grand volume d'eau, que celle de la grande. On jugera qu'à pourriture égale, l'eau de celle-ci auroit dû puer davantage que celle de l'autre, puisque les miasmes putrides, y étoient délayés dans moins d'eau ; cependant le contraire a eu lieu, & par conséquent la différence de la transparence des eaux, de leur puanteur, & de celle des viandes, prouve d'une façon manifeste la vertu antiseptique de la compression.

Le 13 Mars, à midi, le thermomètre toujours entre 8 & 10 degrés sur zéro, j'ai mis deux morceaux de maigre de veau, pesant chacun trois gros, l'un dans un tube de verre de neuf lignes de diamètre, l'autre dans un bocal de 4 pouces de hauteur, contenant huit onces d'eau, & bouché avec du liege, percé d'un trou égal à l'ouverture du tube.

J'ai versé la même quantité d'eau dans le tube, & il s'est trouvé qu'elle occupoit deux pieds de hauteur.

Le 16, à quatre heures après midi, un brouillard remplissoit la moitié inférieure du bocal.

Le 17, à 6 heures du soir, ce brouillard occupoit les deux tiers du bocal, & l'on voyoit plusieurs bulles d'air arrêtées; à la surface de l'eau.

On commençoit à voir un brouillard de quelques lignes au bas du tube, & quelques bulles d'air, mais en bien moindre nombre à la surface.

Le 19, à deux heures de l'après midi, le brouillard du bocal étoit la moitié plus haut que celui du tube.

Le 23, j'ai trouvé le nuage du tube de la hauteur du bocal, l'eau de son fond avoit peu d'odeur, mais la viande étoit comme quand je l'y avois mise : au contraire, le brouillard remplissoit tout le bocal, son eau puoit sensiblement, & la viande étoit blafarde,

J'ai remis le tout en expérience, le thermomètre étant à 5 degrés sur zéro.

Le 28, nombre prodigieux de bulles d'air dans le tissu cellulaire de la viande du bocal, elle puoit manifestement de même que son eau qui étoit louche & couverte d'une pellicule. Le morceau renfermé dans le tube n'avoit aucune de ces bulles, il ne puoit pas du tout, son eau n'étoit point fétide, elle avoit même conservé sa transparence, mais étoit pourtant chargée d'une écume à sa surface.

Le 31, le morceau du bocal flottoit, & l'autre ne flottoit pas.

Le 3 Avril, le morceau du tube a aussi flotté, son eau puoit, mais très-peu en comparaison de l'autre, & sa viande ne puoit pas encore.

Quelques jours après, ayant retiré les morceaux de viande, j'ai trouvé que celui du bocal puoit au moins quatre fois plus que celui du tube ; ainfi cette expérience confirme la vertu antifeptique de la compreffion, déjà prouvée par la précédente (1), & qui l'eft encore par la fuivante.

J'ai rempli un flacon de verre tranfparent, d'une liqueur qui fermentoit ; je voyois l'air fe dégager de toute part, & former quantité de bulles, dont les unes tapiffoient l'intérieur de la bouteille, les autres montoient & venoient cre-ver à la furface du liquide ; mais lorfque je com-primois fortement cette liqueur avec un bou-chon qui fermoit exactement le flacon, ce jeu de l'air ceffoit auffi-tôt. Le vin mouffeux eft tran-quille dans la bouteille, auffi long-tems qu'on ne l'a pas débouchée, & l'air ne s'échappe qu'au mo-ment où le vin ceffe d'être preffé par le bouchon. On attribue communément cet effet à la com-munication des liqueurs fermentantes avec l'air extérieur ; mais l'expérience m'a appris que la fermentation a également lieu, quoiqu'on tire le bouchon, le col de la bouteille étant plongé dans l'eau ; & comme alors il n'y a aucune com-munication avec l'air externe, il eft évident que cette fermentation n'arrive que parce que

---

(1) Puifque la compreffion eft antifeptique, l'on comprend qu'il peut arriver (malgré ce qui eft dit au n° 1.) que la pellicule, dont il eft queftion, arrêtera la pourriture ; à fçavoir, lorfqu'elle eft affez denfe pour contenir tellement les émanations putrides, que leur amas devient caufe comprimante, dans quel cas la pour-riture s'arrête par la même raifon, par laquelle une chandelle al-lumée s'éteint fous un récipient, c'eft-à-dire, parce que fon mou-vement eft fuffoqué.

l'on

l'on fait cesser la compression qui empêchoit l'air de se dégager.

Experiences N°. VI.

J'ai voulu reconnoître quelle part le rafraî-chissement pouvoit avoir avec l'antisepticisme, ou à la préservation de la pourriture.

A cet effet le thermomètre étant à 10 degrés au-dessus du zéro, j'ai mis deux morceaux d'é-gal poids, de rate de veau, dans deux verres, contenant chacun 10 onces d'eau, & j'ai rafraî-chi l'un toutes les 24 heures par un seiziéme d'eau que je seringuois jusqu'au fond du vase.

Cette quantité n'a pas retardé sensiblement la pourriture, j'ai répété l'expérience en ajou-tant un huitiéme d'eau, & son effet n'a été guères plus marqué.

J'ai donc refait la même expérience avec des quantités d'eau plus fortes, le thermomètre mar-quoit 12 à 15 degrés sur zéro ; j'ai d'abord ajouté un quart de l'eau mise en expérience, puis la moitié, ensuite les trois quarts, renouvellant ainsi une partie de l'eau à chaques 24 heures ; mais ces différens degrés de rafraîchissement ne produisirent point de différence fort remarqua-ble dans le tems & l'intensité de la pourriture : & j'en vins à renouveller toute l'eau d'un de ces verres chaque jour, puis de douze en douze heures, toujours sans un effet bien sensible, car la corruption développoit sur ces douze heu-res des émanations putrides qui rendoient l'eau

S

puante, altéroient fa tranfparence, & la re-
couvroient d'une pellicule. Le morceau de viande étoit gluant au toucher, il puoit & avoit une
couleur d'un blanc très-net ; & quoique tous
ces phénomènes fuffent plus décidés dans le
verre non rafraîchi, cependant fa viande ceffoit
de puer à peu près auffi-tôt que celle de l'autre
verre, lorfqu'elle étoit tirée de fon eau, & je
cherchois à préferver le morceau rafraîchi de
puanteur, & même d'odeur, jufqu'au tems où le
non rafraîchi commenceroit à donner des marques non équivoques de putridité. Je ne fuis parvenu à ce terme (le thérmomètre étant au même
degré que ci-devant), que lorfque j'ai renouvellé
l'eau de fix en fix heures de jour, & de dix en dix
heures de nuit, pour lors j'ai eu le morceau non
rafraîchi, corrompu deux jours avant que l'autre donnât le moindre figne de pourriture.

Après ces deux jours le rafraîchiffement n'a
pu empêcher l'eau de fe troubler, ni garantir le
morceau de viande de mauvaife odeur ; néanmoins, comme il ceffoit de puer, lorfque je l'ex-
pofois quelque tems à l'air, j'ai été curieux d'apprendre combien de jours je pourrois le priver
de l'odeur qu'il contractoit dans ces intervalles.
Je ne me fuis donc pas contenté de changer d'eau;
mais j'ai bien lavé le morceau de viande à chaque
fois dans plufieurs eaux, au moyen de quoi j'ai
pu lui ôter toute fa mauvaife odeur, encore pendant trois autres jours, malgré que le thermomètre fût monté entre 16 & 20 degrés fur zéro,
& que le tems fût très-humide & très-pourriffant:

au delà de ce terme, la membrane externe s'eſt
totalement relâchée, il a paru quantité de bulles d'air à ſa ſurface, & le ſang n'a diſcontinué
de couler du parenchyme, ce qui a empêché
d'avoir, en lavant le morceau, une eau limpide
comme auparavant, & d'ôter toute la mauvaiſe
odeur de la chair, quelque nombre de fois que
je réitéraſſe la lotion avec de la nouvelle eau.

Enfin j'ai voulu ſçavoir quelle différence un
rafraîchiſſement continuel apporteroit dans le
tems où la pourriture ſe manifeſteroit. A cet effet j'ai mis la moitié d'une rate de veau dans un
ruiſſeau de fontaine, l'autre moitié dans un verre
plein d'eau (le thermomètre marquoit 10 degrés
pendant la nuit, & montoit au quatorziéme pendant le jour): le morceau non rafraîchi a pué au
bout de 48 heures ; au troiſiéme jour celui du
ruiſſeau étoit très-gonflé ſans la moindre odeur,
& ſa membrane externe s'étoit exfoliée en maniere d'un velouté, ce que je crois avoir été l'effet du frottement du morceau de la rate contre
les cailloutages du fond du ruiſſeau, puiſque la
portion de la ſurface, qui, par l'étranglement de
la ficelle, n'étoit pas ſoumiſe au frottement,
s'eſt trouvée ſans velouté. Le quatriéme jour le
morceau a commencé à avoir de l'odeur, mais
ſans puer, & le ſang paroiſſoit vouloir ſortir du
parenchyme : cependant y ayant fait une tailla-
de, je n'ai pas trouvé qu'il puoit à l'intérieur.
Le ſixiéme jour ſa fétidité étoit douteuſe, & les
7me & 8me jours, quoique le thermomètre fût reſté
au treiziéme degré dans la nuit, & qu'il fût monté

au 20e dans le jour, cette fétidité n'étoit pas plus décidée; cependant à la derniere visite j'ai vu sortir du parenchyme un sang dissous & puant : ainsi le morceau non rafraîchi a été corrompu au bout de deux jours, & il en a fallu plus de 8 pour pourrir l'autre, ce qui fait connoître quelle part le rafraîchissement peut avoir dans l'antisepticisme.

Cette expérience, outre ce qu'elle apprend de la vertu antiseptique du rafraîchissement, est à recommander aux Anatomistes qui veulent sçavoir d'où le tissu cellulaire du parenchyme des visceres tire son origine. Le morceau pourri dans le verre montre à l'œil qu'il est formé par l'exfoliation de la membrane externe ; on y voit très-distinctement la maniere dont les cellules en naissent, comment des ramifications qui partent d'un côté du viscere vont se rencontrer avec d'autres qui arrivent du côté opposé.

Elle mérite aussi l'attention des physiologistes par la lumiere qu'elle répand sur la cause de la couleur rouge que l'air donne au sang & à la chair qui lui est exposée; la rate perd sa couleur pourpre en se putréfiant dans l'eau, & devient d'un blanc de neige parfait ; or, la raison de ce phénomène se montre à l'œil, & se fait toucher du doigt dans notre expérience; on voit que le rouge disparoît à proportion que la membrane externe s'amollit, se tuméfie, & prend la forme de tissu cellulaire; sous cet état elle devient opaque, de transparente qu'elle étoit auparavant, & cache ainsi la couleur rouge du sang contenu dans la partie; si on expose le viscere à l'air, cette membrane se desséche, redevient transparente, & laisse voir de nouveau la couleur rouge, tellement qu'il en est ici, comme de la vessie urinaire qui est transparente, étant desséchée : & opaque, lorsqu'elle a sa fraîcheur naturelle.

EXPERIENCES N°. VII.

LES degrés de température qui sont au-dessous du zéro du thermomètre de *Reaumur*, sont Antiseptiques ; ceux qui sont au-dessus sont Septiques, & le sont d'autant plus, qu'ils se trouvent plus éloignés du terme de la glace. Le dixiéme l'est plus que le cinquiéme, le quinziéme plus que le dixiéme, le vingtiéme surpasse le quinziéme, comme il est à son tour surpassé par le vingt-cinquiéme, & ainsi consécutivement ; cependant cette progression septique finit quelque part, puisque le terme *d'ébullition* & ceux qui en approchent, sont Antiseptiques, & il n'y a nul doute qu'où la progression septique finit, là commence l'antiseptique, dont les degrés se surpassent en force, comme ceux de la premiere.

J'ai donc été curieux de connoître le terme où le septicisme finit, & où l'antisepticisme commence ; je ne devois pas le chercher dans aucuns des degrés depuis zéro jusqu'à 28, qui est le terme des jours les plus chauds, puisqu'il est connu que la progression septique continuë, va même en croissant jusques-là ; & comme cette progression doit diminuer avant de rencontrer l'autre, j'ai cru devoir ne chercher, ce que je desirois

de trouver, dans aucuns des quarante degrés fur
zéro. Le terme d'ébullition ou le 80ᵉ degré, &
ceux qui font immédiatement au-deſſous, étant
antiſeptiques, j'ai cru pouvoir auſſi négliger dix
degrés de ce côté. Ainſi il me paroiſſoit que je
devois rencontrer le terme en queſtion entre le
40ᵉ & le 70ᵉ degrés, & conſéquemment j'ai
commencé par leur terme mitoyen, ſçavoir, le
cinquante-cinquiéme.

J'ai donc mis le 21 Juin 1766, à 8 heures du
ſoir, une once de rate de veau dans dix onces
d'eau échauffée au 55ᵉ degré, & j'ai mis, pour
ſervir d'étalon, un pareil morceau dans une
même quantité d'eau, abandonné à la température de l'air, qui étoit de 12 à 13 degrés pendant la nuit, de 17 à 20 pendant le jour. Si le
premier morceau ſe corrompoit plus vîte que le
ſecond, le degré 55 étoit ſeptique, il étoit au
contraire Antiſeptique, ſi c'étoit le ſecond qui
ſe corrompoit le plus promptement.

Le 23, à huit heures du matin, le morceau
expoſé à la température de l'air puoit, & l'autre
tenu à une chaleur de 55 degrés, ne puoit point;
il étoit même dans un état très-éloigné de la
pourriture, puiſqu'il avoit acquis de la fermeté
& de la conſiſtance. Ainſi j'ai reconnu que le
55ᵉ degré étoit très-Antiſeptique. De ce degré
je ſuis deſcendu au quarante-cinquiéme, lequel
s'étant trouvé encore Antiſeptique, je ſuis venu
au quarantiéme : à celui-ci je me ſuis apperçu
d'une diminution notable de l'antiſepticiſme,
par le peu de conſiſtance qu'avoit la piéce d'ex-

périence : j'ai alors passé à un des derniers termes de l'autre progression , sçavoir, au trentié-
me, qui s'est montré septique, & enfin j'ai remonté au trente-cinquiéme, auquel terme le
morceau de rate m'a paru dans le même état que
celui qui avoit été abandonné à la température de
l'air de ma chambre, laquelle étoit pour lors de 15
degrés sur zéro; ainsi j'ai appris par ce tâtonement
que c'est aux environs du 35e degré que finit
l'échelle septique, & que l'antiseptique commence.

J'ai été surpris de trouver le cinquante-
cinquiéme degré si antiseptique ; en effet le septicisme étant déjà très- considérable au dixiéme
degré sur zéro, & allant en augmentant, jusqu'au 28 ou 30e degré, je m'attendois de trouver dans cette progression autant de degrés des-
cendans, qu'il y en avoit d'ascendans, & qu'ainsi,
puisque ceux-ci étoient au nombre de 28 & plus,
il me sembloit que l'échelle septique devoit s'é-
tendre jusques vers le soixantiéme degré.

Je ne me serois pas non plus attendu que le
quinziéme degré de chaleur & le 35e favori-
sassent également la pourriture ; ma surprise a
redoublé, lorsque j'ai réfléchi qu'il suivoit de
cette découverte , que le danger de pourriture dont une personne est menacée de la part
de la chaleur, devoit diminuer par l'augmentation de la fièvre. (Cependant cela est exactement vrai, puisque le 35e degré est moins septique que le 30e), & qu'ainsi dans le cas rap-

porté par M. de *Sauvages* (1), où la chaleur a dépaffé ce terme, & eft parvenue jufqu'au 112ᵉ de *Farenheit*, ou au 35ᵉ de *Reaumur*, les folides & les fluides du fujet avoient moins de difpofition à la pourriture, relativement à la feule chaleur, que dans les fiévres ordinaires. Cela feroit penfer qu'en augmentant la chaleur vitale par de forts cordiaux, on pourroit rendre le corps incorruptible, fi on ne fçavoit que le tiffu des vaiffeaux ne pourroit réfifter à l'impétuofité de la circulation requife pour produire une telle chaleur, & que le 148ᵉ degré de *Farenheit*, ou le 51ᵉ *de Reaumur* coagulent le fang (1). Cette incorruptibilité feroit mortelle.

Enfin il eft également étonnant que les degrés fur zéro, & ceux fur 35 du thermomètre de *Reaumur* produifent le même effet, vu que c'eft en condenfant les corps, que ceux-là préfervent de pourriture, & que les degrés de chaleur au-deffus de 35, loin de durcir ou de condenfer les viandes, font employés pour les amollir, les rendre plus tendres & de plus facile digeftion.

Mais la coction amollit-elle réellement les viandes ? Ne les endurcit-elle pas plutôt ? Comparez un foie cuit avec un crû; celui-là eft dur, compact, réfiftant; celui-ci eft flafque, mollaffe, pulpeux; la même différence n'a-telle pas lieu

---

(1) Haller, élément. phyfiol. *libr. V. fect. 4. §. IV.*
(1) Schrwencke, Sanguin. Hiftor. *page* 137.

à l'égard des autres viandes ? J'ai pesé dans l'eau un morceau de viande de mouton crû, du poids de 524 grains, & j'ai trouvé qu'il y perdoit 488 grains; ayant fait cuire le morceau, il ne pesoit plus que 308 grains à l'air; je l'ai repesé dans l'eau, & le déchet a été de 278 grains; or, à densité égale, il en auroit dû perdre $286\frac{55}{121}$, puisque $524 . 488 :: 308 . 286\frac{55}{121}$: par conséquent la viande cuite est plus dure que la crûe, de sorte que ce que nous appellons amollissement dans les viandes qui nous servent de nourriture, est moins une diminution de leur densité, qu'un affoiblissement de leur ténacité.

Telles sont les expériences, les remarques & les discussions, dont j'ai cru devoir faire précéder l'Ouvrage sur la nature, la maniere d'agir, les espéces & l'usage des Antiseptiques. Je vais présentement entrer en matiere.

SEPTICOLOGIE

OU

DISSERTATION

SUR

LES ANTISEPTIQUES.

CHAPITRE I.

Pour déterminer ce que c'est que les Antiseptiques considérés dans le sens le plus étendu.

LA nature offre aux yeux du Philosophe un spectacle, dont la vicissitude fait le caractere essentiel. Tout y est dans un mouvement perpétuel, qui amene des changemens sans fin dans les états des corps. La face de l'univers, si l'on prête attention aux individus, n'est jamais la même pendant deux instans ; de quelque côté que l'on regarde, on n'apperçoit que *générations & corruptions* ; encore les corps ne passent-ils d'un de ces termes à l'autre, que par des degrés intermédiaires, qui produisent des variétés infinies par les nuances délicates qui s'y font remarquer ; il n'y a, en un mot, de repos nulle part, il n'y en a dans aucun tems.

Cette inftabilité ou inconftance des êtres eft cependant accompagnée d'une immutabilité qui rend la nature femblable à elle-même dans fa totalité. Les Philofophes modernes rencontrent les mêmes objets dans leurs recherches, que ceux de la plus haute antiquité. Les expériences qu'ils font, donnent les mêmes produits ; leurs obfervations font conformes. Les poiffons, les plantes que l'on trouve petrifiés dans les différentes couches de la fuperficie de la terre, ne different pas de ceux qui vivent de nos jours : bref, l'univers d'aujourd'hui eft celui des fiécles paffés.

La nature eft donc affujettie à certaines loix, dont elle ne s'écarte jamais, & qui ramenent toujours les mêmes objets, en conformité du plan primitif de la création, & les générations & corruptions s'operent pas des mouvemens, qui, ne changeant pas la nature des parties conftitutives, confervent à ces principes, la faculté de reproduire par leur réunion, des corps de même efpéce que ceux qu'ils formoient avant leur féparation ; par conféquent, les changemens, dont nous avons parlé, ne font que diverfes combinaifons d'élémens immuables, incompatibles, inatérables.

Ces élémens font *l'air, la terre, le phlogiftique, le fel & l'eau* ; du moins font-ce là les corps dans lefquels l'analyfe réfout ce qui lui eft foumis. Je dis corps, parce que ces fubftances, dans l'état où la chymie nous les fournit, ne font pas pures, mais plus ou moins mêlées enfemble.

Elles font même tellement compofées, que l'analyfe d'une d'elles en particulier, quelque nombre de fois qu'on la réitere, les amene toujours toutes pour produit. On ne leur donne donc ici le nom d'élémens, que d'après le principe dominant, & les fubftances qui nous paroiffent les plus fimples, font le réfultat d'un nombre prodigieux de compofitions ajoutées les unes aux autres. Un Auteur moderne a dit que l'union des premiers élémens donne des *mixtes*, que de l'enfemble de ceux-ci réfultent des *com-pofés*; que ces compofés réunis conftituent des *aggré-gats* (1). J'ajoute que les aggrégats par leurs différens arrangemens fe transforment en corps organiques d'une diverfité infinie.

D'après cette confidération, on peut fe faire une idée quelconque de la contexture des corps, en réfléchiffant à la maniere dont les gros cables font formés ; encore faut-il fe repréfenter le premier cordage compofé de brins de différente nature; par exemple, les uns de foie, les autres de lin, ceux-ci de chanvre, ceux-là de coton, & imaginer ces diverfes parcelles exactement cardées & mêlangées enfemble.

La compofition des corps naturels eft l'effet de certains rapports qui regnent entre leurs élémens, rapports dont les uns font de répugnance, les autres de convenance, ou d'une affinité plus ou moins grande; l'eau & l'huile refufent de s'unir enfemble, le fel eft ami de tous les deux, uni à l'huile il conftitue un mixte favonneux, mifcible à l'eau; joint à celle-ci il forme une leffive qui diffout la

---

(1) *Spielman. inft. chem. de rebus*, vol, XII. pag. 82.

terre, & le principe terreftre impregné de fel, fe combine à fon tour avec l'huile & avec l'eau, vers lefquels il n'avoit auparavant aucune tendance; mais cette tendance ne s'exerçant que par le côté falin de la molécule impregnée, l'union que la terre contracte avec l'huile & l'eau, eft imparfaite; & pour que l'affociation ait la fermeté ou la confiftance requife, il faut qu'un cinquiéme principe d'une égale affinité avec les quatre autres intervienne. L'air eft le cinquiéme principe, ou l'élément qui refferre le nœud de la mixtion, & même le fyftême de la compofition, c'eft-à-dire, qu'il n'affermit pas feulement l'union des élémens primitifs, mais qu'il fert auffi à tenir enfemble les efpéces de grouppes formés par ces élémens, & de l'union defquels réfulte une conftruction plus ou moins compofée. Cette derniere propriété de l'air fe démontre à l'œil dans la décompofition des corps; on obferve qu'il en fort à chaque divifion de leurs aggregats, ou lorfqu'on les fait paffer de la compofition d'un ordre aux compofitions d'ordre fubalternes. Les raifins entaffés donnent au premier degré de fermentation l'air qui fervoit de lien à l'aggrégat. Le mouvement faifant du progrès attaque la conftitution du mixte, & fournit de nouvel air en abondance ; le moû qui en réfulte, ne fe convertit en vin que par une divifion ultérieure des molécules qui continuent d'en dégager de l'air, & le vin ne ceffe de petiller, jufqu'à ce que ces maffes aient acquis le degré de ténuité qu'elles peuvent acquérir d'un mouvement de cette nature. Alors tranquille pendant tout le tems qu'il fe foutient, le vin commence à rendre encore de l'air, lorfque fa contexture fe réfout, & qu'il fe convertit en vinaigre; enfin ce vinaigre venant à se corrompre, lâche aussi l'air qui a coutume de sortir de tout ce qui se putréfie. Il n'y a donc nul doute que l'air ne fasse la fonction que nous lui avons attribuée.

Dès que ces différens principes sont ainsi arrangés, ils sont dans une espéce d'équilibre, dont aucun ne cherche à sortir; la nature seroit donc dans un engourdissement total, & plongée dans une léthargie parfaite, si ces opérations reposoient uniquement sur les propriétés intrinséques des élémens, & par conséquent les révolutions des corps, les changemens qu'ils subissent à chaque instant, indiquent qu'outre les élémens dont nous venons de parler, il y a dans la nature un agent, qui, luttant continuellement contre les tendances réciproques, en traverse les effets, & il n'est pas difficile de reconnoître que *le feu* est cet admirable principe. Ennemi du repos, il ne cesse d'ébranler les molécules qui composent les corps, son activité étonnante lui fait faire des efforts continuels pour rompre leur union & les séparer; il est la vie & l'ame de la nature, le moteur universel de la machine, le mobile général de tous les systêmes. En effet, de son action qui tend à diviser les élémens & de la réaction de ceux-ci qui cherchent à se rejoindre, résulte un conflit, un mouvement intestin qui donne naissance à l'infinie variété d'objets que la nature étale à nos yeux avec cette magnificence qui nous ravit d'admiration. *Mobilissimus enim in naturâ est ignis*, dit Plutarque; *motus autem est, aut cum motu ejus generatio; aliæ verò materiæ partes calore destitutæ, torpidæ jacentes & mortuis similes, desiderant ignis vim*

*velut animam, quæ simul ac accessit, conferunt se ad agen-
dum aliquid aut patiendum* (1).

Ce mouvement reçoit différens noms d'après la différence des effets qu'il produit; on l'appelle *germination*,
lorfque développant les fucs nourriciers des plantes, il
les difpofe à la végétation : *maturation*, lorfque cette agitation inteftine par une élaboration ultérieure , amene
les chofes au degré qui fait leur maturité ; *ébullition*,
lorfqu'elle chaffe l'air de l'aggrégat & réfout fes parties
en vapeurs ; *effervefcence*, fi fon action fur l'air eft l'effet
du combat des fels : *fermentation*, lorfque ce mouvement
donne lieu à la production des efprits ardens & de l'acide ;
déflagration, s'il s'exerce fur des matieres combuftibles, &
s'il eft affez violent pour produire de la flamme ; on l'appelle enfin *putréfaction*, lorfqu'il rancit les huiles & vo-
latilife les fels.

C'eft cette derniere efpéce de mouvement que nous
avons ici à confidérer, parce que c'eft de la nature de la
putréfaction que nous devons déduire celle des remedes
qui lui font oppofés, ou *déterminer ce que c'eft que les
Antifeptiques confidérés dans le fens le plus étendu.* En
effet, déterminer ce qu'un remede eft dans le fens le plus
étendu, c'eft exprimer tous fes rapports, & fes rapports
ne font autre chofe que les propriétés qu'il poffede directement ou indirectement, à l'égard de la caufe prochaine
de l'altération qu'il corrige : par conféquent , c'eft par
la confidération de la nature ou caufe prochaine du mouvement putréfactif, que nous devons déterminer ce que

____

(1) Van Swieten, *comment. in Boerrhaave*, §. 440.

font

font les Antifeptiques confidérés dans le fens le plus étendu.

On connoît la nature d'un mouvement par fes caufes & par fes effets : la connoiffance qu'on a des facultés des caufes, annonce ce qui fe paffe dans le corps pendant leurs actions ; les effets qui paroiffent après qu'elles ont agi, apprennent ce qui s'y eft paffé ; ce font deux routes qui conduifent au même but. Par l'une on remonte des effets de la putréfaction à la nature du mouvement qui fait fon effence ; par l'autre on defcend des caufes capables de produire ce mouvement à la détermination de fa nature. Une de ces méthodes inftruit *à priori*, l'autre *à pofteriori*, & elles fe fervent mutuellement de preuves : ce que l'une apprend, l'autre le confirme, fans que leurs témoignages fe contredifent jamais.

Ces deux notions font donc également bonnes, & il importe peu par laquelle des deux nous débutions ; la priorité de la nature femble mériter la primauté d'ordre, à la confidération des caufes ; mais comme les effets portent des marques du mouvement qu'ils ont éprouvé, qui expriment mieux la nature & le caractere de la putréfaction, c'eft par eux que nous allons commencer.

Un corps qui tombe en pourriture, s'échauffe, fe bourfouffle ; il s'amollit, devient gluant, s'il eft de la claffe des folides ; il s'atténue, devient plus liquide, s'il eft de celle des fluides ; fa couleur s'altere, il perd fa tranfparence, l'air en fort, il exhale une odeur défagréable, contracte une faveur qu'il n'avoit pas auparavant, fournit des fels volatils alcalins, (Expériences N°. I I I), des huiles atténuées, rances ou fétides, & laiffe un marc qui eſt une terre élémentaire dépourvue de tous ſels & de ſon phlogiſtique, (Expériences N°. I V.)

J'infere de ces changemens que la putréfaction relâche le tiſſu des fibres qui compoſent les ſolides; qu'elle diviſe les petites maſſes qui forment les fluides, & cette altération étant accompagnée de chaleur, de changement de goût, de couleur & d'exhalaiſons mauvaiſes, je conclus que le mouvement de putréfaction s'opere entre les particules élémentaires du mixte, qu'il développe l'air qui leur ſervoit de ciment, qu'il affine les ſels, diviſe les huiles, atténue la terre, réſout l'eau en vapeurs, & produit ainſi une diſſolution complete du compoſé.

La conſidération des facultés des cauſes vient à l'appui de cette concluſion; les cauſes ſont *la douce chaleur, l'air renfermé, humide ou ſtagnant, le croupiſſement des matieres, les fermens putrides, le défaut de compreſſion.*

La douce chaleur agite les parties conſtitutives des mixtes. Ces particules compoſées du principe phlogiſtique de ſel & de terre, ſont autant de maſſes réſineuſes, étroitement ſerrées les unes contre les autres; leur agitation eſt donc accompagnée d'un frottement qui détache des parcelles de leurs ſurfaces, exprime le feu de leurs pores, & le met dans une eſpéce de mouvement électrique, qui attire celui des corps ambians; le moindre échauffement doit donc augmenter, tant à raiſon du développement du feu propre à chaque corps, & de l'accroiſſement qu'il reçoit par l'affluence de celui des corps voiſins, qu'à raiſon des parcelles détachées par le frottement des ſurfaces, qui, ſe mêlant aux différens foyers de ces feux, en augmentent l'intenſité. Ceci eſt conforme à l'expérience qui apprend que les corps frottés s'échauffent, jusques-là même, qu'au rapport de Lucrece & de Vitruve, on a vu les grands vents incendier d'épaisses forêts par les frottemens réciproques des branches d'arbres (1). Il l'est également à l'observation de la différence d'intensité de la flamme de différens combustibles. Le feu de la paille a bien peu de force, en comparaison de celui des bois résineux & de la houille ; les corps exposés à la même chaleur doivent donc s'échauffer différemment selon la diversité des particules que le frottement en détache, de la façon que se fait ce frottement; & comme l'élément du feu se trouve par-tout, qu'une premiere agitation donne lieu à plusieurs autres qui forment autant de foyers, il s'enfuit que les mixtes en général renferment un feu intérieur qui doit les détruire insensiblement (2); qu'il est même des circonstances où l'échauffement peut faire des progrès très-rapides,& parvenir jusqu'à l'embrasement. Cela doit arriver, lorsque les parties d'un mixte sont aisées à détacher, que leur nature est sulfureuse ou phlogistique, & que quelque cause empêche l'évaporation des tourbillons qu'elles forment par leur mêlange avec l'élément du feu : c'est ainsi que le foin humide, les draps bruts & gras, le fumier amoncelé, s'échauffent & prennent feu : mais l'on comprend que la transpiration n'est pas toujours si exactement interceptée, ni la nature des corps assez huileuse pour produire un échauffement qui aille jusqu'à la déflagration. Dans la plûpart des cas, le

---

(1) Muschembroek inst. §. 1030.
(2) C'est-là la vraie cause de la caducité des choses.

mouvement inteſtin, ſans être aſſez violent pour conſu-
mer les corps en les brûlant, l'eſt aſſez pour les détruire
en les pourriſſant ; & ces effets, de même que ſa maniere
d'agir, ſont alors bien différens.

L'aduſtion fait ſon effet en deux temps ; dans le premier elle diſſipe toute l'humidité du corps ; dans le ſecond
elle dégage l'air du mixte, développe les ſoufres, les en-
leve avec les ſels, s'ils ſont volatils ou ammoniacaux ;
les débarraſſe de leur partie alcaline, s'ils ſont des neutres
d'une autre eſpéce, & laiſſe dans le premier cas une terre
vierge pour réſidu ; dans le ſecond, une terre mêlée d'alcali fixe.

La corruption agit tout autrement, elle commence par
dégager l'air de l'aggrégat (1) ; elle attaque enſuite la
conſtitution du mixte, elle développe ſes ſoufres, vola-
tiliſe ſes ſels en les alcaliſant, & après que ces trois principes ſont diſſipés, l'eau s'évapore & abandonne une terre
privée de tous ſes ſels.

On comprend par-là que chaleur qui excite la putréfaction, détache l'air des grouppes ou des molécules auxquelles il étoit adhérent, qu'il réuniſſoit ou dans la compoſition deſquelles il entroit; que cet élément délivré de ſes
entraves, récupere ſon élaſticité, & rompt la continuité
des maſſes ; ce qui relâche le corps, s'il eſt de la claſſe
des ſolides; le rend plus ténu, s'il eſt de celle des

---

(1) J'ai obſervé, dit *M. Pringle*, dans ſon Traité ſur les ſubſtances ſeptiques & antiſeptiques, *pag.* 293. que le *coagulum* &
la ſéroſité du ſang humain donnent de l'air avant qu'on s'apperçoive de la moindre putréfaction.

fluides. On comprend en outre que les molécules conftitutives ainfi privées de l'air de leur compofition , font
comme autant de petits fagots, dont on auroit coupé les
liens & qui fe defferrent ; alors leurs parties ne tiennent
plus guères enfemble, & il eft aifé aux tourbillons de feu
qui les pénetrent, de les féparer. Nageant ainfi dans un
bain de matiere éthérée, doit-on être furpris que par une
digeftion bien ménagée & long-tems foutenue, les fels
fe volatilifent en s'alcalifant, que les foufres fe fubtilifent
en fe réfolvant, que le principe aqueux foit réduit en vapeurs, qu'il fe faffe une vraie diftillation de ces fubftances ,
laquelle laiffe pour marc une terre dégarnie de fes foufres & dépourvue de fes fels. Le fédiment purulent que dépofent tous les liquides en fe pourriffant, prouve que cette
opération de la nature eft une diftillation qui diffipe les
parties les plus fubtiles , en abandonnant les plus groffieres. Car qu'eft-ce autre chofe que le fédiment , finon
un marc ou la portion la plus terreftre, qui, dépourvue
de fes fels, ceffe d'être foluble dans les véhicules, & fe
précipite en conféquence : (Expériences N°. 4.) ?

Si l'on objecte contre cette théorie , que la chaleur de
la pourriture n'eft pas ordinairement affez confidérable
pour dégager les principes du mixte, puifque celle qui
chaffe l'air des pores de l'eau, doit être de 70 degrés du
thermomètre de Reaumur (1), & que la déflagration feule
peut féparer les autres élémens ; je répondrai que le feu
de la corruption tire l'efficacité que nous lui attribuons de
fon application immédiate à chaque atôme en particulier ;

---

(1) L'Abbé Nollet, *Mem.* de l'Acad. Roy. des Scien 1747.

qu'il en eſt ici comme de la petite étincelle du caillou qui ſcorifie le fer, quoique ce métal ſoit bien difficile à fondre, ou de la flamme de la chandelle, qui, (ainſi que l'expérience me l'a appris), vitrifie le bout de paille ou le brin de bois qui y eſt tenu pendant quelques minutes, quoiqu'il faille un feu très-conſidérable pour faire du verre. D'ailleurs la durée de l'action ſupplée ici à l'activité des agens.

Ce que nous venons de dire de l'action du feu, comme cauſe de la pourriture des corps en général, eſt particuliérement vrai à l'égard du nôtre, & de tout autre chez qui la circulation a lieu. En effet, les globules dont nos humeurs ſont formées, ne peuvent circuler dans des vaiſſeaux élaſtiques, contractiles, coniques, pliés, contournés, rameux, ſans ſe frotter mutuellement, ſans ſe heurter à chaque inſtant contre les plis & les parois des tuyaux, contre les angles de leurs ramifications, fortement preſſés par la ſyſtole du cœur, lancés avec impétuoſité dans des canaux déjà remplis, mais dilatables & réſiſtans; repouſſés avec force par la vertu contractile de leurs membranes, ces globules ſont comprimés de toute part. Leur mouvement progreſſif eſt accompagné d'un frottement des ſurfaces, tant entr'elles qu'avec les parois des vaiſſeaux, & d'un changement continuel de direction, qui les fait pirouetter ſur leur centre. Ce ſont donc autant de ſphéres roulantes, qui expriment par leur preſſion naturelle le feu contenu dans leur phlogiſtique, ou autant de boules hériſſées d'aigrettes calorifiques, analogues aux gerbes lumineuſes qui paroiſſent autour du globe de la machine électrique. Chaque globule envoie & reçoit un million de

traits de feu , & ces filets de matiere éthérée , infiniment
croisés , font bien capables de réveiller la tendance de
l'air vers l'élasticité ; de dérouler , d'étendre , de déplier
les filamens huileux ; de diviser , de réfoudre , d'alcalifer
les mafses falines ; d'en chafser ou détruire les acides ; de réduire l'eau en vapeurs; de mettre tous ces élémens dans un état de difcordance & de raréfaction ; il
n'eft donc pas furprenant que nos humeurs acquierent
une difpofition putride par la circulation ; & fi on réfléchit
que ce mouvement s'opere par la contraction & la dilatation de fibres denfes , compactes, élaftiques , on com-
prendra que les fibrilles qui entrent dans leur compofition , doivent aufsi frotter rudement leurs furfaces les
unes contre les autres, dans un fens pendant la fyftole ,
dans le fens oppofé pendant la diaftole , & par conféquent que leur conftitution doit également recevoir des
atteintes putrides de la part de la chaleur, tant de celle
qui naît de leurs propres mouvemens , que de celle que
les fluides échauffés leur communiquent.

L'air renfermé , l'élément aërien confiftant dans un amas
de petits refforts fenfibles aux moindres mouvemens ,
& toujours prêts à rendre exactement ceux qu'ils ont reçus,
devient par cette qualité extrêmement propre à entretenir les ofcillations dont un mixte eft agité , & c'eft en partie de ce chef que l'air renfermé dans le creux d'une plaie ,
augmente fi confidérablement fa pourriture , la moindre agitation putride qui s'excite dans une de fes parties,
eft foutenue & même fortifiée par l'unifson des molécules
aëriennes , qui répetent par mille échos ce mouvement ,
& le communiquent à toutes les autres parties , ce qui

fait réfonner la concamération entiere, ou y répand fa pourriture & en augmente la force. Les maifons inhabitées fe détériorent plus vîte que les autres, en partie par cette caufe,

Une autre raifon par laquelle l'air renfermé favorife la putridité, fe déduit de fon affinité, avec tous les principes du mixte & de la diffociation élémentaire, qui forme l'effence de la pourriture. Les élémens d'un corps qui fe pourrit, cherchent à fe féparer, & l'air qui a un rapport d'affinité avec un chacun d'eux, profite, pour ainfi dire, de cette difcorde, pour les enlever les uns après les autres, de forte que par ce moyen leur départ eft beaucoup accéléré; on conçoit pourtant que la force d'attraction de l'air fur ces élémens, n'étant pas fort confidérable, il en eft ici comme de l'aimant, qui, pour attirer le fer par toute fa force, demande quelques momens d'application, & c'eft-là une des raifons pour laquelle l'air tranquille eft plus putréfiant que celui qui eft agité; je dis une des raifons, car nous en alléguerons ci-deffous encore une autre.

Cette force d'affinité qui rend l'air *renfermé* feptique, eft peut-être aidée par quelques foibles degrés d'électricité, qui, comme l'on fçait; font attractifs : du moins l'électricité avérée aujourd'hui des nuages du tonnerre, donne quelque fondement à ce foupçon, puifque la matiere de ces nuages eft un amas d'exhalaifons, dont la plûpart ont été fournies à la région fupérieure par la pourriture qui domine fi fort pendant les tems d'orages; il pourroit donc bien fe faire que les nuages qui, lorfque l'air eft renfermé, s'amaffent au deffus d'une plaie, fuffent électriques à l'*inftar* de ceux que la terre exhale. J'ai voulu vérifier cette conjecture, en approchant des corps légers, d'une verge de fer qui traverfoit le bouchon de cire d'une bouteille dans laquelle j'avois laiffé pourrir un crapaud; mais je n'ai pu en aucun tems remarquer la moindre indice d'attraction; cependant on m'a affuré qu'une taupe morte eft le meilleur véhicule qu'on puiffe mettre dans la bouteille électrique pour faire l'expérience de Leyde. Si je n'ai obfervé aucune attraction, c'eft peut-être que je m'y fuis mal pris; en effet je penfe avoir mieux réuffi une autrefois. Le tems étoit très-étouffant, il avoit un peu tonné pendant la nuit qui précéda mon expérience, & le thermomètre étoit toujours refté au quinziéme degré fur zéro, j'approchai de très-près un cheveu, d'un morceau de rate de veau pourrie dans un verre d'eau, & je crus voir qu'il étoit attiré; mais craignant que l'électricité générale qui fe manifefte dans un tems pareil, à tout corps électrique par foi-même, tel qu'eft le verre, ne m'en eût impofé, je laiffai pourrir à l'air une rate de veau; & lorfqu'elle fut très-putride & chargée de vers, je lui préfentai un cheveu qui me fembla être encore attiré, dès que je l'en approchai de fort près.

Humide. Si l'air renfermé étoit fec, & le corps qu'il couvre, dépourvu d'humidité, il feroit peu putride, parce que, quoiqu'il entretînt le mouvement d'ofcillation, que la variété de température imprime à chaque inftant à tous les corps, ce mouvement s'exerçant fur des compofés d'élémens non détrempés, & par cette raifon étroitement unis enfemble, il uferoit plutôt le corps en le réduifant en pouffiere, qu'il ne le réfoudroit en fes principes. Ainfi pour que la pourriture ait lieu, il faut que l'eau intervienne; *Videtur autem ex materiâ humidâ omnis putredo fieri :* que le feu résolve cette eau en vapeurs *; ex causâ verò efficiente, extraneo & præter naturam calore* ; & que ces vapeurs soient tellement arrêtées, que, ne pouvant s'évader, elles soient obligées de circuler long-tems entre les autres élémens, & qu'elles rompent ainsi leur union en passant & repassant plusieurs fois par les mêmes routes, *simul autem augeri ab immobilitate* (1). Or, rien n'est plus capable que l'air humide d'empêcher ces vapeurs, instrumens de la corruption, de se dissiper, parce qu'étant saturé de son humidité propre, il ne peut recevoir les exhalaisons qui émanent des putrescibles, c'est de-là que les endroits humides, comme les prisons, les souterrains, les hôpitaux trop remplis sont si mal sains, donnent si souvent lieu aux fiévres putrides, ou les rendent si malignes.

Ou stagnant. Si l'air humide, pourvu qu'il le fût au-dessous du terme de sa saturation, étoit renouvellé, il exerceroit toujours sa vertu absorbante, puisqu'à une portion saturée succéderoit une autre qui ne le seroit pas entiérement, ce qui entretiendroit une évaporation quelconque du mixte ; mais s'il est absolument stagnant, cet effet n'a pas lieu, & les vapeurs putrides sont totalement retenues. On comprend même qu'un air sec & stagnant seroit bientôt saturé, pour peu qu'un corps transpirât, par conséquent la seule stagnation est une cause de pourriture, quoiqu'elle devienne plus efficace par l'humidité qui lui est jointe.

----

(1) Galen. comment. 3. *in lib. III. Epidem.*

Le croupiſſement de la matiere putrefcible fait le même effet que la ſtagnation de l'air qui l'environne : les émanations que les petites maſſes qui tombent en pourriture exhalent , s'échappent lorſqu'on remue la matiere , parce que chaque molécule eſt ſucceſſivement expoſée à l'air qui les abſorbe ; mais ſi au lieu de faire circuler la maſſe , on la laiſſe en repos , les miaſmes putrides ſe trouvent arrêtés par des tourbillons de pareille matiere qui les obligent de ſe refouler les uns ſur les autres ; ils ſe réfléchiſſent donc vers les foyers qui les ont produits , & par la continuité & le redoublement de leurs actions ils hâtent l'altération des principes , & avancent de beaucoup la diſſolution du mixte.

Fermens putrides. Ces miaſmes ainſi retenus s'amaſſent bientôt en ſi grande quantité , que , ne pouvant plus être contenus dans le lieu de leur naiſſance , ils ſont forcés de ſe répandre dans le voiſinage. C'eſt un torrent qui ſe déborde & qui fait irruption de tous côtés ; c'eſt un ſouffle peſtilentiel formé des principes déſunis & hériſſés de mille dards de feu , qui , donnant le branle à chaque élément des parties circonvoiſines , étendent la putréfaction , & lui donnent plus de force , plus d'activité. En effet les corpuſcules étant doués chacun d'un mouvement très-rapide , ils ſe croiſent en mille ſens dans leurs directions ; ils ſe briſent , s'atténuent , s'aiguiſent réciproquement , & deviennent ainſi d'autant plus putrides , qu'ils ſont devenus plus ſubtiles & plus pénétrans. Ce que j'avance ici ſe démontre par une de nos premieres expériences , par laquelle il eſt évident que la pourriture fait du progrès , lorſqu'on laiſſe ſubſiſter la pellicule qui recouvre le putrefcent. On en a une autre preuve dans la promptitude avec laquelle l'eau ftagnante fe corrompt, tandis que celle qui eft remuée, réfifte à la putréfac- tion : *Ut putrefcant, ni moveantur aquæ.* Différence qui vient uniquement de ce que le repos donne lieu à l'eau de fe recouvrir d'une pellicule, que l'agitation empêche de former, ou qu'elle rompt & brife à chaque inftant. Cette explication eft appuyée par l'obfervation du docteur *Pringle* (1) fur les effets de la pluie. Ce célébre méde- cin a remarqué que les pluies font ceffer les fiévres pu- trides des endroits marécageux ; la pluie en tombant pro- duit ces effets merveilleux, parce qu'elle rompt les pel- licules qui recouvrent les marais & les étangs, & fait par-là évader les miafmes, avant qu'ils ayent acquis le degré de malignité qui entretenoit la maladie, & qu'ils n'acqué- roient auparavant que parce qu'ils étoient arrêtés fous la croute, jufqu'à ce que la putridité leur eût concilié une force expanfible capable de la brifer & de la faire fortir du liquide par bouffées (2). Or cette remarque eft de la plus grande importance dans l'économie animale ; car la matiere de l'infenfible tranfpiration eft dans les corps

---

(1) Obferv. fur les maladies des armées.

(2) M. Pringle attribue ce bénéfice à la précipitation des maffes putrides, ce qui a befoin d'être expliqué ; car cette précipitation eft elle-même l'effet de la caufe qui arrête la contagion, à fça- voir, de la condenfation de ces maffes par le froid de l'eau de pluie, & l'évafion des particules feptiques qui les raréfioient ; d'ailleurs les vents qui rompent les pellicules des mares, fans y caufer de précipité, empêchent auffi les maladies, & les rendent plus benignes, felon la remarque du Docteur Stocke, Médecin de Middlebourg, cité par M. Pringle. Obferv. fur les maladies des armées, *tom.* 1. *pag.* 7.

animés, ce que font ces émanations putrides dans les inanimés ; & ce que cette pellicule dont nous venons de parler, eft à l'eau croupiffante, notre peau l'eft à nos humeurs, c'eft-à-dire, qu'elles confervent d'autant plus
leurs miafmes, & deviennent d'autant plus putrides, que
cette enveloppe eft moins tranfpirable, d'où l'on comprend combien il importe de prêter attention à l'infenfible tranfpiration dans les maladies putrides; je dis
plus, ce que cette pellicule eft à l'eau, les vitres, les murs
de nos chambres & leurs plafonds, le font à l'égard de nos
corps. L'air que nous refpirons, eft d'autant plus infecté, plus mal fain, que les endroits qu'on habite font
plus remplis de monde, & que fa communication avec
celui de l'atmofphère eft plus exactement interceptée.
Cette confidération met donc dans tout fon jour la grande
utilité qu'il y a à retirer de la *ventilation haléfienne*, &
prouve combien on doit être attentif à aérer les maifons,
fi l'on veut y vivre en fanté; bref, ce ne font pas tant les
corps putrides qui fourniffent les miafmes feptiques, que
ce font les miafmes eux-mêmes, qui, par leur qualité *de
fermens*, ont la vertu de produire leurs femblables, de
fe multiplier & de s'exalter, lorfqu'ils font retenus & arrêtés : par conféquent la pourriture fait d'autant plus de
ravage, que l'incarcération, la ftagnation, l'humidité de
l'air, le croupiffement & le repos de la matiere putride,
empêchent davantage l'évaporation des miafmes, & que
la chaleur de l'atmofphère leur donne plus d'activité,
c'eft de-là que la putréfaction a tant de vigueur dans les
tems chauds, humides & tranquilles qui précedent les orages du tonnerre, & que les maladies putrides dominent,

lorſqu'un Eté chaud, auteur des *fermens* putrides, eſt ſuivi d'un Automne pluvieux qui empêche leur ſortie de nos corps.

Défaut de compreſſion. Nous avons vu par nos cinquiémes expériences, que de deux corps de même nature, celui qui eſt le moins comprimé, ſe corrompt plus vîte que l'autre ; par conſéquent le défaut de compreſſion doit être mis au rang des cauſes de la pourriture ; cette cauſe a même ſouvent lieu dans l'économie animale, & voici comment.

On ſçait que c'eſt la compreſſion combinée avec la vîteſſe qui produit la chaleur, par laquelle nos humeurs ſont diſpoſées à la pourriture ; cette diſpoſition conſiſtant dans un mouvement d'oſcillation des moindres parties du mixte ; elle continue, fait même des progrès, quoique la cauſe qui la fait naître, ceſſe d'agir, parce que le mouvement une fois excité, ſe ſoutient de lui-même & ſe communique. La pourriture eſt une ſorte de feu, & il eſt d'expérience que, dès que le feu a pris à des matieres combuſtibles, il n'a plus beſoin pour s'y maintenir de la torche qui les a allumées : on comprend donc que la pourriture excitée en un tems par les frottemens d'une forte compreſſion, peut continuer, quoique la preſſion ſoit conſidérablement diminuée, & c'eſt ce qui arrive très-fréquemment dans le corps humain ; les nerfs, les vaiſſeaux, les membranes qui ſont violentées par la tenſion de la fiévre, perdent leurs reſſorts avec le tems, s'affoibliſſent & ſe relâchent. A l'érétiſme inflammatoire ſuccede donc l'état putride, lequel entraîne une diſſolution des principes, ou une tendance des élémens à l'éloignement mutuel, tendance occasionnée par des tourbillons de matiere éthérée. Or, il est manifeste que ces tourbillons séparent d'autant plus facilement les élémens, que la compression qui les tenoit serrés les uns contre les autres, est devenue plus foible; par conséquent *le défaut de compression* est une cause qui favorise la pourriture dans cette circonstance. D'ailleurs il est bien des cas où la pourriture provient d'une autre cause que de la compression inflammatoir ; tels sont ceux où les miasmes putrides interviennent. Ces fermens étant par leur nature septiques, contraires aux forces vitales, ils putréfient d'autant plus efficacement les humeurs que la vertu des solides affoiblis, s'oppose moins à la séparation des élémens, ou cede plus de place à la rarescence des fluides. Ceci est confirmé par nos expériences n°. 5. N'est-ce pas encore parce que l'air, vu sa grande flexibilité, comprime moins la surface d'une plaie, qu'il favorise si considérablement la pourriture, lorsqu'il se trouve renfermé dans sa cavité ?

On voit par tout ce qui précede que les causes éloignées produisent la corruption en échauffant les corps depuis zéro jusqu'au trente-cinquiéme degré du thermomètre de *Reaumur* (Expérience n° 7), en s'opposant à leur transpiration, en rompant l'équilibre entre leurs élémens ; d'où il est évident que soit, que l'on examine l'état putride par ses causes, ou qu'on le considere d'après ses effers, on reconnoît qu'il consiste dans la résolution des corps en leurs principes, plus ou moins altérés, c'est-à-dire, que la constitution d'un corps qui se corrompt, est entiérement bouleversée, que ses soufres se développent, s'atténuent, se rancissent ; que ses sels sont brisés, volatilisés, alcalifés , que l'air de fa compofition fe dégage, récupere fon élafticité , que fon eau eft réduite en vapeurs, fa terre privée de fes fels & de fon phlogiftique , que tous fes élémens font mis dans un état de répulfion , par conféquent que la nature de la putréfaction eft raréfiante , diffolutive & altérante. Or celle des remedes antifeptiques étant l'inverfe de celle-ci , on apperçoit que ces remedes pris dans le fens le plus étendu, font tout ce qui diminue la chaleur des mixtes qui eft au-deffous du trente-cinquiéme degré *Réaumurien*, ou qui augmente celle qui eft au-deffus de ce terme ; tout ce qui favorife leur tranfpiration ; tout ce qui s'oppofe à l'éloignement réciproque de leurs élémens , ou augmente la force par laquelle ils s'alterent mutuellement; par conféquent les remedes qui ont la vertu de prévenir ou d'arrêter la putréfaction, font toniques à l'égard des folides , coagulans à l'égard des fluides, antipyrétiques relativement aux entraves qu'ils donnent à l'élément de feu, ou, ce qui revient au même, que les remedes antifeptiques, confidérés fous un point de vue qui embraffe leur action générale fur les matieres corruptibles, font d'une nature condenfante. En effet, foit qu'ils moderent la chaleur putréfiante, & empêchent par-là le dégagement & la dilatation de l'air, l'évaporation de l'eau , l'exaltation des huiles , la volatilifation, l'alcalefcence des fels ; foit qu'ils ramenent directement ou indirectement les atômes écartés à leur premier point de contact ; le réfultat de tous fes effets, eft une vraie condenfation oppofée à la raréfaction, par conféquent la nature des Antifeptiques eft condenfante , ce qui étoit le premier point à déterminer.

CHAPITRE II.

CHAPITRE II.

Expliquer la maniere d'agir des Antifeptiques.

IL s'agit préfentement d'expliquer la maniere dont les Antifeptiques produifent ces effets, de dire comment iis temperent la chaleur putréfiante ; comment ils garantiffent les corps de fes impreffions, ou empêchent l'altération & la défunion des élémens.

Le feu n'a pas de lui-même la faculté de produire les effets que l'expérience montre qu'il eft capable de produire : la grande fubtilité des atômes qui conftituent cet élément, leur donne un libre accès dans les moindres porofités des corps ; ils paffent avec aifance par tous les interftices que laiffent entr'elles les particules conftitutives, fans rencontrer nulle part des obftacles à vaincre : ainfi le feu ne devient l'agent de la corruption, que lorfqu'il s'eft affocié des molécules aqueufes, falines, huileufes & aériennes qui lui fervent d'inftrument, d'où il eft évident que la vertu des Antifeptiques, relative à leurs effets fur le feu deftructeur, confifte dans la faculté de l'extraire des corps dans lefquels il exerce fa puiffance, & dans celle de débarraffer ces corps des particules par lefquelles cet élément opere la défunion & l'exaltation des principes du mixte.

L'immortel Boerrhaave, dans fon excellente differtation (1), nous a appris que le feu affecte l'égalité dans la

______

(1) Boerrhaave, Element. chimic. *tom.* 1.

V.

diftribution ; que lorfqu'il fe trouve en plus grande abondance dans une portion de l'efpace, il ne tarde guères à fe remettre en équilibre. Un moyen donc de retirer le feu d'un corps dans lequel il furabonde, c'eft de placer ce corps dans un lieu ou entre d'autres corps d'une température plus froide ; c'eft de-là que la neige poffede une vertu antifeptique fi éminente dans les tems froids. Lorfque la gelée condenfe & rend folide tout ce qui lui eft expofé, rien ne fe corrompt (1) & un moyen affuré de garantir les corps de pourriture, ou de les faire durer éternellement, feroit de les tenir dans un état de glace, & d'empêcher leur dégel.

Les alimens, les ptifannes, les émulfions rafraîchiffent le fang, moderent fa putrefcence, en partageant avec lui l'excédent des atômes du feu, dont il fe trouve chargé par le mouvement de la circulation. On ne peut au moins difconvenir que les boiffons froides que nous prenons, ne produifent cet effet fur nos humeurs.

Une autre propriété du feu, c'eft de fe réunir dans les corps à l'occafion du frottement, & d'y former des foyers aux dépens de celui des corps voifins : on diminue donc encore la quantité de feu d'un corps, en excitant à fon voifinage un frottement léger qui fuffife pour attirer fon feu, & qui ne foit pas affez violent pour lui en com-

---

(1) Bartholin rapporte qu'au Spitzberg on trouve des cadavres encore entiers au bout de 30 ans : *Qui Spizberga*, dit-il, *Groenlandia parte ad nos redeunt Mercatores Haffnienfes teftantur nihil ibi ob frigus intenfum putrefcere aut corrumpi, aft etiam cadavera fepulta per 30 annos, inviolata & integra fine putredine confervantur.* Gazette falutaire 1767, n°. XXXI.

muniquer ; c'eſt par ce méchaniſme que la diſſolution des ſels a la propriété de produire le froid. On ſçait que les ſels en ſe fondant font baiſſer conſidérablement le ther-momètre (1) , & qu'une eau d'une température au-deſſous du cinquantiéme degré de *Farenheit* (2) , lequel correſpond au huitiéme de celui de *Reaumur* , entourée de neige & de glace, ſe congele ſur un feu, qui, liqué-fiant cette neige ou cette glace, occaſionne la diſſolu-tion du ſel qu'on y a mêlé (3) ; la chaleur qui dans d'au-tres cas accompagne la diſſolution , eſt auſſi en partie l'effet d'une affluence de la matiere ignée qui abandonne les corps ambians. Pour ſe rendre dans le lieu où ſe fait le frottement de l'efferveſcence , nous avons encore des exemples de cette maniere de pomper le feu des corps dans le réfroidiſſement du vin des bouteilles miſes dans un ſeau d'eau , à laquelle on ajoute une petite quantité de charbons ou de ſoufre. L'eau entre dans les pores de ces corps avec cette rapidité, qui dans les diſſolutions dé-termine le feu des corps voiſins à ſe rendre dans les foyers réſultans du frottement. Nous n'héſitons pas même de rapporter encore ici le froid produit par l'évaporation ; les expériences de M. Cullen , ſçavant Anglois (4) ,

______

(1) Boerrhaave. Element. chim. *tom.*
(2) Muſchenbroek. Inſt. phyſic. §. 944.
(3) Je ſçais que grands Philoſophes , *Muſchenbroek* entre autres, *Inſtit* .. §. 950. font intervenir ici l'action de cer-tains corps glacials ; mais , comme je crois qu'on peut expli-quer les phénomènes des réfroidiſſemens & de la gelée, indépen-damment de ces corps étrangers, il eſt de la bonne philoſophie de ne pas multiplier les êtres ſans néceſſité.
(4) Journaux des Sçavans, *Nov.* 1758.

confirmées par celles de M. Beaumé (1) ont appris que le thermomètre plongé dans un liquide, & retiré alternativement, marque un réfroidissement d'autant plus considérable, que la liqueur ou les immersions & les émersions se font, est plus subtile ou plus évaporable. *Sydenham* assure que le meilleur remede que l'on puisse employer pour faire cesser la douleur de la brûlure, c'est d'appliquer sur la partie brûlée un linge trempé dans de l'esprit de vin, & d'avoir soin de le renouveller très-souvent (2). Les marins rafraîchissent les boissons en suspendant au mât de leurs vaisseaux les flacons enveloppés d'un linge mouillé pour être exposés aux coups de vents qui favorisent l'évaporation : en effet, cette évaporation n'a lieu qu'autant que l'air dissout les vapeurs d'une façon analogue à celle dont l'eau dissout les sels, ainsi que le prouve M. *Leroy* de l'Académie de Montpellier (3).

C'est donc encore le frottement de la dissolution qui produit dans ces cas le réfroidissement. Ajoutons pour la derniere preuve de la vertu de soutirer le feu des corps que nous attribuons à ce frottement, un fait duquel je suis assuré par une observation météorologique de plus de quinze ans, qui est que, dans les tems sereins, le thermomètre descend à la pointe du jour, ou lorsque les rayons du soleil commencent à dissoudre les vapeurs de la nuit. Les Economes ont donc grande raison de choisir

---

(1) Journaux des Sçavans, *Avril* 1758.
(2) *De Peripneumoniâ nothâ sub fine.*
(3) Mém. de l'Acad. Roy. des Sciences de Paris, 1751.

pour leurs viandes de réferve, les endroits les plus fecs,
comme les plus propres à les conferver fraîches, en diffolvant leurs émanations; & l'on doit écouter les Médecins, lorfqu'ils recommandent d'aérer les chambres de
leurs malades; la chaleur accablante qu'on éprouve dans
certains jours d'Eté, qui, loin d'être plus chauds que
d'autres, le font même moins, ainfi que le thermomètre
le prouve, ne nous affecte fi difgracieufement, que parce
que l'air eft humide, & qu'il ne peut diffoudre les exhalaifons qui fortent de nos corps. Je fçais qu'en général
l'on tranfpire moins dans un tel air, & que la matiere
de la tranfpiration retenue contribue beaucoup à la chaleur que l'on reffent; mais je penfe que cette chaleur devient auffi incommode, parce que la portion qui s'échappe,
rafraîchit moins l'air qu'elle rencontre, ne le diffolvant
pas; elle fort feule, & n'emporte point avec foi cette
quantité de feu qu'elle ne manque guères d'entraîner dans
des tems fecs. Je fonde cette raifon fur l'obfervation qui
apprend que dans certains jours affez tempérés, nous nous
fentons plus échauffés, que dans d'autres jours plus chauds,
quoique la fueur foit fi copieufe dans ceux-là, que l'on
ne peut douter qu'elle n'équivale à la tranfpiration infenfible de ceux-ci: ce qui prouve qu'on peut tranfpirer
également dans des tems différens, & être inégalement
rafraîchi, lorfqu'on entre dans un poële rempli d'humidité, foit qu'elle provienne de la fueur du malade, ou
qu'elle ait d'autres caufes. On a un exemple de cette augmentation de chaleur, quand on entre dans la chambre de
quelques femmes en couches qui fuent abondamment
pendant plufieurs jours; car alors, & fur-tout fi on a

l'imprudence d'y échauffer les bouillons de l'accouchée &
l'eau pour laver l'enfant, d'y faire cuire les ptifannes,
& bouillir l'eau du thé & des boules à baffiner le lit, &
même d'y préparer la nourriture de tout le ménage, on
reffent une chaleur qui étouffe, & qui feroit croire que
le poële eft beaucoup trop chaud, fi la main & le thermomètre n'affuroient le contraire. Dans ces circonftances l'air déjà faturé d'humidité ne diffout pas la matiere
qui fort par la tranfpiration des perfonnes qui entrent,
& la diffolution manquant, le feu n'en eft pas extrait.

Le contraire arrive lorfque la diffolution a lieu dans
l'atmofphère qui nous environne, & nos corps font alors
extraordinairement réfroidis : voilà pourquoi l'on reffent
un froid fi fenfible, lorfqu'ayant chaud l'on entre dans
un brouillard épais, ou dans une cave froide & humide : la chaleur que nous communiquons à l'air, lui fait
diffoudre des vapeurs qu'il ne tenoit que fufpendues ; cette
diffolution attire le feu de nos corps, & nous en fait perdre au-delà de ce que la différence de température nous en
eût enlevé.

On débarraffe le corps des particules qui fervent d'inftrument de pourriture à l'élément du feu, en les *abforbant* & en les *diffipant*.

Il faut fe fouvenir ici que les compofés ne font pas
des mixtes fimples, mais des aggrégats de différentes
fortes de mixtes, & même des réfultats d'un arrangement
organique de parties, dont les unes font folides & les
autres fluides : celles-ci font logées dans les interflices des
autres, de façon qu'elles les inondent toutes en particulier, & étant animées d'un mouvement inteftin par les

atômes ignés, elles attaquent de toute part la conftitution du mixte ; elles le réfolvent dans des compofés d'un
ordre inférieur ; elles atténuent fes parties falines, exhalent les huileufes, divifent les terreftres, & raréfient les
aëriennes : d'où il fuit que les remedes qui ont la propriété
d'attirer les férofités des pores, dans lefquelles elles font
comme nichées, doivent garantir les corps de la pourriture. Or cette propriété confifte dans leur affinité avec
les liquides mal faifans, en vertu de laquelle ils ont la
force de détacher leurs globules, des fibres auxquelles ils
étoient adhérens. C'eft de cette maniere que les fels exercent leur vertu antifeptique ; ils attirent à eux l'eau de
l'aggrégat avec une force fupérieure à celle des parties folides, de façon que les particules aqueufes abandonnent
celles-ci pour fe joindre aux molécules falines ; cela n'a
pas moins lieu, quoique les fels foient antérieurement
diffous, parce que leur affinité avec les globules aqueux
eft fi confidérable, qu'une maffe faline chargée d'une,
certaine portion d'eau, continue de s'en charger jufqu'à
faturation. Ainfi une forte faumure attire à foi les férofités des corps, comme le feroit du fel en poudre qu'on
répandroit par deffus : on comprend donc que l'effet antifeptique du fel eft un defféchement comparable à celui
de l'écoulement des eaux des endroits marécageux, qui,
comme l'on fçait, corrige fi efficacement leur putridité,
c'eft-à-dire, que les parties folides d'un corps étant déli-
vrées, par l'action bibule des fels, des agens qui leur
faifoient violence, fa conftitution eft garantie du danger
qui la menaçoit, parce que l'action du feu qui s'exerçoit
auparavant fur des élémens faciles à défunir, vu leur dé-

V iv

trempe, eſt toute employée contre des maſſes ſalines, dont la ſolidité eſt très-ſupérieure à ſes efforts.

L'affinité des ſels n'eſt pas bornée aux vapeurs aqueuſes ; elle a également lieu à l'égard des exhalaiſons ſulfureuſes, ainſi les ſels n'enlevent pas ſeulement aux corps leurs eaux putréfiantes, mais encore le phlogiſtique, qui eſt l'autre agent de l'altération de leurs principes, & de la deſtruction de leur contexture. Je me repréſente le phlogiſtique dans la réſolution des corps, comme une eſpéce de bélier analogue à ceux dont les Anciens ſe ſervoient dans les ſiéges : le corps de la machine eſt un atôme ſalin garni de particules huileuſes, comme autant de voiles dépliées, ſur leſquelles des torrens de feu exercent la fonction d'un vent impétueux, qui fait donner la machine contre les murs de la compoſition, & qui bouleverſe tout cet édifice de la nature ; or les ſels, par leur affinité avec le phlogiſtique, attirent ces voiles, & les obligent de ſe replier ſur elles-mêmes pour entrer dans leurs pores. Le jeu de ces machines deſtructives ceſſe donc par ce *repliment*, & la putréfaction des corps eſt arrétée.

La diſſipation de l'humidité ſeptique des corps, eſt la ſeconde maniere de prévenir leur putridité. Un moyen très-efficace de conſerver les choſes corruptibles, c'eſt de les expoſer à un degré de chaleur capable de les deſſécher. On met les pommes, les poires, les ceriſes, les prunes, les raiſins au four, pour en retirer des fruits ſecs, qui ſe gardent pluſieurs années. Les habitans des côtes maritimes font avec le continent un commerce très-conſidérable de poiſſons rendus incorruptibles par l'exſiccation ; c'eſt en partie parce que le feu a chaſſé une portion de l'humidité, que les viandes roties & les enfumées font de plus de durée. Cette efpéce d'exficcation eft encore très-avantageufement employée à l'égard du pain que l'on met au four, coupé par tranches, pour en faire des bifcuits, qui font la partie la plus effentielle de l'approvifionnement des flottes & des navigations de longue courfe ; on rend les maifons de bois prefque indeftructibles, en garantiffant leur charpente de l'humidité de l'air par le moyen d'un bon enduit. M. *du Hamel* (1) a trouvé qu'un moyen affuré de conferver le grain, c'eft de le foumettre à l'action du ventilateur. Ces faits qui prouvent tous la vertu anti-feptique de la féchereffe, ne laiffent aucun doute que la diffipation de l'humidité ne foit une des manieres d'agir des remedes qui ont la vertu de prévenir & d'arrêter la pourriture.

C'eft principalement fous ce rapport que la circulation a une vertu antifeptique fi éminente ; elle eft le grand ven-tilateur de l'œconomie animale. Les chairs, les humeurs dont nous fommes formés fe corrompent en très-peu de tems, lorfque la circulation eft arrêtée ; elles fe putréfient encore plutôt, fi elles font expofées à une chaleur égale à celle qui produit ce mouvement; elles ont même d'autant plus de difpofition à la pourriture que la circulation les échauffe davantage. Les fueurs, les excrémens, les uri-nes des fébricitans donnent des marques d'un état très-voifin de la corruption. Cependant cette même circulation, qui par fa chaleur fait tendre les corps à la pourriture, les en garantit très-efficacement par fa ventilation. La

---

(1) Mém. de l'Acad. Roy. des Sciences de Paris, 1745.

circulation éloigne donc conftamment le terme vers lequel elle détermine ; elle fait marcher la difpofition putride & la corruption, comme fur deux de ces lignes paralelles que les Mathématiciens difent s'approcher toujours & ne fe rencontrer jamais (1). Or elle n'a cette admirable propriété, que par ce qu'elle fait à l'égard des corps vivans la fonction d'un excellent ventilateur. La nature a eu foin de placer prefque par-tout des émunctoires, qui font autant des foupiraux, par lefquels les miafmes putrides peuvent s'échapper, & la circulation préfente fucceffivement les globules de nos humeurs à ces différens couloirs, ce qui les délivre des particules feptiques dont ils étoient chargés, & les préferve de leurs fâcheufes impreffions ; mais l'on comprend que fi, par quelque dérangement, le mouvement de la circulation augmente d'intenfité & produit des miafmes putrides en plus grande quantité, que les filtres ou émunctoires n'en peuvent féparer, la putréfaction doit alors fe manifefter de toute part, & que cet effet doit avoir également lieu par un défaut de ce mouvement, qui laiffe croupir les humeurs, & fufpend la fécrétion des vapeurs putrides. Dans le premier cas la pourriture fe développe parce que le ventilateur n'agit pas affez ; dans le fecond, parce qu'il manque entiérement.

Ce que j'ai dit jufqu'ici concerne la maniere d'agir des Antifeptiques à l'égard du feu putréfiant ; je vais préfentement confidérer comment ils garantiffent directement la conftitution du mixte des impreffions deftructives de cet agent.

---

(1) De Maupertuis, *lettre xvj.*

L'air que la chaleur putride dégage, se réunit en masse ; recouvrant sous cet état son élasticité, il fait des efforts pour se dilater, sépare les aggrégats, écarte les fibres dans l'entre-deux desquelles il se trouve, il élargit les mailles de celles qui le renferment, il rompt leur tissu. D'un autre côté les molécules aqueuses, huileuses & salines repandues parmi la substance du putrescible, sont agitées par cette même chaleur d'un mouvement intestin qui les pousse à tout moment entre les élémens de la composition; ce sont autant de coins qui engagent leurs pointes dans les plus petits pores, & qui, par tous les mouvemens réitérés en tous sens de leurs parties libres, font l'office d'autant de leviers qui tendent à diviser les parties constitutives.

L'action des Antiseptiques, en tant qu'elle concerne les moyens d'empêcher l'effet de ces violences, consiste donc dans la force qu'ils donnent à ces élémens, pour résister à leurs écartemens mutuels. Or, ils leur concilient cette force, ou en les attirant les uns vers les autres par une action interne, ou en les empêchant de s'éloigner les uns des autres par une compression externe. Les fruits acerbes, la plûpart des sels, les remedes astringens, la chaux, les spiritueux préservent les corps de pourriture en resserrant leur tissu, en faisant contracter leurs fibres, en raccornissant leur parenchyme, ou, ce qui revient au même, en exerçant une vertu attractive, qui détermine leurs élémens à se réunir dans chaque atôme du remede, comme dans un centre commun. En effet, il est évident que dans ce cas l'action du médicament fortifie leur tendance réciproque & les rend capables de supporter des efforts, qui, sans ce secours étranger, auroient pu les séparer.

La compreffion extérieure fait le même effet. Que l'affemblage de différentes piéces foit affermi par des moyens internes, ou qu'on empêche leur écartement par des foutiens externes, la chofe revient au même, & il n'y a nul doute que ce ne foit-là encore un des moyens par lefquels les Antifeptiques préfervent les corps de corruption. Un article important dans *l'antifepticifme*, c'eft d'empêcher le dégagement de l'air du mixte, puifque cet élément, ainfi que nous l'avons fait obferver, eft le lien qui tient les aggrégats unis enfemble, & que dégagés des autres principes, il contribue infiniment à la réfolution des compofés. Or la compreffion empêche très-efficacement ce dégagement de l'air ; l'expérience N°. V. le prouve manifeftement par la différence des tems auxquels il s'eft dégagé des morceaux de viande d'égal poids, plongés dans une même quantité d'eau, mais de différente hauteur.

C'eft donc à la compreffion qu'on doit rapporter la vertu antifeptique des enduits qui arrêtent l'évaporation des œufs (1), rien n'en pouvant fortir lorfque les pores de la coque font exactement bouchés, ils reftent auffi pleins qu'ils l'étoient au moment de la ponte ; & comme il ne s'y forme aucun vuide, les parties conftitutives de leurs liquides ne peuvent fe raréfier, demeurent ferrées les unes contre les autres, de forte que l'air ne trouve pas de place pour fe réunir en maffe dans leur entre-deux. J'ai lu, à ce que je crois, dans quelqu'endroit des Mémoires de l'Académie des Sciences, que du fang qui rempliffoit une phiole fermée hermétiquement, s'y eft confervé fans pourriture plu-

____

(1) De Reaumur, Mém. de l'Acad. des Sciences, 1737.

fieurs années, ce qui s'explique naturellement par la conf-
tance de la compreffion. Le grand art des embaumemens
confifte dans un verniffement exact des fibres de la mo-
mie, qui, par la folidité, empêche la raréfaction, & retient les élémens étroitement ferrés les uns contre les autres. L'on retrouve encore cette maniere d'agir dans la
circulation, qui, comme nous l'avons déjà remarqué, a
une vertu antifeptique fi étonnante. Il eft connu que le
chyle eft plus léger que le lait, celui-ci moins compact
que la partie féreufe, les globules de celle-ci d'une gravité fpécifique au-deffous de celle des globules du fang
proprement dit (1), & par conféquent que la fanguification qui eft l'effet de la circulation, fe fait par une compreffion qui augmente continuellement le poids, la denfité de ce qui lui eft foumis. Or l'on comprend que cette
compreffion doit beaucoup contribuer à garantir les humeurs de la corruption, foutient les élémens contre les
agens qui tâchent de les féparer. Si le feu qui agit intérieurement, les écarte, la preffion qui fe fait à l'extérieur,
les ramene, & cela ne contribue pas peu au maintien de
leur conftitution, la différence de compreffion a préfervé
de pourriture les morceaux de viande mis en expérience,
& pendant un tems proportionné à la force de cet agent.
Expérience N°. V.

Je peux donc conclure de tout ce que je viens de dire,
que la maniere d'agir des Antifeptiques, confifte en ce
qu'ils font ceffer les caufes de la réunion du feu ; en ce
qu'ils le dérivent ou l'attirent des putrefcibles, lorfqu'il y

---

(1) Haller, Element. phyfiolog. *lib. v. fect. 4. & 14.*

eſt ramaſſé ; en ce qu'ils lui ô·ent ſes armes, & en ce qu'ils garantiſſent les élémens de ſes impreſſions : c'eſt-à-dire que ces remedes préſervent les corps de pourriture, tantôt en les rafraîchiſſant, tantôt en les ventilant, tantôt en les fortifiant : qu'ils les rafraîchiſſent en modérant les frottemens de la circulation ou les agens méchaniques de la chaleur, l'agitation inteſtine ou les agens chymiques ; & en diminuant la ſomme du feu qui réſulte de ces deux ſortes de frottemens : ce qu'ils font d'une maniere poſitive, lorſqu'ils l'aſpirent par le méchaniſme de la diſſolution ; d'une façon négative, lorſqu'en ayant moins que les putreſcibles, ceux-ci leur en communiquent en conſéquence de l'équilibre que cet élément affecte : qu'ils les ventilent, ou en les garantiſſant des miaſmes putrides avant l'infection, ou en les en débaraſſant après l'infection : qu'ils les fortifient ; enfin, en reſſerrant leurs élémens par la force de l'attraction, ou en s'oppoſant à leurs écartemens par l'efficacité de la preſſion.

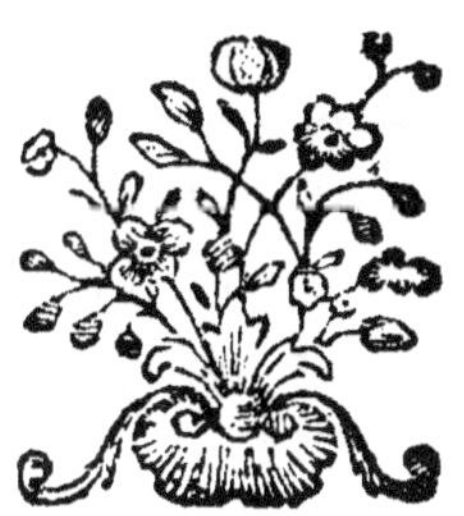

CHAPITRE III.

Diſtinguer les différentes eſpéces des Antiſeptiques.

LA diviſion des Antiſeptiques doit ſe déduire de leurs effets ; or nous venons de voir que ces effets conſiſtent dans la diminution de la chaleur des putreſcibles, dans la ventilation de leur maſſe, dans le raffermiſſement de leur tiſſu ; par conſéquent la premiere diviſion des Antiſeptiques fournit trois genres ; l'un deſquels contient *les rafraî-chiſſans* ; l'autre *les ventilans*, le troiſiéme *les fortifians.* Cependant, comme un même ſujet peut poſſéder pluſieurs de ces qualités, on comprend que ces genres ſont moins un triage que nous faiſons de ces remedes, que différens points de vue ſous leſquels nous les conſidérons, & qui font connoître de combien de façons ils arrêtent la pourriture.

Sur quoi il eſt bon d'être prévenu, que quoique j'embraſſe ici les Antiſeptiques dans le ſens le plus étendu, je conſidere cependant particuliérement les rapports que les remedes de ce nom peuvent avoir à l'œconomie animale ; & c'eſt à cet égard que, dans le détail où je vais entrer au ſujet de leurs eſpéces, j'aurai ſoin d'ajouter les raiſons par leſquelles ils y appartiennent, ou de développer le méchaniſme de leurs effets.

Conformément à cette idée, les genres ſe ſoudiviſent en autant d'eſpéces, qu'il y a de maniere de produire l'effet dont chacun d'eux eſt capable. Ainſi le genre rafraîchiſfant renferme *les antipyrétiques, les tempérans & les re-láchans.* Le genre ventilant contient *les évacuans à priori & à pofteriori.* Le genre *fortifiant* eft compofé *d'acerbes, d'aftringens, d'amers & d'aromatiques,*

PREMIER GENRE.

Les Antifeptiques rafraîchiſſans.

J'AI rapporté à ce genre les antipyrétiques, les tempérans & les relâchans.

J'appelle rafraîchiſſans antipyrétiques, les remedes qui déterminent le feu à fortir des corps dans lefquels il s'eft ramaſſé; détermination qui, comme nous l'avons obfervé, eft l'effet de l'inférioriré de leur température, ou celui du méchanifme de leur diffolution ; ainfi je comprends fous cette efpéce d'Antifeptiques, toutes les boiffons rafraîchif-fantes que l'on donne froides au malade, lefquelles mo-dérent la pourriture, en partageant l'excédent de la cha-leur de nos humeurs & de leurs vaiffeaux; j'y ramene auffi les fels légers pris à petites dofes, qui, en fe diffolvant, attirent le feu hors des putrefcibles, ainfi que je l'ai am-plement démontré ; fur quoi je dois faire remarquer que cet effet n'a pas feulement lieu dans une premiere diffolu-tion, mais auffi dans les fuivantes : je m'explique. Le fel qui fe diffout, entre dans les pores de l'eau avec cette rapidité qui attire le feu des corps voifins par le frotte-ment qui l'accompagne ; fi cette eau impregnée de fel re-vient à fe mêler avec de l'eau pure, ou qui en foit moins

chargée ,

chargée, ou dont le sel soit d'une autre espéce, cette
derniere s'emparera d'une certaine portion du sel de la premiere, & il se fera une nouvelle dissolution, avec un frottement qui diminuera encore un peu la chaleur des molécules voisines,& ainsi successivement à chaque fois que des
liquides différemment chargés de sel viendront à se rencontrer. On comprend de-là que la limonade, les juleps
rafraîchissans, les décoctions des plantes nitreuses, continuent par cette raison à modérer la chaleur du sang, jusqu'à ce que la circulation les ait exactement mélangées à
nos humeurs.

Les rafraîchissans *tempérans* sont des remedes qui rendent les frottemens de la circulation moins échauffans;
j'y rapporte les aqueux, les farineux, les acides & les
nitreux.

Quoique l'eau soit un des principaux agens de la pourriture, néanmoins elle est un Antiseptique de la plus grande
efficacité à l'égard des solides & des fluides des corps animés; car l'on conçoit que des masses sulfureuses, qui s'é-
chauffent & tendent à leur décomposition, parce qu'elles
sont rudement froissées, ne doivent pas tant souffrir,
lorsqu'on fait passer entre leurs surfaces des molécules
aqueuses, bien moins capables de réunir les élémens du
feu & d'en former des foyers. C'est par la même raison que
les farineux sont aussi antiputrides; en effet, étant formés
d'une huile qui se trouve embarrassée dans les porosités
d'une terre élémentaire, ces remedes peuvent supporter
des frottemens considérables, sans prendre l'état phlogistique, s'exalter ou recevoir le mouvement intestin, qui,
par le frottement des particules oscillantes,donne naissance

aux tourbillons de la matiere éthérée ; ainſi le lait, les émul-
ſions, les panades, les ptiſannes mucilagineuſes ne doivent pas peu garantir nos humeurs de la pourriture, en
modérant la chaleur de la circulation.

Celui qui réfléchit que le ſoufre, malgré ſa grande ſolidité, eſt compoſé de quinze parties d'huile, contre une
ſeule partie d'acide, apperçoit combien eſt conſidérable la
vertu qu'ont les acides de figer les huiles, & comprend
que leurs pointes forment comme autant d'arrêts qui s'oppoſent à l'épanouiſſement des filamens huileux ; autant de
brides qui les tenant ſerrées les unes contre les autres,
empêchent leurs vibrations particulieres,& par conſéquent
la formation des foyers calorifiques ; d'où il eſt évident que
l'eſprit de nitre, de vitriol, de ſel marin, le vinaigre, le jus
de citron, la crême de tartre, le ſel d'alleluia, les fruits
aigres, les acerbes, doivent auſſi, en tempérant la chaleur, modérer la putréfaction.

Les *nitreux* ſont le ſalpêtre & les décoctions d'herbes,
dont le ſel eſſentiel approche du nitre, tels ſont les chico-
rées, les endives, les différentes eſpéces d'hiéracion, le lai-
tron, la barbe de bouc, les ſcorſoneres, les ſcabieuſes,
les piſſenlits, &c. La vertu rafraîchiſſante de ces remedes
revient à celle des acides ; en effet elle conſiſte dans la
grande affinité qu'a le nitre avec le phlogiſtique, en vertu
de laquelle il arrête ſon expanſion, ſa rarefcence & l'agitation inteſtine de ſes parties.

Les rafraîchiſſans *relâchans* ſont des remedes qui diminuent les frottemens de la circulation ; & comme ces
mouvemens dépendent de *l'élaſticité* & de l'irritabilité des
vaiſſeaux, les effets des remedes relâchans ſont relatifs à
ces deux propriétés.

Ceux qui rafraîchissent, en affoibliffant l'élafticité, produifent cet effet, ou en défempliffant les vaiffeaux, ou en
macérant leur tiffu.

La *faignée*, les *réfolutifs*, tout ce qui facilite la circulation, en écartant les obftacles externes, font les principaux relâchans du genre défempliffant, comme les aqueux
& les favonneux le font des macérans.

Lorfqu'une partie des humeurs s'eft écoulée par l'ouverture de la veine, le volume de ce qui refte, occupe
moins de place, les vaiffeaux font donc moins remplis, &
leurs fibres qui étoient tendues, parce qu'elles décrivoient
de grands arcs, fe relâchent, & réagiffent plus foiblement
dans la proportion du décroiffement des diametres. Le
fang va donc moins vîte après la faignée, parce qu'il reçoit de moindres coups de pifton ; fes globules font moins
ferrés, parce qu'ils ont plus de place, que les vaiffeaux
ne leur réfiftent pas tant dans leur diaftole, & qu'ils les
compriment moins dans leur fyftole ; or les frottemens,
d'où dépend la chaleur animale, fuivent la raifon de la
compreffion de ces globules, & de la vîteffe de leurs mouvemens, par conféquent la *faignée* doit, dans la plûpart
des circonftances, diminuer la chaleur du fang, & cet
effet ayant également lieu à l'égard des fibres mufculaires,
qui, moins gonflées, moins tendues, moins contractiles,
ne fe preffent pas tant, cedent davantage, & gliffent les
unes fur les autres avec moins de rapidité, il eft évident
que la faignée affoiblit, par ces deux raifons, la chaleur
du corps humain, & par conféquent qu'elle eft un Antifeptique rafraîchiffant du premier ordre.

Si le fang eft trop groffier, il a peine à paffer par les

capillaires, & s'accumule dans les artères en les diften-
dant. Les réfolutifs qui divifent fes molécules, & les rendent propres à paffer fans retard par les plus petits vaiffeaux, font donc auffi l'effet de défempliffans, & c'eft de-là
que les fondans, les apéritifs font des Antifeptiques relâchans.

Enfin, fi la difficulté du paffage provient d'une compreffion externe, qui affaiffe les vaiffeaux, il eft clair que
tout ce qui peut lever ces embarras, défemplit en faifant
ceffer la pléthore particuliere.

Les macérans relâchent les fibres par l'introduction de
leurs particules, dont la furface eft liffe, qui, s'infinuant
entre les fibrilles, les délivrent de leurs engrainures mu-
tuelles, & rempliffent les inégalités de leurs furfaces, de
maniere qu'elles gliffent aifément les unes fur les autres.
L'eau, à raifon de la forme de fes parties conftituantes,
eft donc encore un excellent Antifeptique, mais, fur-tout,
lorfqu'on y mêle les poudres émollientes des fleurs de *fureau*, de *melilot*, de *camomille*, & de *bouillon blanc*;
les farines de *feigle*, de *froment*, de *lin*, d'*avoine*, de
feves, de *fenugrec*, le *favon*, &c.

Quant aux remedes qui produifent ce relâchement par
leurs effets fur l'irritabilité, leur vertu confifte dans la faculté d'affoiblir le fentiment des fibres. Ce font les anodins, les *pavóts*, la *jufquiame*, la *cynogloffe*, les *morelles*,
&c. qui les fourniffent.

SECOND GENRE.

Les Antiseptiques ventilans.

VENTILER, c'est, proprement parlant, débarraffer quelque chofe de fes impuretés, ou de fon humidité
par le moyen d'un courant d'air. On renouvelle l'air des
hôpitaux, de l'entre-pont des vaiffeaux, celui des mines
de charbon par le jeu du ventilateur, qui eft une efpéce de
foufflet ou de pompe, qui chaffe l'air infecloseté du dedans,
& donne lieu à celui du dehors de le remplacer; on fe fert
auffi de cette machine pour fécher le houblon, les grains,
la poudre à canon, &c.

Le terme de ventiler, dans un fens plus étendu, figni-
fie fimplement l'action par laquelle on délivre un liquide
d'une partie de fes impuretés, quel que foit le moyen employé à cet effet; c'eft ainfi que l'on dit que la faignée ven-
tile le fang gâté, parce qu'elle en tire une partie, & qu'elle
met le refte à même de fe débarraffer plus aifément de fes
impuretés.

Ce n'eft donc pas tant le moyen employé, que c'eft
l'effet produit qui détermine la valeur de ce mot, & l'on
peut s'en fervir pour fignifier toute action qui diffipe les
miafmes putrides, dont un liquide eft infecté.

C'eft dans ce fens que je prends la ventilation, lorfque
j'en fais un genre d'Antifeptiques qui fe partage en deux
efpéces.

Les ventilans de la premiere empêchent la naiffance des
miafmes putrides, les éloignent de nos corps, ou les en.

X iij

délivrent avant qu'ils aient infecté, ou, pour mieux dire, affecté la maffe du fang; leur effet eft donc une ventilation anticipée : j'y rapporte certaines précautions, qui, bonnes en tous tems, font fur-tout recommandables, lorfqu'il regne une épidémie, & quelques médicamens fimples, tels que la faignée & autres opérations de chirurgie.

Les ventilans de la feconde efpéce expulfent les miafmes après que l'infection a pris racine, de forte que leur opération eft une *ventilation fubféquente*; ici viennent les purgatifs donnés au tems de la crife, les *diurétiques* & les *diaphorétiques*.

Comme les miafmes putrides prennent naiffance chez nous ou hors de chez nous, je divife les précautions antifeptiques, *en foins de lieu & foins de corps*. Ceux-là font deftinés à prévenir l'effet des caufes, & à éloigner de nos corps les miafmes putrides; ceux-ci doivent empêcher qu'ils ne s'engendrenr dans notre intérieur, & les en faire fortir au moment qu'ils s'y font produits ou infinués, afin qu'ils n'aient pas le tems de vicier nos humeurs, ni de fe fixer dans quelque partie.

L'air eft notre élément, comme l'eau eft celui des poiffons; ceux-ci languiffent & meurent dans une eau fangeufe; nous contractons des maladies mortelles, quand l'air dans lequel nous vivons eft corrompu ou rempli de miafmes putrides; & cette corruption arrive lorfque les matieres putrefcibles font croupiffantes, & que leurs émanations font retenues; par conféquent les *précautions* ventilantes, qui concernent le *lieu*, fe réduifent à ne pas permettre l'accumulation des corps putrides, à les éloigner de l'air que nous refpirons, à ménager à cet air une libre communication avec les couches supérieures de l'athmosphère, pour que les exhalaisons qu'il reçoit, puissent s'élever à la région supérieure vers laquelle elles tendent par leur légereté spécifique, & enfin à aider cet effet par un mouvement imprimé à la masse d'air qui se trouve infectée, la propreté des rues, l'emplacement convenable des hôpitaux, des cimetieres, des boucheries, des tueries, des tanneries, &c, l'ordonnance tant externe qu'interne des maisons, l'emploi du ventilateur *haléfien*, sont des moyens propres à procurer ces avantages.

Les soins du corps consistent à n'y rien admettre de putride, à favoriser la sortie de ce qui peut s'y être engendré ou introduit; le premier article regarde particuliérement la digestion, l'autre la transpiration. Relativement au premier, il faut vivre sobrement, éviter les alimens corrompus, modérer la putrefcence des viandes par un léger exercice, & en les mélangeant avec du pain fait de bons grains, avec des légumes, des fruits bien murs, de la biere ou du vin de bonne qualité, &c.

L'autre article exige la propreté du corps, l'attention à se garantir du froid, à réfister à l'abattement. Dans des tems d'épidémie, l'air est si rempli d'exhalaisons putrides, qu'il n'est guères possible de les éviter, ou d'empêcher qu'elles ne se glissent dans nos corps. Ainsi, pour se garantir de leur fâcheuse impression, il ne reste d'autre moyen que de maintenir l'égalité de la transpiration par un bon régime, par la propreté, par la maniere de se vêtir, par la modération de ses passions, afin que les miasmes contagieux puissent sortir aussi-tôt qu'ils sont entrés, & qu'ils n'aient pas le tems d'affecter nos humeurs, ni de fe porter dans quelque partie où ils féjourneroient. *Les remedes* ventilans de cette même efpéce font les *vomitifs*, les *purgatifs* donnés dans le commencement des maladies putrides, & les cordiaux dans certains cas particuliers.

Les premieres voies renferment toutes les conditions favorables à la pourriture ; l'air y a accès, & la liberté de fe développer ; l'humidité s'y trouve en tout tems, la chaleur n'y manque jamais ; & elles recoivent des fubftances animales très-fufceptibles de corruption. Une portion de la bile n'y arrive qu'après avoir croupi dens la véficule du fiel ; la circulation y dépofe continuellement des débris d'humeurs à demi corrompues ; la falive y charie les miafmes feptiques des maladies contagieufes. Il n'eft donc pas étonnant que ce lieu foit fi fouvent le fiege des foyers putrides, & il eft évident que, lorfque ces mauvais levains font contenus dans l'eftomac, les *vomitifs* doivent alors être les Antifeptiques les plus efficaces, comme les *purgatifs* le feront toutes les fois que les inteftins grêles les auront reçus, ou les lavemens, lorfque les gros boyaux leur ferviront de réceptacle : le tartre émétique, la racine d'ipécacuanha, les feuilles de cabaret, & autres vomitifs ; la caffe, la manne, le féné, la rhubarbe, le jalape, les fels neutres, la fcammonée, l'aloës, & autres purgatifs ; les herbes émollientes, les carminatifs, & quantité d'autres drogues qui peuvent entrer dans la compofition des lavemens, deviennent autant d'Antifeptiques dans ces occafions.

Il en eft de même des *cordiaux*, qui, donnés dans le cas d'une gangrene particuliere, repouffent les miafmes putrides, qui cherchent à s'infinuer dans la maffe du fang, & préfervent ainfi le corps de la corruption par une ventilation anticipée : le vin, le camphre, les fels volatils, les infufions aromatiques, le quinquina, la canelle, les écorces d'orange, de citron, de vinterane, de faule, de frêne, de cerifier, &c. méritent d'être recommandées à cet égard.

La faignée fait auffi la fonction ventilante, toutes les fois que les fécrétions & excrétions font gênées par la maffe du fang. Les forces du cœur & des vaiffeaux font renfermées dans de certaines bornes; fi la charge à régir eft trop lourde, la circulation languit, & les humeurs appuyant trop fur les vifceres, excitent des crifpations dans les couloirs qui empêchent la nature de fe débarraffer des miafmes putrides ; en diminuant la maffe du fang, on rend la circulation plus libre, la diftribution des humeurs plus égale, & leur mouvement plus tranquille, fait ceffer l'érétifme des fécrétions, de forte que les vaiffeaux excréteurs & exhalans, dont le jeu fe trouvoit fufpendu, recommencent leurs vibrations, & font fortir les miafmes avant qu'ils aient donné la moindre atteinte putride aux humeurs. Enfin les autres opérations de chirurgie, qui, procurant une iffue aux matieres épanchées, garantiffent le fang des mauvaifes impreffions, qu'il ne manqueroit pas de recevoir par les repompemens des liquides infectés, font auffi des ventilans de cette efpéce. L'incifion des abcès, les fcarifications des croûtes gangreneufes, l'opération de la paracenthèfe, de l'empieme & du trépan, les contr'ouvertures, les cautères produifent très-fouvent un bon effet.

Pour ce qui eft des ventilans de la feconde efpéce, on

n'a qu'à se rappeller que la nature annonce son triomphe dans les fiévres putrides, par les dépôts abondans des urines, par des sueurs générales, par des dévoiemens bilieux; & l'on conviendra que les remedes qui sollicitent ces différentes excrétions étant employés dans le tems de crise, ou lorsque là coction des humeurs peccantes est achevée, produisent un effet antiseptique : c'est alors qu'ils invitent avec succès la nature à se débarrasser des matieres septiques, en déterminant les mouvemens de la circulation, ou l'action du grand ventilateur, vers les différens organes destinés à l'expulsion des choses nuisibles à l'œconomie animale. Les purgatifs reviennent donc encore ici au nombre des Antiseptiques, mais sous une considération différente; la vertu antiseptique, que l'on a déjà vu qu'ils possédoient, étoit relative à la faculé de ces remedes sur les fibres musculaires des intestins, à la vertu dont ils sont doués d'irriter ces fibres, & d'augmenter le mouvement péristaltique. Ici c'est à leur action sur les tuyaux secrétoires du canal que j'ai égard; là ils sont des ventilans de la premiere espece ; ici de la seconde, vu que leur maniere d'agir, coincide avec celle des diurétiques & des sudorifiques qui contribuent à la dépuration de la masse du sang, en faisant jouer les soupiraux du ventilateur.

Les classes de ces derniers remedes sont très nombreuses, & il nous suffira d'en citer les principaux individus. Celle des diurétiques comprend tous les sels, les vins légers, les esprits acides, les racines apéritives, telles sont celles de la bardane, de l'aunée, de la liveche, de la pimprenelle blanche, de la valériane, de la dulcamere, du domptevin, de l'ellebore noir, &c, les herbes ameres & les fubaftringentes, fçavoir, l'abfynthe, le chardon bénit, la petite centaurée, le trefle d'eau, la verge d'or, la fanicle, la véronique, la mille-feuilles, les capillaires, &c; les femences carminatives, comme l'anis, le carvi, le cumin, celle de fenouil, de la carotte, du perfil, du cerféuil; les baies d'hiebles, de genievre, d'alkekenge, la poudre des vers de terre, des crapauds, des cloportes, les cantharides, les fquilles, les aulx, les oignons, les porreaux, &c.

La claffe des diaphorétiques, contient les plus chauds d'entre les remedes qui viennent d'être nommés, ou les tempérés pris à grandes dofes, & avec un régime qui détermine leur action vers l'habitude du corps; on doit y ajouter les aromatiques; telles que les racines d'angélique, d'impératoire, de galanga, la fauge, la menthe, le romarin, la matricaire, le thin, le ferpolet, le pouliot, le camphre, la mirrhe, le foufre, la thériaque, les efprits volatils huileux, les teintures bézoardiques, les décoctions des bois réfineux, les infufions des fleurs odoriférantes, comme celles de fureau, d'ulmaire, de camomille, du caille-lait, &c; les acides unis au phlogiftique dans le rob de genievre & de fureau, certaines préparations de vinaigre, enfin les terres abforbantes, & les chaux métalliques, que l'on connoît fous les noms d'antimoine diaphorétique, de matiere perlée, de bézoard minéral, de poudre des Chartreux, de foufre doré, &c. d'antimoine,

TROISIÉME GENRE.

Les Antiseptiques fortifians.

LES *fortifians* sont des remedes qui ôtent les causes de la séparation des élémens, qui les rapprochent les uns des autres, lorsqu'ils se sont écartés ; qui raffermissent leur union, soit que ces élémens appartiennent aux solides, soit qu'ils constituent les globules des fluides.

Je les ai divisés en *acerbes*, *astringens* & *amers* ; si je place les astringens entre les acerbes & les amers, c'est que le principe astringent est la base de la plûpart de ces deux sortes de remedes ; les acerbes sont en effet ou des acides si forts qu'ils sont astringens par eux-mêmes, ou des composés d'acides plus foibles, & d'un principe terrestre qui leur prête son astriction ; de même que les amers sont ou des sels d'une nature amere, ou une combinaison du principe astringent, avec plus ou moins de ces sels. De-là on observe, dans ces deux espéces de fortifians, une certaine gradation qui rapproche & éloigne leurs individus de l'espéce astringente.

On compte entre les *acerbes*, les grappes d'épinevinette & de sumac, les cornouilles, les fruits verts, les acides minéraux, l'alun, les vitriols, les prunelles, les coings, les racines d'oseille, de parelle, de sanguisorbe, les cormes, les sorbes, les senelles ou fruit de l'aubépine de la petite espéce, les azeroles ou ceux de la grande espéce, & ils sont rapportés ici à peu près dans l'ordre selon lequel l'acidité se laisse vaincre par l'astriction ; car

les grappes d'épinevinette & de fumac, & les cornouilles
font très-acides & peu aftringentes. Les acides minéraux, les
prunelles, les coings, les fruits non murs, font très-acides & très-aftringens. L'alun, les vitriols font plus aftringens qu'acides; l'acide a prefque difparu, & la feule aftriction eft fenfible dans les racines d'ofeille, de parelle,
de fanguiforbe, dans les cormes, les forbes, les fenelles
& les azerolles.

Il en eft de même des *amers* parmi lefquels on rapporte les fels neutres, l'abfynthe, la petite centaurée, les
racines de gentiane, de zédoaire, de ferpentaire de Virginie, le bois d'aloës, &c. qui n'ont rien d'aftringent,
ni au goût ni à l'épreuve, par la diffolution du fel de mars
(1), au lieu que la verge d'or, la véronique, la fanicle,
l'aigremoine, la racine d'ariftoloche, les écorces d'aubier,
de noyer, d'aubépine, de cerifier, de faule, de maron-
nier d'inde, de quinquina, &c. font à peu près auffi aftringens qu'amers, tandis que dans les noix de galle, l'amertume eft abfolument dominée par l'aftriction; de forte
qu'en fuivant la diminution de l'amertume de ces remedes,
comme j'ai fait celle de l'acidité des acerbes, on fe

---

(1) Quoique les décoctions de ces amers ne prennent pas d'a-
bord la couleur noire, lorfqu'on y ajoute la folution du fel de
mars, comme font celles des amers qui font aftringens au goût,
cependant elles donnent avec le tems un précipité noirâtre, & la liqueur furnageante eft d'un brun rougeâtre, dans la décoction de
l'aloës; d'un brun jaunâtre, dans celle de l'abfynte & de la petite
centaurée; d'un brun verdâtre, dans celle de la ferpentaire; d'un
brun maron, dans celles de la racine de gentiane & de la zédoaire.
Les décoctions des amers aftringens au goût, n'ont pas de précipité fi décidé, & font plus noirs.

trouve une feconde fois ramené à l'efpéce des aftringens.

Celle-ci contient la biftorte, les plantains , la tormen-tille , les fraifiers, les quinte-feuilles , la brunelle, la cen-tinode, &c. d'où l'on comprend que cette efpéce fe trou-vant au milieu de deux autres, avec lefquelles elle a quel-qu'analogie , il doit arriver que quelques drogues de cha-que claffe collatérale fe trouvent quelquefois citées parmi les aftringens.

Voici l'idée que je me forme de la manière d'agir de ces remedes ; je me repréfente les aftringens comme des éponges qui attirent par leur tuyaux capillaires , les corps du voifinage, qu'ainfi leur effet confifte dans le ralliement du tiffu des folides , dans l'aggrégation & la condenfation des petites maffes des fluides : c'eft-à-dire , que chaque atôme de ces remedes, qui fe trouve appliqué fur une fi-brille ou un globule , attire les férofités & les exhalaifons qui féparoient leurs élémens , & eft attirée à fon tour par l'eau & le phogiftique de leur mixtion , de forte que les molécules du remede, qui ne font pas faturées par les eaux & les exhalaifons contenues dans les porofités d'un corps, s'attachent aux particules conftitutives de ce corps , & en raffermiffent le tiffu.

Si le corps fpongieux reçoit quelque fel dans fa com-pofition , fa vertu aftringente en eft fortifiée ; tant parce que les fels excitent des conftrictions dans les fibres fen-fibles, qui augmentent la tendance mutuelle des élémens, que parce qu'étant doués eux-mêmes d'une force attrac-tive , ils aident les molécules terreftres dans leurs opé-rations. Il y a cependant cette différence entre l'action des fels acides & des fels amers, que les acides fixent le phlogiſtique & autres principes du mixte (1) , ce qui rend les compoſés plus terreſtres & moins pénétrans ; au lieu que les ſels des amers, loin de condenſer les autres principes, leur concilient une très-grande pénétrabilité, laquelle eſt atteſtée par la force de l'impreſſion de ces remedes ſur l'organe du goût. C'eſt de-là que, quoique les amers aient moins d'aſtriction que les acides auſteres, ils ſortifient néanmoins davantage, ainſi qu'il eſt d'expérience, parce que l'infériorité de leur aſtriction eſt plus que compenſée par la ſupériorité de leur pénétration ; c'eſt-à-dire, que ces corps ne reſſerrent pas ſeulement par l'extérieur le tiſſu des fibres, mais qu'ils s'inſinuent juſques dans les moindres interſtices, & qu'ils ramenent les atômes les uns vers les autres, en les attirant & par le dedans & par le dehors. N'eſt-ce pas en partie de-là que le quinquina qui eſt amer & aſtringent tout enſemble, a tant d'efficacité, lorſqu'il s'agit de rétablir le ton des fibres ? On trouve les fortifians aromatiques dans les plantes odorantes, dans leurs ſruits, leurs écorces & leurs ſucs : le nombre de ces remedes eſt ſi conſidérable, que je ſuis obligé de ne citer que les prin-

---

(1) Lorſque je réfléchis qu'une portion d'acide vitriolique a la vertu de fixer quinze parties d'huile exprimée (1), qu'il en faut quinze d'alcali fixe pour cet effet (2), ou cinq d'alcali ſoit fixe (3), ſoit volatil (4), s'il s'agit d'huile diſtillée ; il me paroît que les fruits perdent leur auſtérité en mûriſſant, parce que la digeſtion végétale mitige ou affoiblit leurs acides, & les rend incapables de fixer tout le phlogiſtique & tout le principe terreſtre, qu'ils tenoient auparavant dans un état de concentration.

(1) Gaubius dans ſon cours de chymie.
(2) Boerrhaave, Elem. chym. *tom. 4. procéſ.* 73.
(3) *Id. ibid, procéſ.* 74.
(4) *Id. ibid, procéſ.* 122.

cipaux : ici viennent l'auronne, l'ivette, la menthe, la méliffe, la matricaire, la fauge, le romarin, l'herbe aux chats, le ferpolet, la tanaifie, la camomille, l'hyffope, les lierres, le pouliot, l'impératoire, l'angélique, la canelle, le macis, la noix mufcade, les cloux de girofle, les écorces & baies d'oranges & de citron, les graines de cardamome, les femences carminatives, les efprits diftillés de tous les aromates, leur teinture, l'alcohol, les efprits volatils, fimples & huileux, les baumes du Pérou, de Toulon, de Palme, de Copaü, de la Mecque, la térébenthine, les autres réfines & gommes connues fous le nom d'aloës, d'ambre gris, de fuccin, d'affa-fétida, de gommes ammoniac, animé & elemi, de benzoin, de galbanum, de maftic, de fagapenum, d'opoponax, d'encens, de myrrhe, d'oliban, & quantité d'autres drogues pareilles. Ces remedes réuniffent la vertu antifeptique des amers avec celle qui eft propre aux exhalaifons aromatiques, & qu'il eft important de faire connoître. Cette propriété confifte dans leur infolubilité à l'air, ou dans la faculté que ces émanations ont pour repouffer les particules d'air qui veulent les pénétrer ou les diffoudre ; la durée de leurs impreffions fait connoitre cettevertu, puifqu'elle fuit la raifon de leur infolubilité.

Pour comprendre ceci, il faut réfléchir à la différence de l'état fous lequel ces émanations font fenfibles à l'odorat, d'avec celui fous lequel les fels affectent le goût. On fçait que ceux-ci ne nous font impreffion qu'autant qu'ils font diffous par l'élément aqueux : *falia non agunt nifi foluta.* C'eft tout le contraire dans les fenfations que produifent les particules odoriférantes;elles ne nous font fenfibles

fibles qu'autant qu'elles ne font pas fondues ni diffoutes dans l'athmofphère. La fumée du tabac affecte vivement l'odorat, auffi long-tems qu'elle eft vifible; fon odeur diminue confidérablement au moment que, fondue dans l'air, elle difparoît. Auffi eft-il d'obfervation que les fumeurs incommodent les perfonnes non accoutumées à l'odeur de cette fumée, fur-tout dans des tems de pluie, parce qu'alors la fumée eft plus lente à difparoître. Il en eft de même d'une chandelle éteinte, & qui fume encore; rien de fi défagréable que l'odeur qu'elle répand, néanmoins, dès que l'air s'eft emparé de fa fumée & l'a diffoute, on ne la fent plus, ou infiniment moins : elle ceffe alors d'affecter l'odorat par la même raifon qui la rendoit infenfible lorfqu'elle brûloit, c'eft-à-dire, que l'air a abforbé fes émanations. Les chaffeurs remarquent que les chiens fuivent mieux la pifte du gibier dans des tems de brouillards, que lorfqu'il fait ferein; ce qui certainement eft l'effet de la lenteur avec laquelle l'air chargé d'humidité, diffout la matiere de la tranfpiration de ia bête pourfuivie, d'où il fuit que le chien rencontre dans fon chemin une vapeur plus abondante, & qui l'affecte davantage, parce qu'elle eft moins abforbée. C'eft par cette même raifon que les fleurs & les plantes aromatiques ont plus d'odeur le foir & le matin, que dans l'ardeur du jour.

Le plus ou moins de durée de l'impreffion que les vapeurs font fur l'odorat, fert donc à reconnoître leur folubilité ou indiffolubilité dans l'air; & l'on peut avancer que les aromates ne font fi odoriférans avec une fi petite déperdition de leur fubftance, que parce que leurs exhalaifons ne fe laiffent pas aifément diffoudre par l'air, &

qu'ainſi ces exhalaiſons ſont douées d'une vertu répulſive, bien capable de retenir l'élément aërien dans le mixte, & de l'empêcher de s'en évader. En effet, ſi on ſe repré- ſente le filet d'air uni aux autres élémens d'un mixte en- touré d'une vapeur avec laquelle il n'a que très-peu d'af- finité, en comparaiſon de celle dont il jouit à l'égard de l'athmoſphère, on comprend que la force attractive des autres élémens qui, dans les cas ordinaires, eſt con- trebalancée par celle de l'air extérieur, doit dans celui-ci retenir efficacement le filet d'air élémentaire. Qu'ainſi les re- medes qui exhalent beaucoup d'odeur, doivent empêcher le dégagement de l'air, & arrêter par conſéquent la cor- ruption dans ſon origine.

Une troiſiéme propriété des aromates, c'eſt de s'ap- pliquer exactement ſur les fibres, d'y former une eſpéce de colle entre chaque fibrille, & un enduit ſur la to- talité qui les préſerve du contact de l'air, & qui ve- nant à ſe durcir, empêche toute évaporation; d'où il ar- rive que la partie eſt à l'abri des injures externes; & que ſes élémens ſont fixement arrêtés les uns contre les autres, tant par la viſcoſité du Baume qui les aſſujettit, que par leurs exhalaiſons propres qui, arrêtées ſous l'en- duit commun, les compriment de toute part.

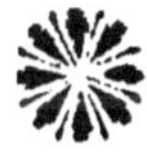

CHAPITRE IV.

Marquer l'usage des Antiseptiques dans les maladies.

JE suivrai dans ce chapitre l'ordre des divisions des Antiseptiques établis dans le précédent ; c'est à-dire, que je marquerai l'usage des Antiseptiques *rafraîchissans* dans le premier paragraphe, celui des *ventilans* dans le second, & que le troisiéme sera destiné à l'exposition de l'usage des *fortifians* : mais avant d'indiquer les cas où chacun de ces genres trouve son application, je crois, pour me conformer aux intentions de l'Académie, devoir placer ici une esquisse des différens *genres*, des différens *degrés* & des différentes *causes* de la putridité dont nos humeurs & nos solides sont susceptibles.

Je divise la pourriture en *universelle* & *particuliere*. La pourriture universelle est celle qui est répandue dans tout le corps, elle est avec *matiere* ou sans *matiere*. J'entends par pourriture universelle avec matiere, celle qui est l'effet de l'infection de nos humeurs par des miasmes septiques, & celle que les mouvemens chymiques développent dans nos solides & nos fluides, en vertu de leur disposition antérieure.

Le premier genre de ces pourritures est très-contagieux ; l'autre ne l'est pas moins, ou il l'est peu. Les fiévres putrides, malignes, bilieuses, la dysenterie, la peste, sont des maladies occasionnées par une pourriture universelle avec matiere contagieuse. La cachexie, le scorbut ordinaire, le marafme fenile, la défaillance de nature, les flux colliquatifs des étiques, ont pour caufe une matiere putride non contagieufe. Cependant, comme cette différence dépend de l'intenfité de la pourriture, nous la ferons rentrer dans la fpécification des degrés.

La pourriture univerfelle fans matiere eft celle qui fe produit dans nos folides & nos fluides les plus naturels par la feule impétuofité des mouvemens méchaniques & indépendamment d'aucun mélange de matiere étrangere. Les fiévres inflammatoires qui durent long-tems dans des perfonnes très-faines avant la maladie, en font des exemples.

La pourriture particuliere n'affecte que quelque membre du corps, & elle eft fimple ou compliquée. J'appelle pourriture fimple la corruption des fluides, qui n'intéreffe guères les folides. Le fang extravafé qui fe corrompt, les eaux ftagnantes des hydropiques, les mauvais levains des premieres voies, la fanie putride des ulcères & des fiftules appartiennent à ce genre.

La pourriture *compliquée* eft celle qui intéreffe nonfeulement les folides, mais encore les fluides : j'en diftingue deux efpéces ; la premiere eft bornée à la peau & au feul tiffu cellulaire ; on la connoît fous le nom de *gangrene* ; l'autre occupe en outre les mufcles, les tendons, les nerfs, les ligamens, les capfules articulaires & le périofte, de forte qu'il ne refte rien de vivant dans le membre affecté, c'eft le *fphacele*.

Les degrés de la pourriture fe mefurent par l'impreffion plus ou moins forte des émanations putrides fur l'odorat, & par leur faculté contagieufe : on en compte trois. Le premier eſt une mortification exempte de puanteur & de contagion ; l'union des principes eſt rompue, mais leur mouvement inteſtin ne les a pas juſques-là aſſez exaltés pour les réſoudre en exhalaiſons fétides & communicatives, ou la chaleur de la partie affectée les a diſſipés avant qu'ils aient ſubi le développement néceſſaire pour produire ces effets. Le commencement de la gangrene humide eſt une pourriture de la premiere eſpéce de ce degré, la gangrene ſéche en eſt une de l'autre.

Le ſecond eſt cette même mortification qui par ſes progrès a tellement altéré les principes, qu'ils ne s'échappent que ſous un état qui les rend infects : les émanations dans ce degré de pourriture ont aſſez de mouvement pour frapper vivement l'odorat, mais elles n'ont pas encore acquis le degré de ténuité néceſſaire à leur facile admiſſion dans les capillaires & dans les filamens nerveux ; de-là ce degré de pourriture, quoiqùe très-déſagréable par ſa fétidité, n'eſt cependant guères contagieux (1). Les plaies gangreneuſes, les écoulemens ſanieux

---

(1) Je dis guères contagieux, car je ne prétends pas que ce degré ſoit abſolument exempt de contagion, puiſque M. Pringle rapporte quatre cas du contraire ; l'un d'une fiévre maligne, qui provenoit ſur-tout du mauvais air d'une chambre, dans laquelle il y avoit un homme dont un des membres étoit gangrené. *Obſerv. ſur les maladies des armées*, tom. I. *pag.* 14. L'autre, celui de la même maladie, qui parut avec plus de malignité ſur un vaiſſeau dans lequel il y avoit deux hommes auſſi affectés de la gangrene, *ibid. pag.* 105. Le troiſiéme fut une dyſenterie gagnée en reſpirant l'odeur du ſang humain, devenu putride, pour être reſté quelques mois dans une phiole bouchée, *ibid, tom.* 4. *pag.* 22. Le quatriéme eſt celui du Chirurgien *Cox*, qui, faiſant la ponction à une femme, quelques heures ſeulement après ſa mort, fut telle-

des vieux ulceres & des cauteres, les fueurs colliquatives des étiques, les affeétions purulentes, & horriblement fétides des cryptes muqueufes de la trachée-artere &
de la membrane fchnéiderienne, les exhalaifons des tueries,
des boucheries, des tanneries, des latrines, des chambres d'anatomie, de celles où l'on fait des expériences
fur la pourriture, appartiennent à ce degré.

Le troifiéme eft celui dans lequel le mouvement de la
putréfaétion eft parvenu à réfoudre les particules putrides en molécules fi fines, fi déliées, qu'elles ont un libre accès dans les plus minces tuyaux de notre machine.
Sous cet état les particules feptiques perdent leur aptitude
à faire impreffion fur le fens de l'odorat, mais elles n'en
deviennent que plus propres à s'infinuer dans les corps animés ; c'eft de-là qu'elles font très-contagieufes, & que
l'on s'en trouve infeété fans le fçavoir. Si l'on compare
l'affreufe puanteur d'une falle de bleffés avec l'odeur imperceptible d'un ballot qui vient d'un endroit peftiféré, on
a lieu d'être furpris qu'on fréquente la premiere fans prefqu'aucun danger d'infeétion, & que l'on ne puiffe s'approcher de l'autre fans en remporter une contagion qui fera
les plus grands ravages. Ce qui s'exhale des plaies, des
membres gangrenés, des excrémens, des viandes corrom-

***

ment affeété par la vapeur empoifonnée de la férofité verte qui
fortit, qu'il fut peu de tems après attaqué d'une fiévre pefti-
lentielle, dont il ne fe tira qu'avec beaucoup de peine, *ibid. tom.* 2.
pag. 281. Je crois pouvoir joindre à ces faits, un qui m'eft particulier. Je pris une fiévre qui m'a duré quelques jours, & que
je peux attribuer aux vapeurs putrides que je refpirai en faifant
des expériences relatives à cette Differtation.

pues , font des miafmes vraiment putrides , mais qui, trop
groffiers pour entrer dans les tuyaux inhalans de l'habitude
du corps , offenfent vivement l'odorat par leur volume ;
au lieu que ceux qui fortent d'un corps empefté , font fi
fins, fi atténués , que, fans faire impreffion fur les houp-
pes nerveufes de cet organe , ils fe gliffent clandefti-
nement jufques dans les plus minces filieres du genre
nerveux.

Pour ce qui eft des caufes de ces différentes pourritures,
j'ai rapporté les générales dans le premier Chapitre ; ainfi
je ne parlerai ici que des *particulieres*. On peut ramener
celles-ci à la phlogofe, à la paralyfie, à l'épanchement &
à l'acrimonie.

Sous le nom de pourriture phlogiftique , nous comprenons celles qui procedent d'*inflammation* , de *fuppuration*
& d'*angelure*. La *pourriture d'inflammation* a fa caufe dans
une obftruction , qui bouche tellement tous les vaiffeaux
d'une partie, que rien n'y peut paffer ,& dont tous les mouvemens font en conféquence , ou par d'autres caufes , fi
violens, que les vaiffeaux obftrués ne peuvent réfifter aux
chocs qu'ils effuyent (1). Les liquides font dans ce cas
dans une agitation inteftine , qui développe d'autant plus
vîte les principes de leur mixtion,que l'obftruction générale
retient efficacement tous les miafmes feptiques , & que les
vaiffeaux y reçoivent des coups de pifton d'une telle force,
que les bouts obftrués en font rompus , & féparés du refte
avec un épanchement des liquides dégénérés en fermens

---

(1) Van Swieten , *comment. in Boerrhaave*, §. 419.

Y iv

putrides ; d'où il eſt aiſé de comprendre que ſi ces ferments ne trouvent pas lieu de s'évader par les mailles de la peau, ſoit parce que ces voies ſont trop étroites, ſoit parce que les particules putrides ſont trop groſſieres, ou qu'elles n'ont pas le degré de chaleur requis pour s'évaporer, ſoit par le concours de pluſieurs de ces cauſes ; il eſt, dis-je, aiſé de concevoir que dans tous ces cas la *pourriture d'inflam-* *mation* eſt une gangrene humide, qui rongeant & putré-fiant les chairs du voiſinage, fera du progrès en s'éten-dant. Au contraire, ſi les mailles de la peau ſont ſuffiſam-ment ouvertes, ſi les parties voiſines maintiennent la chaleur, & que la matiere ſoit aſſez atténuée pour s'échap-per, la pourriture fera une gangrene ſéche & bornée.

Pourriture de ſuppuration. Lorſque l'obſtruction qui en-tre dans l'eſſence de l'inflammation, n'eſt pas ſi générale, une partie des miaſmes ſeptiques s'évade par les vaiſſeaux libres, & l'obſtacle au mouvement progreſſif des humeurs étant moins conſidérable, les coups de piſton ſont moins violens, & produiſent une chaleur plus modérée ; d'où il arrive que les liquides s'épanchent ſans être putréfiés, & qu'ils forment avec les débris des ſolides une matiere, dont l'état eſt mitoyen entre le naturel & le putride. Elle conſerve même cet état encore quelques temps, puiſque les miaſmes que ſon agitation inteſtine fournit, ſont con-tinuellement repompés par les vaiſſeaux aſpirans qui tapiſ-ſent la ſurface du dépôt, en conſéquence de quoi la pour-riture ne ſe développe que lorſque la matiere purulente a incruſté la concavité de la niche d'une craſſe baveuſe, qui bouche les embouchures de ces vaiſſeaux, & concentre les particules ſeptiques. On comprend par là pourquoi certains abcès confervent leur matiere exempte de pourriture, & dégénerent en *méliceris*, *athéromes* & *ftéatomes*, tandis que d'autres détruifent toute la fubftance du vifcere qui les contient, jettent des fufées, forment des finus, & répandent une infection putride & mortelle par la fiévre lente qui l'accompagne : n'eft-ce pas là une des raifons qui fait que le pus des ulceres eft fi fétide, en comparaifon de celui que les pláies fimples fo arniffent ? Dans l'ulcere, la matiere féjourne fur un fond baveux, ou affecté d'une callofité qui empêche entiérement l'action des vaiffeaux abforbans ; au lieu que dans la plaie, les miafmes arrêtés par les emplâtres trouvent à s'évader par les embouchures des veines qui font reftées libres.

Pourriture d'angelure. Quoique la gelée foit un préfervatif très-efficace de corruption à l'égard des corps inanimés, elle eft néanmoins une caufe affez fréquente de pourriture dans les corps vivans. Il n'eft pas rare dans les pays du nord, de voir que des perfonnes expofées à la rigueur du climat foient mutilées de quelque membre : le froid y eft fi violent, qu'il congele les liqueurs dans les vaiffeaux du corps humain, & roidit tellement les fibres, que dépourvues de toute flexibilité, elles fe rompent tant par l'expanfion de la glace, que par l'ariétation des liquides, que la circulation pouffe contre la partie gelée : les extrêmités du corps, comme les doigts des mains & des pieds, le bout du nez, les lobes des oreilles font particuliérement fujets à cet accident, parce qu'ils font plus éloignés du cœur, moins couverts & expofés davantage à l'air froid : ces parties commencent par pâlir, elles rougiffent enfuite, & l'on y fent une douleur pungitive, ou

un prurit très-incommode : cette rougeur devient bientôt
plus vive , & ne tarde guères d'augmenter d'intensité ,
jufqu'à fe changer en une couleur pourpre , qui dégénere
en noirceur par la mortification qui furvient , & qui détruit te'lement l'organifation & la continuité du membre ,
que dans ces circonftances on a vu des parties fe détacher
d'elles-mêmes d'un corps vivant (1).

Pourriture de paralyfie. Le mouvement du fang dépend de deux caufes , de la fyftole du cœur & de la contraction des arteres : la fyftole du cœur étant prefque
toute employée à la dilatation des artéres , la principale
caufe du mouvement progreffif confifte dans l'action muf-
culaire des arteres ; or , cette action eft fubordonnée à
celle des nerfs qui fe diftribuent dans leurs tuniques , &
le mouvement qu'elle produit , eft aidé par la contraction
des mufcles voifins , qui , comprimant les veines , chaf-
fent en avant ce qu'elles ont reçu des arteres ; par conféquent , lorfque les faifceaux nerveux , dont les
filamens parviennent aux fibres des artéres & des mufcles
du voifinage font affectés de paraly e , la circulation pé-
rit dans la partie, & les humeurs livrées à leur mouvement
fpontané , ne tardent guères à s'y corrompre , & à communiquer leur infection aux vaiffeaux. Les contufions confidérables des grands nerfs de l'épine du dos , de la moëlle
épiniere, des gros ganglions, fourniffent fréquemment des
pourritures de cette efpéce. Le marafme fenile par un défaut de forces vitales , donne lieu à des pourritures géné-

---

(1) Van Swicten , *comment.* §. 427. *n°. 6.*

rales & particulieres, qui femblent devoir être auffi rap-
portées à ce même genre.

Pourriture d'épanchement. Quoiqu'il n'y ait pas de pourriture parfaite qui ne foit accompagnée d'épanchem nt ,
je me crois pourtant autori.é à faire une claffe particuliere
des cas où l'extravafion eft la princip.le caufe de la pourriture , & à les diftinguer d'avec ceux où les humeurs ont
été prép rées à la pourriture antérieurement à leur épanchement. Les efpéces dont je viens de faire mention, font
de cette derniere claffe; celles dont il va être queftion, appartiennent à la premiere.

L'extravafion des liqueurs eft l'effet de leur ténuité, ou
celui du relâchement, de la rupture, de l'érofion des vaiffeaux. L'humeur épanchée a , dans toutes ces circonftances, une communication avec celle qui circule , & en reçoit un renouvellement continuel qui la rafraîchit , & retarde fa pourriture felon les expériences n°. 6. D'ailleurs
les vaiffeaux abforbans , quoiqu'incapables de repomper
toute la quantité qui s'épanche, ne font pas ordinairement fi bouchés , qu'ils ne puiffent en fucer une partie ,
& de plus la chaleur n'eft pas pouffée ici à ce degré qui précipite l'altération des principes dans la plûpart des cas précédens : *la pourriture d'épanchement* eft donc plus lente
à fe former , les circonftances même peuvent s'oppofer à
fon entier développement. C'eft ce qui arrive dans les hy-
dropyfies anciennes , dont les eaux fe trouvent peu éloignées de leur état naturel , malgré le nombre d'années
qu'elles ont été en ftagnation ; mais ces cas font rares. Les
liquides qu'on tire par la ponction , font le plus fouvent
atteints de pourriture; il s'en trouvent même qui ont ac-

quis en très-peu de tems un degré de corruption , qui les change en une bouë d'une puanteur exécrable.

Pourriture d'acrimonie. Sept sortes d'acrimonies ont coutume de produire la pourriture ; l'acrimonie *cachétique ,* la *scorbutique ,* la *cancéreuse ,* la *galleuse ,* la *vérolique,* la *pestilentielle ,* la *veneneuse.*

L'âcreté *cachétique* est celle qui a le relâchement ductile des vaisseaux sanguins pour cause ; je dis *ductile ,* pour la distinguer du relâchement fragile du scorbut ; j'ajoute des *vaisseaux sanguins ,* pour ne pas les confondre avec le relâchement cancéreux des glandes & des vaisseaux lymphatiques. Le cœur est si foible dans la cachexie , que le moindre obstacle à la circulation suffit pour occasionner une stase des humeurs , & leur ventilation. Les vaisseaux y sont si lâches, y ont tant de soupleffe , qu'ils n'exercent presque aucune compreffion. Or , nous avons démontré par nos expériences que la ventilation & la compreffion sont les deux principaux moyens par lesquels la nature garantit nos corps de la corruption ; il n'est donc pas étonnant que nous faffions une efpéce particuliere de pourriture d'un état qui lui est si favorable.

La *scorbutique* vicie le sang en général,& diminue l'extensibilité des fibres ; elle cause donc l'épanchement qui précede la pourriture , en rongeant les vaisseaux , & en rendant leur contexture si friable, qu'ils se déchirent à la moindre violence : de-là ces échimofes fpontanées, ces plaies fordides ,ces gangrenes affreufes, qui arrivent aux jambes des scorbutiques & des vieillards à l'occasion d'une petite égratignure , d'une légere écorchure, ou même sans cause externe. J'affocie ici les vieillards avec les scorbutiques dans l'idée où je suis que la vieillesse est un vrai scorbut, mais d'une nature plus benigne que le morbifique. Quoi qu'il en soit, il faut rapporter à ce genre de putridité les ulceres des gencives qui distinguent ce dernier scorbut de l'autre, sur-tout celui que les Hollandois appellent *cancer aquatique.*

L'acrimonie *cancéreuse* affecte particuliérement les humeurs lymphatiques & séreuses ; elle se développe à la faveur d'un relâchement qu'elle produit dans le tissu des glandes, lesquelles cessant de comprimer les liquides épaissis qui les rendoient squirreuses, permettent aux mouvemens de la putréfaction de s'en emparer conformément aux Expériences rassemblées sous le n°. 5. Les tumeurs commencent alors à grossir, parce que l'humeur n'est plus si comprimée, vu le relâchement des vaisseaux ; que la pourriture la fait fermenter, & que son acrimonie détermine une affluence plus considérable des liquides vers les squirres. A l'insensibilité succede un chatouillement, qui dégénere bientôt en douleurs lancinantes : la partie s'échauffe, prend de la couleur, on y apperçoit des vaisseaux variqueux, qui augmentent & se multiplient à proportion que la tumeur acquiert du volume; les douleurs deviennent continues, très-ardentes, & elles sont accompagnées d'une pulsation qui annonce la formation d'un abcès, dont l'humeur est si âcre, si putride, qu'elle ronge la substance de la partie, & fait dégénérer le cancer occulte, en cancere manifeste, ou ulcéré. Alors des parois de l'ulcere, il s'éleve des chairs fongueuses en maniere de champignon, ou les chairs voisines en sont tellement consumées, que les os paroissent à nud, & sont même cariés.

L'acrimonie *galleuſe* eſt un vice que le ſuint ou l'humeur oléagineuſe deſtinée au verniſſement de la peau & des poils, contracte par contagion, & en croupiſſant trop long-tems dans ſes réſervoirs ; ainſi l'infection qui pervertit cette humeur, la mauvaiſe nourriture qui la rend âcre & viſqueuſe, le relâchement du tiſſu de la peau qui ne ſoutient pas aſſez l'action tonique des folicu'es, la malpropreté qui donne lieu à l'obſtruction de leurs tuyaux excrétoires, ſont les cauſes les plus ordinaires de cette ſorte d'acrimonie ; laquelle comprend la lêpre, la teigne, la plique polonoiſe, les achors, les dartres rongeantes, &c.

L'âcreté *vérolique* cauſe des pourritures en coagulant les humeurs ; les ſucs épaiſſis par le virus ſont arrêtés aux détroits tortueux des capillaires, & néanmoins vivement ſollicités à paſſer par l'action ſyſtaltique des canaux, qui ne peuvent ſupporter le contact des molécules âcres, ſans s'irriter. Il ſe forme donc des bubons, ou d'autres duretés qui ne tardent pas à s'enflammer ; la partie n'eſt pas fort chaude dans le commencement, & l'on n'y reſſent qu'une douleur ſourde ; mais ſa chaleur augmente bientôt ; la tumeur croît, s'endurcit davantage, devient pointue, prend un œil rougeâtre, luiſant, & l'on y ſent des douleurs lancinantes, vives & fréquentes ; la peau creve enfin à l'endroit pointu de la dureté, & il en ſort un ſang ichoreux, une ſanie puante, qui ronge inſenſiblement les environs. Nous rapporterons à ce genre de pourriture, celle que forniſſent les écrouelles & la nouure, comme étant des diminutifs, des modifications ou des fruits bâtards du virus vérolique.

L'acrimonie *peſtilentielle* conſiſte dans des miaſmes

d'une qualité diſſolutive, & qui changent tellement la nature du liquide nerveux, qu'il devient inepte aux fonctions de la machine : ces miaſmes font donc ceſſer ou affoibliſſent conſidérablement le jeu des vaiſſeaux, & les humeurs abandonnées à elles-mêmes ſe putréfient d'autant plus promptement qu'elles ſont infectées d'un ferment qui hâte l'altération & la diſſolution de leurs principes. Les bubons de la peſte, les taches livides de la fiévre pourprée, les puſtules noirâtres de la petite vérole, les différens dépôts gangreneux des fiévres putrides, les flux dyſenteriques, les diarrhées colliquatives, &c. appartiennent à cette eſpéce de pourriture. On pourroit même y rapporter les pourritures produites par l'acrimonie vénéneuſe; mais outre les poiſons ſtupéfians, ou qui tuent en privant auſſi les eſprits de leur qualité vivifiante, il en eſt pluſieurs qui produiſent la mortification d'une façon inconnue; il en eſt qui corrodent les parties qu'ils touchent, & dont les effets diſtingués de tous les précédens méritent un titre particulier.

Ayant ainſi expoſé les différentes eſpéces, les divers degrés & les principales cauſes de la pourriture, dont le corps vivant peut être atteint, je vais indiquer les remedes qui conviennent à chacun en particulier, en déterminant les circonſtances dans leſquelles les différens genres d'Antiſeptiques doivent être employés.

§. I.

Ufage des Antiſeptiques rafraîchiſſans..

L'INFLAMMATION en général dépend d'une obſtruction qui arrête les liquides, & d'un mouvement qui les pouſſe tantôt en avant, tantôt en arriere. L'une & l'autre de ces conditions tendent à pervertir ies humeurs, & c'eſt quelquefois l'une, quelquefois l'autre, qui prédomine ce qui fournit la diviſion de l'inflammation en vraie ou légitime, & en fauſſe ou bâtarde. Dans la vraie, c'eſt le mouvement; dans la fauſſe, c'eſt l'arrêt ou l'obſtruction qui joue le rôle principale : & il eſt eſſentiel dans la pratique de prêter attention à cette différence, parce que la méthode de traiter ces deux ſortes d'inflammations, n'eſt pas la même. Dans la vraie, qui s'annonce par la vigueur, l'égalité, la tenſion du pouls, il faut affoiblir les forces par des ſaignées copieuſes & ſouvent réitérées; d'étendre les fibres par les humectans & les émolliens, fondre les humeurs par les ſavonneux rafraîchiſſans ; dans l'autre qui a pour ſignes la vacilation, la petiteſſe, l'inégalité du pouls, ſignes qui ſe manifeſtent dès le début, ou qui ſurviennent, pour peu qu'on excede dans la ſaignée, il faut ſoutenir les forces par de légers cordiaux, s'oppoſer au relâchement ultérieur des ſolides, à la diſſolution des fluides par les Antiſeptiques fortifians. Ceci eſt fondé ſur les obſervations des Auteurs qui ont traité de certaines maladies peſtilentielles, qui quoique accompagnées de l'inflammation de quelque viſcere, n'admettoient point les

ſaignées,

faignées, & notamment fur celles du Docteur Pringle (1), qui décrit une fiévre maligne, dans laquelle les grandes faignées abattoient le pouls, & caufoient un délire fou-vent phrénétique, dont la caufe étoit l'inflammation & la fuppuration du cerveau.

C'eft principalement de la vraie inflammation qu'il s'agit ici, parce qu'elle caufe très-fouvent un genre de pourriture qui demande l'ufage des Antifeptiques rafraî-chiffans. Elle le produit certainement, lorfque la phlogofe eft trop violente pour fe réfoudre bénignement, ou pour fe terminer par la fuppuration ; & fes changemens en gan-grene font alors fi prompts, que s'il eft un cas où le pré-cepte d'agir fans délai doive être obfervé, c'eft affuré-ment dans celui-ci.

Principiis obfta ; ferò medicina paratur,

Cùm mala per longas invaluere moras.

Il eft donc très-important d'aller au-devant du mal, & les remedes qui ont la vertu de prévenir l'altération pu-tride, dont nos humeurs & nos vaiffeaux font alors me-nacés, méritent d'autant plus le titre d'Antifeptiques, qu'on eft bien plus affuré de garantir le corps de pourri-ture, en les employant affez tôt, qu'on ne l'eft de l'en guérir ou d'arrêter fes progrès par d'autres lorfqu'elle eft une fois formée.

Or, quoique les mouvemens méchaniques prédominent

---

(1) Obfervat. fur les malad. des armées, *tom.* 4. *pag.* 53, 55, 72, 73, 74. 82.

Z

fur les chymiques dans cette efpéce d'inflammation, néanmoins c'eft par les uns & les autres qu'elle donne lieu à
la pourriture , & la divifion des Antifeptiques rafraîchiffans que j'ai établie au chapitre précédent , eft relative à
ces deux caufes : en effet les rafraîchiffans antipyrétiques &
tempérans ont trait aux mouvemens chymiques du feu
putréfiant , & s'oppofent à la corruption , en modérant
l'agitation inteftine des folides & des fluides , ou la caufe
prochaine de la chaleur. Les rafraîchiffans relâchans fe
rapportent aux mouvemens méchaniques ; la détente qu'ils
procurent aux fibres, en défempliffant les vaiffeaux, en
macérant leur tiffu, en calmant leur irritabilité, réfout
leurs obftructions ; les délivre de leurs embarras ; les préferve de rupture , & rétablit le cours des humeurs dans
les tuyaux : or , ce font-là les effets qu'il s'agit de produire dans une partie menacée de pourriture par l'inflammation légitime , puifque le changement de cet état en
gangrene n'arrive, que parce que l'obftruction eft fi confidérable , qu'elle occupe tous les vaiffeaux de la partie affectée ; ou que ceux qui font reftés libres , font tellement
comprimés par le volume des autres, que rien ne pouvant
paffer par cet endroit, fes vaiffeaux doivent foutenir la
totalité du choc d'une circulation impétueufe, qui les rompt
tous prefqu'en même tems , & occafionne une effufion
d'humeurs à demi-corrompues, par la chaleur que ces
mouvemens ont fait naître (1).

Les Antifeptiques *rafraîchiffans* font donc indiqués,

---

(1) Van Swieten, *comment.* §. 419.

lorsque l'inflammation est portée à un degré de violence ,
qui fait craindre la gangrene de la partie affectée. Ce danger se manifeste par la chaleur ardente , par la grande tension, par la couleur pourprée, luisante, bleuâtre de la
tumeur; par la vivacité de la douleur, la fréquence &
l'intensité des élancemens ; par la dureté , la plénitude,
la grande vîtesse du pouls ; par l'ardeur du corps, la soif
extrême, l'exaltation des urines, &c.

L'ensemble de ces symptômes exige l'usage des rafraîchissans en général ; mais la diversité de leurs causes détermine les cas où il faut préférer ceux d'une espéce plutôt
que ceux d'une autre : & la finesse de l'art, l'habileté du
Médecin dans cette occasion où il est nécessaire d'agir
promptement & avec efficacité, consiste à sçavoir décider quelle est la cause principale du mal , afin de lui opposer le remede qui lui convient de préférence.

On peut rapporter aux articles suivans les causes qui
élevent l'inflammation au degré de violence , capable de
briser tous les vaisseaux de la partie intéressée, & de la
gangrener.

L'impétuosité de la fiévre qui fait essuyer aux tuyaux
des chocs supérieurs à leur cohésion. La rigidité des
fibres, parce que manquant de souplesse , elles ne peuvent
s'allonger , & sont obligées de se rompre. La compression qui , occasionnant une stagnation totale, donne
lieu au mouvement spontané des humeurs, & à l'érosion
des vaisseaux.

L'impétuosité de la fiévre a sa cause ou dans le sang
trop abondant , trop phlogistique ; ou dans les nerfs trop
mobiles , trop vivement affectés.

Z ij

La rigidité des fibres eſt un vice de tempérament , ou un accident produit par quelque cauſe étrangere , entre leſquelles le froid doit être ſpécialement compté.

La compreſſion eſt l'effet du poids du corps chez les perſonnes affoiblies ou cacochymes, de l'étranglement dans les maladies chirurgicales , de quelques cauſes éloignées dans certains cas de médecine.

Si la cauſe conſiſte dans l'abondance du ſang , la ſai-gnée eſt le remede eſſentiel , & cé ſeroit en vain qu'on voudroit parer aux accidens par les autres rafraîchiſſans , pendant que la pléthore ſubſiſte. On ſçait qu'elle a lieu quand le malade eſt d'un tempérament ſanguin , qu'il a pris des alimens nourriſſans en quantité , & les a bien di-gérés ſans y joindre d'exercice convenable: elle exiſte chez ceux qui ont éprouvé la ſuppreſſion de quelques évacua-tions habituelles du ſang , ou à qui on a fait quelques am-putations conſidérables , ou qui ont négligé des ſaignées auxquelles ils étoient accoutumés : on la reconnoît en-core par des peſanteurs de tête , accompagnées de vertiges & de tintemens d'oreilles, par des douleurs va-gues , par un ſentiment de laſſitude , & par des engourdiſ-ſemens de membres. On a de la peine à fermer les mains, à étendre les bras; on a de la difficulté à reſpirer ; de l'em-barras à marcher : le pouls eſt plein; les veines ſont gon-flées ; la couleur du viſage eſt vermeille; le blanc des yeux eſt rayé; les levres, les bords des paupieres, les caroncules lacrymales ſont d'un rouge très-vif. Cepen-dant ces derniers ſymptômes manquent quelquefois ; il eſt des cas où le pouls , au lieu d'être gros , eſt ſi petit , qu'on a peine à le trouver ; les veines ne paroissent point enflées ; les yeux restent blancs ; le visage, les bords des paupieres, les caroncules sont plus pâles que dans l'état naturel, & néanmoins il y a pléthore. C'est même parce qu'elle est excessive, que ces indices sont trompeurs ; car l'abondance du sang est si considérable, que les forces du cœur ne suffisent pas pour le chasser en entier. Les ventricules ne pouvant se vuider dans les artères trop remplies, il n'y en pousse qu'une petite portion, laquelle ne produit qu'une dilatation imperceptible. Le pouls est donc petit, le total de la masse formant une charge trop lourde, le cœur n'a pas la force de faire parvenir le sang jusques dans les capillaires. Ainsi la circulation est comme suffoquée ; & les parties qui ont naturellement de la couleur, en sont absolument privées. C'est dans ce cas que la saignée développe le pouls, & donne lieu à la fiévre d'éclater tout à coup, comme je l'ai plusieurs fois observé aussi bien que Sydenham, qui en rapporte un exemple mémorable en ces termes : *Cujus rei*, dit-il, *experimentum haud vulgare occurisse mihi memini multis ab hinc annis in juvene quodam ad quem accersebar. Quamvis enim fermè animum agere videretur ille, calor tamen in externis corporis partibus ita ad tactum sentiebatur moderatus, ut fidem mihi derogarent adstantes amici, quoties afferebam eum febre laborare, quæ ob sanguinis oppressionem cujus mole exitu negato quasi strangularetur, se explicare & ostendere palàm nequibat ; quòd si venam inciderem, febrem illicò satis violentam statim animadverterent. Apertâ venâ & sanguine paulo copiosiùs educto, emicuit febris quâ vehementiorem mihi nondum videre contigit ; quæ non nisi tertiæ quartæve phlebotomiæ cessit* (1).

Ce cas d'une circulation suffoquée peut se rencontrer avec l'état d'une inflammation particuliere très-violente, & qui dégénéreroit bientôt en gangrene, si l'on n'y remédioit, parce que c'est lorsque les visceres sont excédés de plénitude, que les plus forts se déchargent sur les plus foibles, & y produisent l'érétisme inflammatoire. Comment donc sçavoir alors que la pléthore est la cause principale de l'affection morbifique ? Le genre de vie du malade, son tempérament, le défaut de ses évacuations sanguines, l'amputation qu'on lui a faite, l'embarras que l'on remarque dans sa respiration, la gêne qu'il dit éprouver dans les mouvemens de ses membres, l'état absorbé de son esprit, les douleurs sourdes qu'il ressent dans différentes parties, son penchant à dormir, les rêves, les phantômes, les inquiétudes qui traversent son sommeil, l'absence des causes qui peuvent rendre son pouls si petit, tels que seroient la saburre des premieres voies, l'état nauséabond de l'estomac, la vivacité d'une douleur assez aiguë pour affoiblir, des évacuations abondantes, ou une abstinence outrée qui auroit précédé ; toutes ou presque toutes ces circonstances ou quelques-unes des plus considérables, rapprochées de la dureté du pouls, quelque délié qu'il soit, & de la véhémence de l'inflammation particuliere, apprennent que la pâleur du visage, la disparition des veines, la modération de la chaleur générale,

------

(1) Schedul, *monit. de novo feb. ingressu* pag. 541, 542.

la petiteſſe, la foibleſſe du pouls ſont des effets d'une circulation ſuffoquée, & que la bénignité de ces derniers
ſymptômes ne s'oppoſe point aux ſaignées qui peuvent
ſeules prévenir le changement de l'inflammation en gangrene. Or, ce diagnoſtique eſt de la plus grande importance dans certains cas où l'on n'a qu'un moment pour
empêcher la mortification par des ſaignées réitérées, &
où cependant l'état des choſes eſt ſi équivoque, qu'un Praticien peu exercé pourroit douter, ſi le calme dans lequel il trouve ſon ſujet, n'eſt point l'effet de la mortification déjà commencée, mortification qu'il ne manqueroit pas d'avancer par la ſaignée; mais, en combinant tous
les ſymptômes, en les confrontant avec ce qui a précédé
la maladie, le Médecin éclairé ſçaura toujours fixer ſon
indication.

La pléthore n'eſt pas pas le ſeul cas qui demande les
ſaignées répétées, pour obvier à la mortification dont une
partie eſt menacée, la conſtitution âcre & phlogiſtique de
la maſſe du ſang, ſa détermination trop forte vers la
partie enflammée, ſont d'autres circonſtances qui
exigent qu'on les multiplie également. La dureté,
l'amplitude, la vîteſſe du pouls, la puanteur des excrémens, l'odeur vireuſe des ſueurs & de l'inſenſible tranſpiration, l'état lixiviel des urines, leur fétidité,
leur tranſparence jointe à une couleur orangée, la rougeur,
la chaleur ardente de la peau, principalement des environs de la partie affectée, ſont autant de marques auxquelles
on peut reconnoître cet état.

Dans celui-ci, on ouvre les veines des membres les
plus éloignées du ſiege du mal, pour produire une diver-

fion qui écarte le fang de la partie affectée, vers laquelle il fe porte trop abondamment, & l'on s'applique particuliérement à corriger la phlogofe du fang par l'ufage des Antifeptiques rafraîchiffans du genre antipyrétique & tempérant : ainfi on retranche tout aliment folide au malade, on le nourrit de panades, de foupes d'orge, de lait de beurre ; fi on lui permet de prendre du bouillon, on a foin qu'il foit très-léger, fait de viandes peu cuites ; & rendu acefcent par la crême de tartre, le jus de citron, l'ofeille, le vinaigre, &c. La boiffon eft une limonade, le petit lait, quelques émulfions, une ptifanne de piffenlits adoucie avec la réglifse & chargée d'un gros de nitre par chopine ; on lui donne d'heure en heure une cuillerée d'un julep fait avec les firops rafraîchiffans, tels que font le violat, celui de frambroife, de nénufar, de mures, de fuc d'orange, de jus de citron, auxquels on ajoute les efprits de nitre, ou de vitriol, ou de fel marin, une bonne dofe de cryftal minéral, ou de crême de tartre, le fel d'alleluia, le nitre dépuré en poudre avec du fucre.

La différence des circonftances détermine quels font, entre ces rafraîchiffans, ceux qu'il faut employer : fi le malade eft conftipé, on s'abftient de l'ufage des acides minéraux, & l'on fe fert de la crême de tartre ; s'il y a difpofition aux fueurs, le vinaigre, le rob de fureau doivent être préférés. S'apperçoit-on que les urines ne paffent point en proportion de ce que le malade boit, fans que cette évacuation foit fuppléée par quelqu'autre, on ranime l'action des reins par le nitre dépuré, par fon efprit, par celui de fel marin ; fi le ventre eft trop libre, ou météorifé, le pouls très-lâche, les humeurs fort difsoutes, c'est au suc d'épine-vinette, de grenade, à l'esprit de soufre ou de vitriol, au sel d'alleluia qu'il faut recourir.

On sçait que la rigidité naturelle des fibres est la principale cause de l'inflammation ; quand la tumeur inflammatoire qui est accompagnée de douleurs des plus aiguës, a peu d'enflure. La maigreur du sujet, la dureté extraordinaire de son pouls, la vivacité de son esprit & de son humeur aident à former ce diagnostique : ici on régle le nombre des saignées d'après l'abondance du sang dans l'état de santé, & sans négliger les rafraîchissans dont nous venons de parler, on agit principalement par tout ce qui peut assouplir les fibres trop roides : les bains tiedes, les fomentations avec la décoction des substances farineuses, les cataplasmes savonneux, les embrocations de vinaigre modérement chaud, sont donc les principaux remedes après la saignée. Mais si la roideur des fibres est causée par le *froid*, la méthode de remédier à ce vice est bien différente ; en effet le Médecin qui entreprend la cure d'un membre menacé de gangrene par cette cause, doit songer que dans l'état d'inflexibilité où les vaisseaux sont réduits par le grand froid, ils ne pourroient, sans se briser, souffrir l'extension que la chaleur des fomentations les plus tiedes leur procureroit en raréfiant l'air dégagé de leur liquide par la congélation, & redevenu élastique, & par conséquent qu'il ne peut rétablir la circulation dans une partie gelée, qu'en la faisant passer d'un degré de froidure à un autre qui ne lui soit presque pas inférieur, & de ce second à un troisiéme qui ne différe guères davantage de

son antécédent, ainsi succeffivement, afin que les molécules glaciales fe réfolvent fans grande expanfion de l'air
qu'elles doivent repomper ; que la circulation, qui doit les
remettre en action, recommence par des mouvemens
extrêmement doux, incapables de rompre les vaiffeaux
roidis, & que ces mouvemens n'augmentent de force
qu'à proportion que ceux-ci récuperent leur flexibilité,
& peuvent en foutenir les chocs fans danger de rupture.
La maniere de dégeler ainfi une partie confifte à tenir le corps dans une place froide, à appliquer fur le
membre gelé de la neige ou des linges trempés dans de
l'eau prête à geler, jufqu'à ce que la couleur livide,
bleuâtre de la partie foit diffipée. On paffe alors dans un
lieu chaud, ayant cependant l'attention de ne pas approcher du feu; & lorfque le membre réfroidi a repris fa
chaleur naturelle & fa fenfibilité, ce qui eft une marque
du retour de la flexibilité extenfible des fibres, on met
le malade au lit, on lui fait prendre quelques taffes
d'une infufion de faffaphras, on de quelqu'autre diaphorétique, & l'on fomente la partie malade avec les aromates (1).

Dans certains fujets, le genre nerveux eft d'une fenfibilité fi exquife, que le danger du changement de l'inflammation en gangrene dépend entiérement de la vivacité du fentiment. La connoiffance qu'on a de la grande
mobilité des nerfs par les maladies fpafmodiques auxquelles les malades font fujets, la douleur exceffive qu'ils

---

(1) Van Swieten, *comment.* §. 454 *& fuiv.*

reſſentent , les agitations convulſives , le délire , les écarts d'une ·imagination bouillante , qui accompagnent l'inflammation,ſervent à reconnoître cette cauſe : dans ce cas on ne doit pas héſiter d'unir les narcotiques aux autres rafraîchiſſans , car les vaiſſeaux étant ſuffiſamment déſemplis par les ſaignées , & le ſang rafraîchi par les remedes de cette claſſe , rien n'eſt plus propre à calmer les accidens , que les anodins pris intérieurement, & appliqués à l'extérieur. Les inflammations des inteſtins & de la veſſie , les pleuréſies les plus aiguës , les panaris de la mauvaiſe eſpéce , &c , fourniſſent aſſez ſouvent les occaſions d'employer ce genre d'antiſeptiques ra-. fraîchiſſans.

Si la cauſe par laquelle une partie enflammée eſt ſur le point de ſe gangrener , conſiſte dans *la compreſſion* , ce ſeroit en vain qu'on voudroit arrêter les progrès du mal par les ſaignées , les tempérans , les embrocations ſur la partie affectée. Il faut s'aſſurer au plutôt de cette cauſe , & l'ôter encore plus vîte ; le diagnoſtic n'eſt pas difficile dans les maladies chirurgicales , la moindre attention ſur l'attitude d'un malade , dont le corps trop foible , engourdi ou ſouffrant , comprime conſtamment la partie ſur laquelle il repoſe , un doigt qu'on gliſſe ſous le bandage d'une fraƈture , la réſiſtance que l'on éprouve à l'anneau d'une hernie , le mauvais emplacement de la tête , d'un os démis , ſont des moyens bien favorables à la découverte de cette eſpéce de cauſe ; mais elle n'eſt pas ſi facile à découvrir dans certains cas de médecine proprement dite , où le danger de la gangrene provient également de la compreſſion. Dans ceux-ci la cauſe eſt

éloignée du ſiege du mal , & il faut toute l'attention d'un
Médecin expérimenté pour la reconnoître. On trouve dans
les Faſtes de la Médecine des cas de gangrene à la jambe , produite par des ſquirres , par des abcès ou des vents
renfermés dans le bas-ventre : *Hildan* a vu pluſieurs
exemples de la premiere eſpéce (1). *M. Van Swieten*
(2), & l'Auteur du livre intitulé *idée de l'homme phyſique
& moral* (3), en rapportent chacun un de la ſeconde ,
auxquels je puis ajouter celui que j'ai obſervé d'un
phlegmon œdémateux à la cuiſſe droite d'une femme , lequel , à en juger par l'atrocité des douleurs , ſeroit probablement dégénéré en mortification du membre , ſi les flatuoſités du ventre n'euſſent été emportées.

Par quels moyens peut-on dans des cas pareils reconnoître la nature & le ſiege de la cauſe ? Ce n'eſt qu'en
ſe rendant très-attentif à ce qui a précédé une maladie
inflammatoire du bas-ventre , antérieure à l'accident
ſurvenu à la jambe , & qui n'ayant eu aucune ſolution
critique, a été ſuivie d'horripulations vagues , & d'une fiévre lente qui ſubſiſte encore, qu'on apprend que la cauſe eſt
un abcès dans cette partie. On reconnoît qu'elle eſt un
ſquirre , ſi le taĉt y découvre des duretés , & ſi le malade
y reſſent de la peſanteur. C'eſt par la timpanite & par
les variations des ſymptômes de la jambe , qui ſuivent
celles de la tenſion du bas-ventre, & qui diminuent ou
augmentent, ſelon que les vents ſortent ou ſont retenus,

---

(1) Van Swieten , *in Boerrhaave*, §. 528.
(2) *Id. ibid.*
(3) Bib. impartiale, *tom.* 14. *pag.* 286.

que l'on est averti que la maladie est occasionnée par les flatuosités de cette région.

On voit que dans tous ces cas, les vrais Antiseptiques rafraîchissans font tout ce qui peut délivrer les parties de la compression qui cause leur inflammation, en empêchant le retour du sang par les veines ; ainsi, lorsqu'on s'apperçoit que c'est le poids du corps qui occasionne la mortification, on doit changer la situation du malade, relâcher l'appareil d'une plaie, si les bandages sont trop serrés, remettre le membre disloqué dans le cas de luxation. Lorsqu'on craint la gangrene d'une hernie étranglée, il faut affoiblir le malade par une saignée très-copieuse, afin de diminuer l'impétuosité du sang qui donne contre les vaisseaux engorgés, faire prendre ensuite des narcotiques en petites doses, de quart d'heure en quart d'heure, jusqu'à ce qu'on obtienne quelque trève ; on doit en même tems fomenter la hernie par des cataplasmes émolliens, donner d'heure en heure des lavemens préparés avec des médicamens semblables, & tenter la réduction : si on ne peut l'obtenir par ces moyens, le seul qui reste est d'ouvrir tous les tégumens abdominaux, & de couper l'anneau de la hernie, pour faire rentrer l'intestin dans la cavité du bas-ventre (1) *.

Pour ce qui est de la gangrene imminente par les flatuosités qui compriment les veines iliaques, voici les at-

---

(1) Van Swieten, *comment.* §. 422.

* L'Auteur auroit infailliblement fait mention de la dilatation ménagée de l'anneau, s'il eût connu la nouvelle méthode de M. le Blanc, Chirurgien à Orléans, méthode le plus souvent préférable à l'opération pour l'incision de l'anneau.

tentions thérapeutiques que je crois néceſſaires dans le traitement. Il faut examiner ſi les flatuoſités ſont accompagnées de quelque foyer putride, ou ſi elles exiſtent ſeules, & dans ce cas rechercher ſi l'air cauſe la maladie par ſon volume, ou ſa raréfaction, ou ſi ce n'eſt pas plutôt par la compreſſion qu'il eſſuie lui-même de la part du péritoine & des muſcles abdominaux. La mauvaiſe nourriture que l'on a priſe, les excès que l'on a faits dans le manger, les dégoûts, la perte d'appétit, les enduits putrides de la langue, la qualité jumenteuſe des urines annoncent que la ſaburre des premieres voies cauſe les flatuoſités. Dans ce cas il faut évacuer les mauvais levains par les purgatifs & les lavemens.

On ſçait que la maladie eſt l'effet de la raréfaction & du volume de l'air, par l'énorme groſſeur du ventre, & par ce qu'on a appris que le mal a été précédé d'une diarrhée opiniâtre, d'une forte dyſenterie, de violentes coliques ou d'autres maladies capables de détruire le ton des inteſtins : ici il faut s'abſtenir de tout purgatif irritant, agir par les lavemens fortifians, donner des remedes toniques, comme l'huile d'anis & de térébenthine, & la rhubarbe ; faire des frictions ſur le bas-ventre ; y appliquer de la neige, de la glace pilée, des linges trempés dans de l'eau froide ; & ſoutenir l'effet corroborant de ces remedes par quelqu'emplâtre aromatique.

On reconnoît enfin que l'affection n'eſt pas le produit du ſeul volume de l'air, mais que ſa compreſſion y contribue auſſi par la dureté extrême du ventre, jointe à ſon peu de groſſeur, & par les ſymptômes ſpaſmodiques qui accompagnent la maladie : dans ce cas l'appliaction des corps froids feroit nuifible, parce qu'elle augmenteroit les contractions du péritoine & des mufcles du bas-ventre, qui font les caufes comprimantes, & il ne faut employer que les émolliens, les délayans & les narcotiques.

Que fi c'eft un fquirre ou un abcès qui eft la caufe du mal, le cas eft des plus fâcheux, parce qu'on ne connoît pas de remedes dont les effets foient affez prompts pour pouvoir efpérer qu'ils détruifent ces caufes avant que la gangrene foit formée. Un vomitif pourroit peut-être faire crever l'abcès; mais le pus qui s'épancheroit dans le bas-ventre en faifant ceffer un mal, en produiroit un autre auffi funefte que le premier.

Les Antifeptiques rafraîchiffans conviennent donc dans tous les cas où le corps vivant eft menacé de pourriture par l'impétuofité de la circulation; & comme cette impétuofité devient dangereufe par la chaleur qu'elle produit, & par la violence qu'elle fait aux fibres, ces remedes doivent être antipyrétiques & tempérans, pour réprimer l'exaltation des principes relâchans, pour prévenir les folutions de la continuité.

§. I I.

Ufage des Antifeptiques ventilans.

C E que font les Antifeptiques rafraîchiffans à l'égard des pourritures fans *matiere*, ou de celle que l'inflammation produit dans les humeurs les plus faines, par la feule violence de fes mouvemens, les Antifeptiques *ventilans* le font à l'égard des autres pourritures, que j'ai appellées pourritures avec matiere, parce qu'elles procédent d'un mélange de miafmes feptiques préexiftans. Ceux-ci, ainfi que je l'ai avancé, garantiffent nos corps de la corruption, ou en prévenant l'infection dont ils font menacés, ou en la diffipant, lorfqu'elle eft faite ; *certaines précautions, les vomitifs, les purgatifs, la faignée, quelques opérations chirurgicales & les cordiaux* ont été rapportés à la premiere efpéce de *ces ventilans* ; les *purgatifs*, les *diurétiques*, les *diaphorétiques* à la feconde.

Je ne peux m'étendre ici fur l'ufage *des précautions antifeptiques*, ou fur les moyens de fe garantir de l'infection putride ; il doit même me fuffire de nommer un peu plus en détail qu'au chapitre précédent, les pratiques reconnues les plus efficaces à cet égard.

Je les ai divifées en *foins de corps & foins de lieux.* Les foins de corps comprennent la fobriété, la tempérance, l'ufage de boiffons & d'alimens peu difpofés à la pourriture, & favorables à la tranfpiration ; tels que font les viandes de bons fucs, bien affaifonnées, les fruits aigrelets, la belle eau, le vin, le cidre, la biere de bonne qualité, le pain bien cuit, & qui n'eft ni moifi, ni fait de grains humides, niellés, ergotés, &c. Ces foins comprennent encore la propreté, l'attention d'éviter les vents coulis, ou ceux qui, foufflant par une petite ouverture, n'agiffent que fur une partie du corps, celle d'être vêtu un peu plus chaudement que la faifon ne l'exige, de prendre les habits d'hiver de bonne

heure

heure en Automne, & de ne pas se presser de les quitter au Printems (1) ; il faut encore compter parmi ces soins une saignée faite, si l'on est pléthorique, lorsqu'il regne une maladie pestilentielle, ou un cautere si l'on est phlegmatique (2). L'usage d'avaler, dans un tems d'épidémie, un peu de vinaigre avant de sortir de chez soi, la fermeté d'ame qui consiste à ne pas craind e & à ne pas mépriser l'infection, à ne pas se laisser abattre de tristesse à la vue de la calamité publique, à supporter courageusement les malheurs qu'on essuie, à résister puissamment à ses passions, &c, sont de même des moyens nécessaires à mettre au rang des précautions antiseptiques.

Les soins du lieu sont relatifs aux conditions des logemens, des hôpitaux, des rues, des cimetieres, &c. Que celui qui a différens terrains à sa disposition, & qui veut se bâtir une maison, choisisse l'endroit le plus sec, le moins dominé par les montagnes du midi, & le plus éloigné des étangs, des marais ; qu'il voûte tout le bas de sa maison ; qu'il lui donne l'aspect du sud-est ; qu'il ne prenne point de jours du côté du couchant ; & que les portes y soient tellement disposées que l'air, en entrant par les fenêtres des chambres du devant, puisse librement sortir par celles des chambres du derriere ; que les latrines soient éloignées & placées au nord du bâtiment. Si les circonstances ne permettent point de se procurer tous ces avantages, qu'on ait au moins soin d'écarter les fu-

____

(1) Tissot. *Avis au peuple,* chap. 1. §. 5. Sydenham *oper.* sect. VI. cap. I.
(2) Frederic Hoffm *Differt. de peste.*

miers & les mares; & qu'en cas que la maifon foit bâtie contre un terrain plus élevé, que l'on ne manque jamais de pratiquer une fappe du côté dominant pour la dégager de toute part, & donner de l'écoulement aux eaux. Une précaution qui eft encore à recommander, c'eft d'ouvrir les fenêtres lorfqu'il fait beau; de renouveller fouvent les paillaffes, les draps, les rideaux des lits; d'aérer fréquemment les matelats & les couvertures; de laver rarement les appartemens; de n'y jamais faire bouillir de l'eau fur des réchauts ou fur des poëles; de les parfumer fouvent, foit avec de l'encens, des paftilles odorantes, du foufre, de la poudre à canon ou du vinaigre, foit en y brûlant quelques plantes aromatiques ou réfineufes, tels que le fapin, le génevrier, les herbes odoriférantes, &c.

Les hôpitaux doivent encore être les plus fpacieux qu'il eft poffible, afin que les falles foient proportionnellement moins remplies; ils doivent être placés au-deffous des villes, pour que la riviere qui y fert, en éloigne les immondices. Il faut que les fenêtres ouvrent aifément, & foient placées le plus près qu'il fe peut du plafond, ou, ce qui eft mieux, elles doivent être munies d'un ventilateur en hotte (1), machine dont l'utilité s'étend jufqu'aux Eglifes, aux vaiffeaux, aux ouvroirs, aux falles de fpectacles & des ventes publiques, aux lieux d'affemblées, aux prifons, aux tribunaux de Juftice, aux Cours même des Rois (2).

---

(1) Mémoire de l'Académie Royale des Sciences, 1748,
(2) M. Hansvay, gazette falutaire, 1766. *n°*. 41,

Il faut tenir les rues d'une grande propreté ; les ci-metieres doivent être fur les greniers des Eglifes, ou fur quelques montagnes, s'il y en a dans les environs ; ou bien, au lieu d'enterrer les morts, on devroit brûler les cadavres, comme on faifoit autrefois, & comme font encore aujourd'hui les Indiens.

Telles font en raccourci les précautions que je crois les plus propres pour nous garantir de l'infection : paffons à préfent aux remedes qui font doués de la même vertu. J'ai ramené ces remedes à la faignée, aux vomitifs, aux purgatifs, à certaines opérations chirurgicales, & aux cordiaux.

J'ai confidéré la faignée au paragraphe précédent, fous fa qualité rafraîchiffante, ou comme ayant la faculté de diminuer l'impétuofité du fang, & par-là de tempérer l'exal-tation des principes du mixte, & prévenir la rupture des vaiffeaux. Ici il eft queftion de la qualité ventilante, c'eft-à-dire, que j'ai égard à la facilité qu'elle donne au fang de fe débarraffer de fes impuretés par les différens couloirs deftinés à la dépuration des humeurs.

J'ai déjà fait obferver que l'air & tout ce que l'on prend, étant plus ou moins chargé de miafmes putrides dans le tems d'épidémie, il eft moralement impoffible qu'il n'en entre continuellement dans nos corps ; & fi les animaux d'une efpéce ne font pas tous malades, on doit attribuer cet effet principalement à la difpofition des corps qui re-çoivent les miafmes par une porte, c'eft-à-dire, les vaif-feaux inhalans, & les laiffent fortir par l'autre, ou les exhalans ; mais cette harmonie eft quelquefois troublée par la maffe ou la turgefcence du fang, qui oppofant trop de réfiftance à la vertu fyftaltique du cœur & des vaiffeaux, eft une caufe de diminution de la tranfpiration, & il eft évident que la faignée qui rétablit dans ce cas l'équilibre entre les folides & les fluides, fait la fonction d'un excellent ventilateur.

Une autre circonftance où l'on doit efpérer ce bénéfice de la faignée, c'eft lorfqu'il y a complication de l'inflammation avec la putridité ; ce que l'on connoît par la force & la dureté du pouls, la chaleur âcre & féche, l'altération confidérable, la rougeur des yeux & du vifage, les douleurs pulfatives de la tête, combinées avec des indices très-marqués de la faburre des premieres voies: car dans cette circonftance l'on doit ouvrir la veine, tant pour aff.blir la circulation, donner entrée aux rafraîchiffans, rendre l'opération des évacuans moins tumultueufe, que pour faciliter le jeu des émunctoires, & ventiler ainfi le fang de ce qui peut n'exiger aucune coction préliminaire pour être expulfé, mais feulement un peu plus de fouplefle, ou moins dirritabilité dans les tuyaux fecrétoires.

Les vomitifs font particuliérement indiqués dans les maladies putrides qui ont leur fource dans les mauvais levains de l'eftomac. On connoît cet état par la perte d'appétit, les naufées, le vomiffement, les douleurs de tête & d'eftomac, le gonflement des hypochondres, les ordures de la langue, la molleffe du pouls, &c. Il me paroît que ce qu'il y a de mieux à faire dans de telles circonftances, c'eft de détruire au plus vîte par le vomitif le foyer qui entretient la maladie, ou qui doit lui donner naiffance, fi elle n'eft pas encore déclarée, & je ne puis m'abſtenir de témoigner la ſurpriſe où je ſuis de voir que M. *Tiſſot*, ce Praticien ſi éclairé, diffère de quelques jours d'en venir à ce remede, comme (1) ſi on pouvoit trop tôt ſapper les fondemens d'une maladie ; mais je ſuis bien plus étonné encore de ce que M. *de Haen*, cet autre célébre Médecin qui nous a également fourni tant de bonnes choſes, le proſcrive entiérement de ſa pratique (2) : je ſçais qu'on peut ſe méprendre dans cette occaſion ; que la plûpart de ces ſymptômes peuvent provenir de l'inflammation de l'eſtomac, & qu'alors le vomitif eſt un vrai poiſon, que d'ailleurs ils peuvent être occaſionnés par des miaſmes morbifiques engagés, ſoit dans les filamens étroits des nerfs, ſoit dans les détroits tortueux des glandes de ce viſcere, ou dépendre de matieres tenaces, viſqueuſes, collées à ſes parois, & qui ne peuvent être emportées, ſi auparavant on ne les a diſſoutes ; mais je penſe auſſi qu'en prêtant à un point de pratique de cette importance, toute l'attention qu'il mérite, on peut reconnoître ſûrement ſi les nauſées, les vomiſſemens & la cardialgie ſont des effets de l'inflammation de l'eſtomac, ou s'ils ne ſont que des annonces de la ſaburre. Le pouls eſt toujours dur dans le cas de l'inflammation, il eſt mol dans celui de la ſaburre ; dans le premier, la langue n'eſt pas chargée, ou elle l'eſt peu, & laiſſe ap-

----

(1) Avis au peuple, *chap. I. & XVI.* cependant dans ſa diſſertation *de Feb. Bilioſis.* Lauſan. qu'il met au rang des putrides, il ne parle pas de ce délai.

(2) *Ratio medendi*, part. 1. capit. 4. part. III. capit. 1. §. 3.

percevo'r à travers fon enduit & fur les côtés, un fond
de rouge pius vif que dans l'é at de fanté ; dans le fecond,
elle eft fo t cha gée, & fes bords, loin d'être rouges, font
p us pâl s que dans l'état naturel : la m me différence fe
fait remarquer au vifage, dont le coloris augmente par
l'inflammation, diminue par l'autre caufe ; d'ailleurs l'ardeur que l'on reffent à la région de l'eftomac, lorfqu'il eft
enflammé, la foif extr me dont on eft tourmenté, l'exaltation des urines font des fymptômes qui aident heaucoup
à ce diagnoftique.

Si les naufées font produites par des miafmes putrides
introduits dans les tuyaux des nerfs, ou dépofés dans
les réfervoirs des glandes, l'indication du vomitif n'a
pas moins lieu que dans le cas précédent ; puifque le vrai
moyen de faire fortir ces miafmes de leurs réduits, c'eft
d'exciter dans l'eftomac des mouvemens qui dépendent de
l'augmentation du torrent des efprits, & qui provoquent
les glandes à verfer les liquides qu'elles contiennent.

Enfin, dans le cas où l'humeur qui tapiffe les parois de
l'eftomac, eft trop vifqueufe, il eft toujours prudent d'en
détacher d'abord une partie par le vomitif, vu fur-tout
que ce qui lui réfifte, ayant au moins été ébranlé, fe
laiffera plus aifément diffoudre par les remedes favonneux,
& fe trouvera par-là d'autant plutôt préparé à l'expulfion
par un fecond vomiffement qu'on pourra procurer quelques jours après, felon la méthode de M. Tiffot (1).
Il en eft de l'eftomac, comme de la langue (2). Si on

---

(1) *Ubi fuprà.*
(2) *Id.* §. 25.

racle celle-ci avec avantage , lorfqu'elle eſt ſale, il eſt également utile de provoquer le vomiſſement , quand celui-là eſt enduit de matieres viſqueuſes : en effet , en ſouſtrayant ainſi une portion de la matiere morbifique par le vomitif donné dans le commencement de la maladie , on ne l'abrege pas ſeulement , mais on rend auſſi , ſelon les obſervations de Sydenham (1) , ſon cours moins périlleux , & l'on garantit le malade de la diarrhée , qui , lorſqu'on a négligé ce remede , ne manque preſque jamais de lui arriver dans un tems, où épuiſé par la violence & la durée de la fiévre , il n'eſt guères en état de ſoutenir de grandes évacuations. La langue chargée, les urines troubles, ou qui dépoſent conſidérablement , des borborigmes , de légeres épreintes, la diarrhée ou la conſtipation, le gonflement , la dureté du ventre, l'abſence des nauſées, ſont les principaux ſignes auxquels on reconnoît que le foyer de la maladie putride ſe trouve dans les inteſtins, & par conſéquent que l'Antiſeptique qui convient, eſt l'action ventilante des purgatifs & des lavemens.

Si c'eſt de la part d'humeurs épanchées que la maſſe du ſang eſt menacée de l'infection putride, on a recours aux opérations chirurgicales, propres à procurer une iſſue artificielle, à ce qui eſt extravaſé ; ainſi on emploie le trépan , lorſque c'eſt du ſang répandu ſur les membranes du cerveau ; on en vient à la paracenthèſe dans le cas d'hydropyſie aſcite. L'inciſion du ſac eſt le ventilant le plus

---

(1) *Oper. omn.* ſect. 1. capit. IV.

approprié, s'il faut vuider un abcès qu'on peut ouvrir; les scarifications trouvent leur place, lorsqu'il s'agit de faire place aux miasmes renfermés sous une croûte gangreneuse; & dans ce cas on met en même tems les cordiaux en usage, qui sont les derniers Antiseptiques ventilans de la premiere espéce, dont il me reste à parler.

Pour donner une juste idée du bénéfice que ces remedes produisent dans cette occasion, il faut reprendre la chose où on l'a quittée au paragraphe précédent. On y a vu que les rafraîchissans sont d'excellens Antiseptiques, lorsque le danger de la pourriture dépend de l'impétuosité de la circulation, & il est prouvé, je pense, par ce que j'y ai dit, qu'ils sont les seuls remedes capables de prévenir la pourriture, dont le corps vivant est menacé, aussi long-tems que l'inflammation se soutient à son plus haut degré de violence; mais, lorsqu'elle commence à diminuer d'intensité, sans que sa cause soit ôtée; que la couleur éclatante du phlegmon prend un œil terne ou livide; qu'à la tension succede la mollesse, à la chaleur brûlante une température modérée, à la douleur extrême une sensibilité obscure; que le pouls qui étoit dur, accéléré, se relâche & s'affaisse; que le malade se trouve affoibli avec le visage pâle & défait, il n'est plus question de vouloir tenter la résolution de l'inflammation par les remedes antiphlogistiques & relâchans; il faut pour lors changer d'indications, se proposer de prévenir la désunion des principes constitutifs des mixtes par les Antiseptiques fortifians dont je parlerai ci-après, de donner issue aux miasmes septiques par les scarifications dont il vient d'être fait mention, & de s'opposer à leur débordement par l'action des cordiaux que je vais expliquer.

Les molécules dans lesquelles un membre qui tombe en pourriture se résout, sont si ténues, si déliées, qu'elles se communiquent aux parties voisines, en pénétrant leur substance, ou, pour mieux dire, en enfilant les routes étroites de leurs pores; elles sont d'ailleurs douées d'une qualité si dissolutive, que detruisant la cohésion des élémens, elles font mourir les vaisseaux qu'elles touchent, & pervertissent la constitution des humeurs auxquelles elles se mêlent; leur abord dans une partie y suspend donc les mouvemens vitaux, & en substitue d'autres qui sont ceux de la pourriture, ainsi la mortification se communique de proche en proche, la pourriture gagne du terrein, ou, comme le dit très-bien *Celse*, l'ulcere s'étend à la partie couverte des pustules, les pustules se forment dans celle qui est pâle ou livide, la pâleur ou la lividité succedent à la rougeur de la partie enflammée; l'inflammation attaque ce qui est sain, & tout cela se fait à la fo's. *Omniaque illa simul serpunt, ulcus in locum pustulosum, pustulæ in eum qui pallet aut livet; pallor aut livitas in id quod inflammatum est, inflammatum in id quod integrum est, transit* (1). Tellement que le corps entier deviendroit la proie de ce terrible fléau, si la nature ne trouvoit dans son propre fonds, ou dans les ressources que l'art lui fournit, quelques moyens d'arrêter les progrès de la putridité; quel est-il ce moyen ? Ce ne peut-être la suppu-

---

(1) *De Medicinâ*, libr. 5. capit. 26. pag. 301.

ration, elle eſt lente à ſe former, & le venin eſt prompt à ſe communiquer, il a détruit les mouvemens de la vie avant que ces mouvemens aient pu établir la ſuppuration, qui doit ſervir de barriere entre les parties mortes & vivantes. Ce moyen ne peut donc être qu'un torrent d'exhalaiſons également ſubtiles, qui, s'élançant avec impétuoſité des parties vivantes, s'oppoſent fortement à l'irruption des miaſmes ſeptiques, & qui donnent le tems à la nature de tracer derriere eux une ligne de circonvallation, dont la largeur coupe toute communication entre le mort & le vif; par conſéquent la nature n'arrête les progrès de la mortification, qu'en redoublant ſes mouvemens, & en produiſant par ce moyen une abondance d'exhalaiſons, dont la nature & la direction ſoient contraires à celles qui arrivent de la partie putréfiée. L'indication thérapeutique, dans le cas où il eſt queſtion de fixer des bornes à la pourriture, doit donc ſe remplir par les cordiaux; & ſi entre ces remedes il s'en trouve de ceux qui puiſſent fournir des exhalaiſons d'un caractere oppoſé à celles des foyers putrides, il eſt évident qu'il faut les employer de préférence.

On ne connoît pas aſſez particuliérement la nature des remedes, pour ſçavoir *à priori* quels ſont ceux qui ſont doués de la propriété qui convient ſpécialement à cet égard; mais l'expérience, cette ſource féconde en découvertes utiles pour les Médecins & Chirurgiens qui voient des maladies en viſitant les malades, leur a appris que le quinquina poſſede une qualité ſupérieure à tout autre remede, lorſqu'il s'agit d'établir la ligne de ſéparation entre les parties mortes & les vivantes, & les merveilleux effets qu'on a vu produire à cette merveilleuse drogue, ne permettent point de douter qu'elle ne contienne des parties balsamiques ou résineuses, qui, se changeant, par les mouvemens de la circulation, en exhalaisons inacessibles aux miasmes de la pourriture, ont la vertu d'arrêter le souffle mortifere des parties corrompues : ce remede convient donc particuliérement lorsque la gangrene fait des ravages à la faveur de l'affaissement produit par les émanations qu'elle exhale ; & s'il est des cas où ses facultés échouent, ce ne peut être que lorsque le progrès du mal est l'effet de la violence de l'inflammation, ou celui de la décadence de la nature, qui ne coopere plus à l'action des remedes.

On ne peut douter que les différens moyens dont nous venons de parler, ne soient très-efficaces pour garantir le sang de l'infection putride ; néanmoins, comme les mauvais foyers ne donnent des indices de leur existence, qu'après qu'ils sont formés depuis quelques tems, & qu'ils ont déjà commencé à communiquer des miasmes féconds au torrent de la circulation, il n'est pas étonnant qu'après avoir ventilé les humeurs par anticipation, on soit, dans la plûpart des cas, encore obligé d'employer l'un ou l'autre des ventilans de la seconde espéce, qui sont les *purgatifs*, les *diaphorétiques* & les *diurétiques*.

Ayant donc emporté par les ventilans de la premiere espéce les mauvais levains qui pouvoient fournir des miasmes septiques à la masse des humeurs ; & mis le sang en état de se débarrasser de ceux qui ont les conditions requises à l'expulsion ; s'il en reste d'autres qui ne puissent se séparer ni sortir par les voies naturelles, sans avoir aupa-

ravant reçu un certain degré de coction, le Médecin s'occupe alors à aider la nature dans cette falutaire opération
par les remedes dont je parlerai ci-après, en attendant
qu'elle lui faffe connoître la maturité de la matiere morbifique, & qu'elle lui montre l'organe par lequel la crife
doit s'effectuer. Il épie donc le moment d'agir, en portant un œil attentif fur tous les emunctoires, & en confidérant les qualités des humeurs qui en fortent, afin d'être
averti, par les changemens qu'il y obferve, de quel genre
de ventilans la nature veut être aidée. Des urines qui fe
brouillent & dépofent abondamment, quelques tranchées,
des borborigmes, une légere diarrhée qui fuccede à la
conftipation qui affouplit le ventre, met le malade
plus à fon aife, diminue la fiévre & les embarras du cerveau, font des marques auxquelles on reconnoît que c'eft
par les purgatifs, comme ventilans de la feconde efpéce,
qu'il faut agir. On donne donc alors une ptifanne ftibiée,
quelques fels, de la caffe, de la manne, une prife de
rhubarbe ou de magnéfie. Si l'on remarque de la ténacité,
beaucoup de glaires dans les déjections, la ptifanne ftibiée,
les fels amers me paroiffent devoir être employés : je préfere la caffe & la manne avec les tamarins, lorfqu'il y a
beaucoup d'ardeur dans les entrailles ; la rhubarbe, fi les
matieres font bilieufes & les felles fort abondantes ; je
donne la préférence à la magnéfie, lorfque ce qui paffe
excorie le fondement.

Mais, fi la peau auparavant féche & aride commence à
s'humecter, les urines à donner des fignes de coction, le
pouls à devenir très-mol & ondoyant, il faut tourner fes
vues vers les diaphorétiques, le camphre, le vin, les
fels volatils, l'efprit de mindérer, la chaux d'antimoine,

le rob de fureau, les infufions de faffaphras, des trois fan-
taux, des plantes légérement aromatiques, & autres remedes capables de faire jouer les foupiraux externes du
grand ventilateur, font alors indiqués.

Si la circulation fe foutient à cette période, on fe
contente du rob de fureau, de l'efprit de mindérer,
de la chaux d'antimoine & d'infufions apéritives. Si le
pouls eft déprimé, les forces très-abattues, la voix
foible, l'efprit découragé, & qu'il n'y ait d'ailleurs
aucun embarras au cerveau, on releve la nature par de
petites portions de vin trempé, qui loin d'augmenter la
vîteffe du pouls, le rallentiffent dans ce cas à proportion
qu'elles le raniment, felon l'obfervation du Docteur
Pringle (1).

Mais, s'il y a du délire, de l'affoupiffement, ou quelqu'autre fymptôme qui dénote une détermination trop
forte des humeurs vers la tête, on doit s'abftenir de vin
qui pourroit augmenter ce mal. Dans ce cas, & lorfqu'on s'apperçoit de foubreffauts dans les tendons, ou
que le malade eft vexé de mouvemens convulfifs, le camphre, les fels volatils, les efprits aromatiques doivent avoir
la préférence fur tous les autres remedes de cette efpéce.
Enfin, fi le malade eft travaillé d'infomnie, s'il fe plaint
de quelque douleur à l'eftomac, ou fi une diarrhée féreufe l'épuife dans le tems des fueurs, la thériaque, le
difcordium, l'orviétan font les meilleures remedes qu'on
puiffe lui donner.

____

(1) Obferv. fur les malad. des armées *tom.* 4. *pag.* 96.

Au refte les ventilans de cette claffe ne font pas feu-lement propres à aider la nature au tems de la crife, ils peuvent lui être auffi d'un très-grands fecours, lorfqu'on s'en fert au commencement de la maladie : en effet la caufe de la plûpart des maladies épidémiques étant une fuppreffion fubite de la tranfpiration qui furvient, lorfque la chaleur humide a relâché les fibres & difpofé les hu-meurs à la pourriture, il eft manifefte que le vrai moyen de fe garantir de la maladie, & d'empêcher fon déve-loppement, c'eft déviter les caufes qui peuvent arrêter la tranfpiration, & lorfqu'elle eft fupprimée, de la réta-blir par les remedes diaphorétiques employés avant que l'humeur ne fe foit rejettée fur l'intérieur (1).

Il fuit de-là que, lorfqu'on connoît dans une conftitu-tion épidémique la voie par laquelle la nature a coutume de chaffer les miafmes, on ne doit pas attendre qu'elle fe déclare ouvertement, au contraire, qu'il faut la pré-venir de quelque tems dans fon ouvrage, follicitant légé-rement les émunctoires, que l'on fçait livrer paffage à l'ennemi, & que dans les cas où la nature fait la petite guerre, c'eft-à-dire, dans ceux où elle attaque la matiere morbifique par partie, & ne ceffe d'en faire fortir une portion, le Médecin doit auffi agir pendant tout le cours

---

(1) Je me fers du terme modefte de *di phorétiques*, crainte de méprife dans le diagnoftique de la part du peuple, trop enclin à pouffer les fueurs dans le commencement des maladies, & inti-midé par l'avis falutaire de M. *Tiffot*, qui nous fait comprendre le danger de cette pratique dans les cas inflammatoires. *Avis au peuple*, chap. 4. §. 512.

de la maladie par des remedes qui favorifent les excrétions que la nature s'eft choifie.

Quant aux diurétiques, ils conviennent particuliérement dans la pourriture fcorbutique & dans la purulente.
Dans le fcorbut froid, qui fe connoît par l'enflure des jambes, la pâleur du vifage, le peu d'altération & la chaleur
tempérée de l'habitude du corps, on emploie les diurétiques âcres, tels font les fels alcalins, le raifort, le cref-
fon, la cardamine, les capucines, le cochléaria, & áu-
tres. Dans le chaud qui fe décele par l'intenfité de la fiévre, la grande altération, la forte chaleur du corps, la
fanguinolence & la corruption des gencives, la puanteur
de l'haleine & des humeurs excrémentitielles, on donne la
préférence aux diurétiques rafraîchiffans : le nitre, fon
efprit dulcifié, la liqueur minérale anodine d'Hoffman,
le vinaigre, le jus de citron, les fruits d'Eté, le fel d'alleluia, de fuccin, la crême de tartre, &c, les fourniffent.

En général, pour fe décider dans le choix du genre de
ventilant qu'il faut employer, le médecin doit avoit préfente à l'efprit la loi que la nature obferve conftamment,
de ne pas faire fortir par un large couloir, ce qui peut
être chaffé par un plus étroit (1) ; fe fouvenir donc que
dans les fiévres peftilentielles, où les miafmes feptiques
font affez atténués pour s'échapper par les pores de la peau,
la crife fe fait principalement par les fueurs; que dans les
maladies de fuppuration qui produifent des matieres trop
groffieres pour paffer par les tuyaux cutanés, la nature
s'en débarraffe par les voies urinaires ; & que lorfque la

____

(1) M. Tiffot differt. de Febr. Biliof. *pag.* 117.

matiere peccante eft vifqueufe , c'eft par les felles qu'elle la fait fortir.

§. III.

Ufage des Antifeptiques fortifians.

ON vient de voir que les ventilans de la premiere ef-péce font prefque toujours indiqués dans le commence-ment des maladies putrides , parce qu'ordinairement il y a turgefcence ; que l'ufage de ceux de la feconde doit fou-vent être différé jufqu'à ce que la coction de la matiere peccante foit achevée ; il eft donc un tems intermédiaire entre ces deux termes, où les ventilans ne font point com-munément admis, & pendant lequel la nature demande des fecours d'un autre genre. Quels font les remedes par lefquels on doit aider la nature , lorfqu'elle eft occupée à préparer la crife ? Ce font fans doute ceux qui peuvent contribuer à la coction de la matiere morbifique , & par conféquent c'eft la détermination de la nature de la coction qui doit faire connoître le genre des remedes qu'il faut alors employer.

Je ne penfe rien hazarder , en avançant que la matiere des maladies putrides eft douée d'une acrimonie qui , fai-fant des impreffions trop vives fur les tuyaux excrétoi-toires , en eft repouffée , & ne peut en conféquence for-tir du corps ; que fa coction pourtant eft moins un chan-gement de nature , qu'un tempérament ou un adouciffe-ment qu'elle reçoit du mélange de quelques autres hu-meurs. En effet il eft à remarquer, que malgré fa coction,

cette

cette matiere conſerve ordinairement dans la plûpart des cas la faculté de reproduire préciſément la même maladie dans un autre ſujet, & celle de cauſer une récidive à la perſonne qu'elle vient de quitter; d'où il eſt évident que ſa nature n'eſt pas entiérement changée (1); puiſqu'elle perdroit cette faculté ſi elle étoit, à ſa ſortie d'un corps, autre que ce qu'elle étoit à ſon entrée; par conſéquent la coction doit principalement conſiſter dans certaines enveloppes que la nature donne aux agens ſeptiques, leſquels moderent leur trop grande activité (2): *Maturitas,* dit Fréderic Hoffman (3), *oleoſum benignumque ſerum indicat, quo materia acris emollita, velut amiſſo aculeo, torpet.*

A juger de la nature de ces enveloppes par celles des dépôts qui ſe montrent dans les urines aux tems de criſe, & par ce qui paroît à la peau, lorſque la nature triomphe de la matiere varioleuſe, ou ailleurs lorſqu'elle a quelqu'acrimonie de marque à dompter, il ſemble que les humeurs, pour devenir le véhicule de la matiere putride, doivent acquérir un caractere de purulence. Or, l'on ſçait d'une part que ce caractere eſt le produit du concours des mouvemens méchaniques & chymiques, tellement modérés

______

(1) Je dis entiérement, parce que la ceſſation des épidémies fait connoître que les miaſmes ſont au moins mitigés par leur diſperſion & par leur paſſage d'un corps à un autre.

(2) On obſerve aſſez conſtamment que c'eſt au tems de la criſe que les fiévres ſe prennent, ou lorſque le malade eſt aux abois, & immédiatement après ſa mort, ſi la criſe n'a pas eu lieu; dans le premier cas les miaſmes ſortent du corps vivant à la faveur de leurs enveloppes; dans le ſecond, les couloirs dépourvus de leur irritabilité les laiſſent échapper.

(3) Diſſert. *de Peſte ejuſque curandæ ratione.*

Bb

qu'ils amenent les humeurs à un premier degré de pourriture (1) ; que de l'autre, les miasmes septiques étant contraires aux forces vitales , on n'a pas à craindre dans les
fiévres décidément putrides l'intensité du mouvement méchanique, & conféquemment que les indications y font
uniquement relatives au défaut de ce mouvement, & à
l'excès ou au défaut du chymique.

Pour ce qui eft du défaut de ce dernier , comme il fuit
dans ces maladies la raifon inverfe de l'autre, & que
celui-ci, comme nous venons de l'obferver, s'y trouve
ordinairement trop foible, il eft rare qu'on ait befoin de
l'exciter , & cela ne peut arriver que dans une fiévre très-
benigne qui tarderoit trop à fe décider, parce que les miafmes qui la produifent , ne favoriferoient pas affez le mouvement fpontané des liquides peu difpofés d'ailleurs à la
corruption. Dans ce cas-là l'indication exigeroit qu'on
donnât, en vue d'avancer la crife , les abforbans & les
teftacés que M. Pringle croit d'une nature feptique (2).
A l'exception de cette efpéce de maladie putride (3) ,
l'on a toujours à craindre dans les autres que les miafmes
feptiques n'excitent un degré de pourriture dans nos hu-

----

(1) Van Swieten, *comment.* §. 387 , 593.

(2) Traité des fubftances feptiques & antifeptiques, *Mem.* 3.
& 4.

(3) Le rhumatifme inflammatoire ne feroit-il pas encore un
cas de cette efpéce ; certes la lymphe y eft fi cœneufe, qu'elle femble devoir être réfolue en matiere purulente pour pouvoir fortir
du corps. Auffi voit-on rarement cette maladie fe terminer , fans
que les urines dépofent un fédiment purulent , à la production
duquel les teftacés employés de tous tems dans cette maladie paroiffent beaucoup contribuer.

meurs, supérieur à celui de la purulence ; ou , ce qui revient au même, qu'ils ne pouffent trop loin la division & l'altération des élémens. Ainfi les remedes qui conviennent pendant que la nature travaille à l'œuvre falutaire de la maturation , doivent avoir des qualités propres à maintenir le tiffu des folides & la mixtion des fluides ; or, ceux qui ont cette propriété , font ceux que j'ai compris fous le nom de *fortifians* ; par conféquent, c'eft par les Antifeptiques du troifiéme genre , que le Médecin doit aider la nature dans le tems qu'elle eft occupée à préparer la crife.

J'ai foudivifé ce genre en quatre efpéces ; fçavoir, en fortifians *acerbes* , *aftringens* , *amers* & *aromatiques* ; il s'agit donc d'indiquer les circonftances où l'on doit employer une de ces efpéces préférablement à l'autre, & ces circonftances font celles d'une pourriture générale ou particuliere : ce qui vient de précéder , demande que je commence par déterminer quel ufage on doit faire des fortifians dans les maladies qui dépendent d'une pourriture univerfelle.

Les *acerbes* en leur qualité d'antifeptiques fortifians conviennent préférablement à tout autre remede de ce genre , lorfque la fiévre produite par des miafmes répandus dans la maffe du fang, eft accompagnée d'une altération , d'une féchereffe , d'une aridité exceffive : le relâchement du pouls, fymptôme pathognomonique de la putridité, l'abattement des forces témoignent le befoin de fortifier ; la couleur exaltée des urines, la puanteur des exhalaifons, la chaleur âcre du corps, autre fymptôme pathognomonique, exigent que cela fe faffe fans échauffer. Peut-on douter que dans un cas par il qui eft celui des fiévres putrides, des malignes & des fcorbutiques, il ne faille empêcher la défunion ultérieure des élémens par les fruits aufteres, le fel d'alleluia & les efprits minéraux, tels que font ceux de nitre, de vitriol & de fel marin, qui, à la vertu rafraîchiffante, joignent celle de foutenir le ton énervé des folides & la confiftance des fluides.

Il en eft de même de ces dyfenteries qui arrivant après de longues & exceffives chaleurs dépendent d'un fang trop diffous, & d'un relâchement extraordinaire des fibres ; car il eft évident que dans ces circonftances l'on doit s'abftenir de tout ce qui peut augmenter cette mauvaife difpofition, & fe fervir de remedes qui puiffent rendre de la confiftance au fang & du ton aux fibres. Ainfi, quoique les fruits en général conviennent dans les dyfenteries inflammatoires, on doit en prohiber l'ufage dans celle-ci, ou tout au plus ne permettre que ceux qui confervent quelque chofe d'auftere dans leur parfaite maturité, tels que font les néfles, les coings, le kinarrodon, les fenelles, les azerolles, les forbes, les prunelles, l'épine-vinette, les cornouilles & les graines de fumac : car pour ce qui eft des autres, il eft certain que d'un côté ils augmenteroient la détente des folides & la diffolution des fluides par la qualité relâchante que la maturité leur concilie, & que de l'autre les inteftins dégarnis de mucus ont trop de fenfibilité dans cette maladie pour pouvoir les fupporter lorfqu'ils ne font pas bien murs.

Lorsque l'état putride de la masse générale des humeurs
est l'effet de la résorption des matieres purulentes fournies par quelqu'abcès , j'ai trouvé que l'alun est le meilleur fortifiant qu'on puisse employer pour garantir le sang
de dissolution : je suis parvenu avec ce remede à faire
cesser les sueurs colliquatives d'un étique très-exténué &
à face vraiment hyppocratique , à arrêter sa diarrhée ,
à suspendre absolument sa fiévre lente, & à le fortifier jus-
que-là que , quoiqu'il fût auparavant d'une foiblesse extrême & presque moribond , il se trouva en état de quitter entiérement le lit , d'aller & venir par sa chambre ,
& que son bien être fut si marqué , que je le crus échappé
du tombeau ; mais il abusa du retour de son appétit , il
retomba , & fut emporté en deux fois vingt-quatre
heures.

J'ai été plus heureux avec un autre malade de la même
espéce , & qui, s'il falloit juger de la fonte des poulmons
par l'abondance du pus qu'on expectore, devoit avoir cra-
ché plusieurs fois les siens ; il a néanmoins été guéri en
prenant trois mois consécutifs tous les jours quatre pilu-
les d'alun de six grains chacune , sur lesquelles il buvoit
une tasse d'une décoction d'écorce de saule ; en même
tems il respiroit plusieurs fois par jour la vapeur d'encens.
Je pense avoir aussi , par ce remede , donné au moment
que la fiévre lente commençoit à paroître , préservé de
langueur quantité d'autres personnes sujettes à des crache-
mens de sang. Au surplus j'ai assez généralement remarqué que les étiques à qui j'ai donné l'alun , ont duré plus
long-tems que ceux que j'avois traités avec les pecto-
raux.

Si les obſtruĉtions des viſceres ſont la cauſe de la pourriture, & qu'il n'y ait pas beaucoup de fiévre, on la combat par des acerbes, qui, outre leur faculté tonique, poſſedent une vertu apéritive ; c'eſt de-là que le ſel de Mars produit des effets ſi étonnans dans la cachexie & les pâles couleurs.

Si la pourriture eſt ſcorbutique, ce que l'on reconnoît par le mauvais état des gencives, la puanteur de l'haleine, la noirceur, la carie des dents, le teint olivâtre du viſage, les taches de la peau de diverſes couleurs, la laſſitude, les engourdiſſemens des membres, les oppreſſions de poitrine, l'altération & la rougeur des urines qui ne ſont point en proportion avec l'état du pouls, il faut s'y oppoſer par la décoĉtion de la parelle qui l'emporte ici ſur tous les autres acerbes (1).

Pour ce qui eſt dès aſtringens, ils ſont particuliérement indiqués, lorſque les humeurs ſont perverties par les mouvemens déſordonnés des ſolides trop détendus; une fiévre, par exemple, qui perſévere après la coĉtion & l'expulſion complete de la matiere morbifique chez une perſonne dont le tiſſu des fibres eſt lâche, & que l'on ſçait d'ailleurs avoir le genre nerveux fort mobile fait connoître que le relâchement des ſolides eſt la cauſe de la continuation des mouvemens déſordonnés; les vaiſſeaux ayant été long-tems mis en aĉtion par la fiévre, perdent enfin leur élaſticité; alors ils n'oppoſent preſqu'aucune réſiſtance à

---

(1) Van Swieten, *maladies des armées.*

la force contractile du cœur qui les diftend outre mefure,
& cette dilatation exceffive fouleve leur irritabilité par
laquelle ils réagiffent avec vigueur ; ainfi la fiévre devient habituelle, & acheve de pervertir la conftitution
des humeurs : la grande foibleffe, la moiteur de la peau,
la continuation des fueurs, l'opiniâtreté de la diarrhée,
&c, font les fymptômes de cette caufe. Il faut mettre les malades de cette efpéce à l'ufage des aftringens, leur donner
des décoctions faites avec les racines d'ofeille, de parelle,
de fraifier, de plantain, avec les écorces de frêne, de
faule, de chêne, mais le quinquina furpaffe en efficacité
tous les autres aftringens, fi la maladie eft fujette à des
redoublemens.

La troifiéme efpéce de fortifians dont je dois auffi déterminer l'ufage dans les pourritures univerfelles contient
les amers qui font falins ou terreux.

Il eft des cas où les humeurs ne fubiffent des mouvemens putrides, qu'à raifon de leur fubftance muqueufe
qui forme des obftructions dans les vifceres, d'où
réfulte un amas de miafmes pervers qui regorgent de
tems en tems dans la maffe du fang. Les duretés & le
gonflement du bas-ventre, l'irrégularité de la fiévre, la
qualité jumenteufe des urines, l'inégalité du pouls, la
mauvaife couleur du vifage, font des indices auxquels on
reconnoît cette caufe, & elle demande qu'on divife ces
matieres gluantes par les pointes des fels neutres, qu'on
defféche les globules des humeurs trop pleins de férofités
par la vertu abforbante de ces remedes, qu'on les condenfe par leur action irritante fur le genre vafculeux. C'eft

par ces raifons que le nitre , le fel polychrefte , le tartre vitriolé , l'*arcanum duplicatum* , conviennent fi particu-liérement dans les fiévres intermittentes & méfentriques.

Pour ce qui eft des amers terreux , les fiévres malignes fourniffent très-fouvent l'occafion d'employer ces remedes. L'idée de la pourriture renfermant celle d'un mouvement inteftin , qui détruit la tendance réciproque des élémens, réfout,& atténue les molécules qui en font agitées;le degré d'activité & de fineffe des miafmes putrides fuit celui de leur corruption ; ces miafmes font donc d'autant plus fep-tiques , & plus propres à enfiler les routes étroites des fi-lamens nerveux , que leur putridité eft plus confidérable ; tel eft l'état de ceux qui caufent les fiévres malignes : leur ténuité extrême les adaptant aux calibres des nerfs , c'eft principalement fur la lymphe fpiritueufe & fur les tuyaux qui la contiennent , qu'ils portent leurs impreffions ; de forte que détruifant par leur caractere putride la tendance réciproque des élémens, ils émouffent l'irritabilité des nerfs, & pervertiffent la confiftance des efprits. De-là la prof-tration extraordinaire des forces dans le commencement de cette maladie , le peu de violence de fes fymptômes , l'état naturel des urines & du pouls , ou fon extrême foibleffe , l'air affaiffé du malade , & les agitations convulfives de fes membres. Il n'eft pas étonnant que dans ces cas où les nerfs font affectés & le fang altéré , il fe faffe des éruptions pété-chiales , des dépôts gangreneux , ou qu'il furvienne des diarrhées putrides , des fueurs colliquatives , ou des hé-morrhagies qui foient fuivies des événemens les plus funef-tes , quoique fouvent en apparence les moins redoutables.

On voit qu'il s'agit principalement ici de défendre la conftitution élémentaire des nerfs & de leur liquide par des remedes qui d'un côté foient aftringens, & de l'autre divifibles en molécules affez fubtiles pour pouvoir parcourir les minces filieres du cerveau ; le principe aftringent feul eft trop groffier pour fe réfoudre en molécules fi fines ; mais lofqu'il eft uni à une certaine portion de fel, il acquiert cette propriété, & devient amer ; c'eft donc par les fortifians amers qu'il faut agir ici,& l'on en trouve un dans le quinquina, qui, ainfi que l'expérience me l'avoit appris, avant que M. *Dehaen* eût communiqué fes obfervations, furpaffe tous les autres en vertu dans cette occafion. Je me fouviens, entr'autres cas, d'avoir par ce feul remede tiré pour ainfi dire des bras de la mort une fille d'un Hameau, où trois perfonnes traitées avec les firops rafraîchiffans & relâchans, venoient d'être emportées par cette terrrible maladie. Lorfque les délires, l'affoupiffement, les mouvemens convulfifs font craindre que le quinquina ne puiffe pas fe faire jour à travers les ftafes & les embarras du cerveau annoncés par ces fymptômes ; on lui fraie le chemin par les fels volatils, & fur-tout par le camphre qui eft un des fortifians aromatiques, dont il me refte à dire un mot. Si le malade a des foibleffes fréquentes, des anxiétés ; on joint à cette merveilleufe écorce la racine de ferpentaire de Virginie, celle de contrayerva ; & lorfqu'il y a quelques indices de vers dans les premieres voies, c'eft la femencine & la xantoline qui doivent l'aider à les chaffer.

Pour ce qui eft des autres aromatiques, les cas de pourriture univerfelle qui en exigent l'ufage, font ceux où le perverfion des humeurs procede d'inertie ou de la langueur de la circulation ; d'où l'on voit que les cachexies commençantes , le fcorbut froid , les difpofitions hydropiques, &c. font des maladies où ils conviennent parfaitement.

Quant aux cas de putridité particuliere, où les fo tifians trouvent leur application; toutes les efpéces y conviennent fi généralement, que l'on doit moins décider le choix par la différence fpécifique de ces remedes, que par celle de leur degré d'intenfité & de leur nature individu-lle, relativement à l'état de la partie fur laquelle ils doivent agir.

Les fels étant de tout les corps ceux qui ont le plus d'aptitude à fe mêler à l'eau, il eft évident que lorfque la pourriture occupe les humeurs féreufes , c'eft principalement par les fortifians falins qu'on doit la combattte ; & c'eft par cette raifon que la faumure, les diffolutions d alun , l'efprit de nitre , celui de foufre , font fi efficaces dans les ulceres fcorbutiques des gencives ; que l'efprit de fel marin eft le vrai fpécifique du cancer aquatique ; l'efprit de fel ammoniac , un remede fouverain dans les maux de gorge gangreneux, de même que dans les ulceres fétides des bronches & de la trachée-artere. On appliqueroit en vain dans la plûpart de ces cas , les baumes, les réfines , les huiles aromatiques, parce que ces corps n'étant pas mifcibles à l'eau , ils ne pourroient fe mélanger affez intimement avec la falive, pour éteindre les foyers putrides qu'elle couvre ou qu'elle contient ; ainfi il eft manifefte que pour corriger la pourriture dans des cas où les foyers putrides ont leur fiege dans des parties abreuvées d'eau, ou dans lefquelles ils font difperfés & répandus parmi un liquide, il faut que

le fortifiant foit de nature à fe laiffer diffoudre par ce véhicule , fans quoi il ne pourroit atteindre les foyers qu'il
s'agit de détruire.

En appliquant ces Antifeptiques , il faut réfléchir à la
délicateffe ou grande fenfibilité des parties affectées , & y
proportionner l'activité du remede. C'eft de-là que dans la
plûpart des cas on eft obligé d'affoiblir les efprits acides
avec l'eau , ou , ce qui eft mieux , de les délayer dans le
miel rofat ou l'eau d'orge. Certaines perfonnes ont le tiffu de
la peau fi fenfible , fi irritable , que le moindre onguent
qu'on y applique , y attire un éréfipelle ; lorfque ces perfonnes ont des ulceres , ils font très-opiniâtres , fur-tout
fi c'eft aux jambes ; néanmoins on les guérit très-heureu-
fement avec des plumaceaux trempés dans le vinaigre de
litharge , dans une folution de fel de Saturne , dans l'eau
d'orge chargée d'une once de fel marin , ou de fel ammoniac , par livre. On ne laiffe donc ces remedes dans
toute leur force, que lorfque l'ulcere eft garni de callofités
qu'il faut détruire ; on choifit même alors les plus violens pour déterger la plaie. L'eau divine de Fernel, l'alun
brûlé , les eaux phagédémiques , le fublimé corrofif, la
pierre infernale n'ont rien de trop actif dans ce cas,&, comme on le voit , il eft un de ceux où les Antifeptiques aftringens trouvent leur application ; en effet , la caufticité de
ces remedes n'eft autre qu'une aftriction ou attraction qu'ils
exercent fur les folides , laquelle eft fi forte qu'elle en ar-
rache pour ainfi dire les parcelles qui fe trouvent dans la
fphere de leur activité.

On emploie des aftringens plus modérés , lorfqu'il s'a-

git de réprimer des chairs qui pouſſent trop, ou qui deviennent baveuſes parce qu'elles ſont trop mollaſſes. Si
l'ulcere eſt dans les voies urinaires, les obſervations de M.
Dehaen ont fait connoître que l'uva-urſi, le plantain d'eau
ſont les aſtringens les plus appropriés, &c.

Un cas de pourriture particuliere où les Antiſeptiques
du genre fortifiant conviennent encore parfaitement, c'eſt
lorſque la corruption, dont une partie eſt menacée, provient d'une inflammation, qui, n'ayant pu ſe réſoudre ni
ſuppurer, donne des marques d'un commencement de mortification. Dans cet état des choſes, ce n'eſt plus l'impétuoſité du mouvement méchanique qui cauſe le danger de
la pourriture; mais c'eſt le relâchement des vaiſſeaux qui,
ceſſant de comprimer les liquides plus ou moins pervertis,
donne lieu au mouvement chymique d'achever de les corrompre, & de les réduire en miaſmes ſi putrides, que
les ſolides eux-mêmes en ſont bientôt infectés. Or, l'on
voit que pour empêcher ces funeſtes effets, il s'agit de prévenir la déſunion ultérieure des principes conſtitutifs des
mixtes par les remedes que nous avons dit avoir la faculté
de s'oppoſer à la ſéparation des élémens; c'eſt donc par
cette raiſon que les Antiſeptiques fortifians trouvent leur
place, lorſqu'une partie ſe détruit par un mouvement inteſtin. Ainſi dans les cas où l'on voit que les phénomènes
d'une très-violente inflammation ont diſparu tout-à-coup
ſans que ſa cauſe ſoit ôtée, que la partie auparavant fort
rouge commence à changer, & la dureté de la tumeur à
s'amollir; quand même il y auroit ſur la peau déjà quelques puſtules qui ſont les indices d'un commencement de

rupture dans les vaiſſeaux , il faut y appliquer des cataplaſ-
mes faits avec la rue , le ſcordium, l'alliaire, le romarin,
le marrube , l'abſynthe , la camomille , la tanaiſie , &c.
Il faut recourir à l'uſage des d coſtions d'écorces de chêne,
de frêne, de ſaule & de kinakina , faites avec le vin &
chargées de ſel ; ou à celui d'une teinture d'ariſtoloche,
de mirrhe & d'a'oës, d'huile de térébenthine , d'eſprit de
ſel ammoniac , &c ; faire prendre intérieurement le quinquina ou quelqu'autre balſamique capable de ranimer l'o-
ſcillation des vaiſſeaux , & de réveiller leur vertu com-
preſſive , afin de retarder par ces moyens la diſſolution
putride , dont les ſolides & les fluides ſont menacés, &
donner à la nature les forces néceſſaires pour vaincre les
obſtacles, chaſſer en avant ce qui eſt arrêté dans la partie,
& l'en débarraſſer avant que ſon organiſation ſoit détruite.
Ces remedes ſont ſi efficaces , que , quoique la gangrêne
ſemble être déjà formée , il ne faut cependant pas déſeſpé-
rer du ſuccès auſſi long-tems qu'elle n'eſt pas accompagnée des ſignes qui apprennent que tous les vaiſſeaux
ſont rompus, & les humeurs abſolument putréfiées; puiſque
l'expérience a ſouvent fait voir que par la perſévérance
dans l'application des fortifians , on eſt parvenu à rétablir la vie dans des parties que l'on croyoit déjà mortes
(1); au ſurplus ces remedes convenant également dans
les cas où la flaccidié , le réfroidiſſement, la noirceur, la
quantié des phyleſtenes annoncent qu'il n'y a plus à eſpé-

---

(1) Van Swieten, *comment.* §. 441.

rer que la féparation de la partie morte d'avec les vivantes, c'eft une raifon de ne pas s'en défifter ; or, il eft facile à démontrer qu'alors même les Antifeptiques fortifians font encore indiqués. Les vues que l'on a à remplir dans cette circonftance, font d'empêcher le mal de fe communiquer aux parties voifines, & cette communication, felon la théorie que nous avons donnée de la pourriture, fe fait par des exhalaifons putrides qui fe communiquent de proche en proche, parce que les foyers les fourniffent en fi grande abondance, que, ne pouvant plus être contenues dans la partie qui fe corrompt, elles font obligées de fe déborder dans les environs. Pour arrêter donc les progrès du mal, il faut s'attacher particuliérement à éteindre ces foyers ; or l'on fatisfait parfaitement à cette indication par les fortifians : en effet le jeu des foyers putrides confifte dans un mouvement d'ofcillation des principes développés, qui, par leurs frottemens mutuels, font naître des tourbillons de feu ; & il faut, pour le faire ceffer, employer des remedes qui fixent ou concentrent ces principes, & ferrent tellement leurs parties les unes contre les autres, qu'elles n'aient plus la liberté de fe remuer ; or, c'eft-là précifément la vertu que nous avons reconnue aux fortifians ; par conféquent le vrai moyen d'éteindre les foyers putrides, & de corriger leurs mauvaifes impreffions, c'eft d'appliquer fur la partie corrompue les Antifeptiques de ce genre. Le célébre *Boerrhaave* a fçu par l'ufage de ces remedes contenir pendant fix mois une tache gangrenée qu'un Magiftrat avoit au gros orteil, & il auroit probablement arrêté le progrès du mal encore plus long-tems, fi dans une con fultation il n'avoit pas été décidé à la pluralité des voies qu'on tenteroit la féparation de la partie morte des vivantes par les cataplafmes maturatifs, qui firent monter en trois jours la gangrene jufqu'à la cuiffe , & périr le malade (1).

Les ulcere, qui exhalent beaucoup de puanteur demandent auffi d'être traités par ces fortes de remedes. On fait des injections avec les plus amers , lorfqu'il y a des finus à déterger; on emploie les huiles éthérées les plus fortes , comme celles de térébenthine, de cloux de girofle, de gayac , lorfqu'on a des caries à détruire ; & l'on choifit ceux qui ont la confiftance de baume dans les plaies extérieures , parce que dans ce cas il s'agit principalement d'empêcher l'accès de l'air qui, ainfi que nous l'avons amplement expliqué, favorife les mouvemens putrides.

En réfumant le précis de cette Differtation , il paroît que tous les mouvemens de la nature tendent à unir dans un tems certains principes immuables , & à les défunir dans un autre ; que cette union s'opere par la vertu de l'affinité & par l'efficace de l'organifation; que la défunion eft l'effet de l'activité du feu élémentaire , lequel fort des pores des corps , afflue de toute part , & fe ramaffe en foyers à l'occafion du frottement, tant chymique que méchanique , ou des élémens & des corps; que ce frottement ufe les parties & les réduit en molécules affez fubtiles pour former avec la matiere éthérée des tourbillons qui s'augmentent aux dépens de la fubftance propre des corps dans lefquels ils s'excitent , & qui, féparant ces élémens les uns des au-

______

(1) Van Swieten , *comment.* §. 424.

tres , en détruifent la compofition : de plus il eft évident
que cette diffolution s'effectue par la déflagration , lorfque
ces tourbillons font affez chargés de phlogiftique pour faire
nager chaque élément dans un torrent de feu qui les diffipe brufquement en les enflammant ; qu'elle fe fait par la
corruption , lorfque l'activité de ces tourbillons eft répri-
mée par le mêlange des molécules aqueufes, de forte que
la féparation étant plus tardive , le feu fait fubir aux particules conftitutives une lente digeftion qui les altére , les
raréfie & les diffipe doucement comme en les diftilant :
d'où il fuit que les remedes capables de réfifter à la pourriture doivent être d'une nature contraire à cette action
fourde de la matiere éthérée , & avoir la faculté de foutenir les élémens contre les efforts qu'elle fait pour les développer & les défunir.

Or, on a vu que la vertu de ces remedes , relative à
l'action du feu , confifte en ce qu'ils font ceffer la caufe de
fa collection, en ce qu'ils l'attirenthors des putrefcibles lorfqu'il s'y eft accumulé;& en ce qu'ils le défarment ou le dépouillent des férofités qui lui fervent d'inftrument: que celle
par laquelle ils défendent les élémens de fes impreffions ,
eft une force d'attraction qui augmente leur tendance mutuelle, ou une force d'impulfion qui s'oppofe à leur écartement réciproque : d'où l'on voit que , pour expliquer la
maniere d'agir des remedes antifeptiques , je n'ai eu recours qu'à un petit nombre de faits très-fimples & avoués
de tous les Philofophes, & qui font la vertu échauffante des
frottemens , l'équilibre de la matiere ignée , la qualité
multipliante des fermens,la faculté dépurative des émunctoires ;

toires, l'attraction & l'impulsion qui reglent l'univers. Ces seuls faits qui sont autant de loix de la nature, ont suffi pour rendre raison de toutes les operations des Antiseptiques, & m'ont fourni trois différens genres de ces remedes; sçavoir, les *rafraîchissans* qui sont contraires à la réunion du feu; les *ventilans* qui le privent de ses instrumens ; les *fortifians* qui rendent ses efforts inutiles : & comme chacun de ces genres produit son effet de différentes façons, j'ai fait servir leur maniere d'agir à la soudivision des genres en espéces, ce qui m'a donné trois espéces de rafraîchissans; sçavoir, les *antipyrétiques*, les *tempérans* & les *relâchans* ; deux sortes de ventilans, qui sont ceux qui opérent *à priori*, & d'autres qui le font *à posteriori*. Le genre fortifiant s'est partagé en *acerbes*, *astringens*, *amers* & *aromatiques*.

Ensuite de cette division des Antiseptiques, je suis venu à celle des maladies auxquelles ils se rapportent, que j'ai distribuées en pourritures *universelle* & *particuliere*, en pourritures avec *matiere* contagieuse ou non contagieuse, en pourritures sans *matiere complete* & *incomplete*.

De-là je suis descendu à l'usage que l'on doit faire de ces différens remedes, relativement à la diversité des causes de ces pourritures, à leurs différens degrés d'intensité & à la variété des circonstances qui accompagnent certains cas particuliers, ayant soin de rapporter par-tout les symptômes qui font connoître la part que les causes méchaniques, les mouvemens chymiques, l'infection miasmatique ont à la production de la pourriture, afin de diriger par leur moyen le choix que l'on doit faire de ces différens

genres & de ces différentes efpéces de remedes , de déterminer fi c'eft par le moyen des rafraîchiffans, des ventilans
ou des fortifians qu'il faut agir ; de fçavoir reconnoître
quelle efpéce on doit employer par préférence , s'il faut
fe borner aux remedes d'un feul genre , ou s'il convient
d'en combiner plufieurs enfemble , en quelle proportion
& jufqu'à quelle période chacun d'eux doit entrer dans la
cure , &c. Puiffé-je par cette façon de traiter la matiere
avoir fatisfait aux vues éclairées & falutaires de l'Académie qui l'a propofée.

F I N.

TABLE

Des Matieres de la Dissertation sur les Antiseptiques, par M. BORDENAVE.

A

C c iij

L

LAIT; le lait peut éprouver une dépravation rance & alcaline. 172

M

MERCURE; il agit comme spécifique dans la pourriture causée par le vice vénérien. 184, 243

O

OPIUM, il semble agir en raréfiant les liqueurs. 175

P

PEAU ; la peau tombe difficilement en dissolution putride. 167

Fin de la Table de la Differtation de M. Bordenave.

TABLE

Des Matieres de la Differtation fur les Antifeptiques, par M. GODART.

Fin de la Table de la Dissertation de M. Godart.

TABLE

Des Matieres de la Differtation fur les Antifeptiques, par M. de BOISSIEU.

Fin de la Table de M. de Boiffieu.

ERRATA.

PAGES,	*lignes,*	*fautes,*	*corrections.*
5.	12.	musculeures	musculaires
12.	27.	extrat	extrait
24.	15.	conjectue	conjectures
29.	10.	referrant	refferrant
48.	28.	à peu pers	à peu près
60.	11.	au	ou
126.	14.	veaux	veau
129.	1re. de la note,	phtisiques	phtisies
Ibid.	5.	putrifie	putréfie
134.	derniere, &c.		de

www.ingramcontent.com/pod-product-compliance
Lightning Source LLC
LaVergne TN
LVHW011222170726
843501LV00002B/327